Herbert Csef
Trauma und Resilienz in der Psychoanalyse

Das Anliegen der Buchreihe Bibliothek der Psychoanalyse besteht darin, ein Forum der Auseinandersetzung zu schaffen, das der Psychoanalyse als Grundlagenwissenschaft, als Human- und Kulturwissenschaft sowie als klinische Theorie und Praxis neue Impulse verleiht. Die verschiedenen Strömungen innerhalb der Psychoanalyse sollen zu Wort kommen, und der kritische Dialog mit den Nachbarwissenschaften soll intensiviert werden. Bislang haben sich folgende Themenschwerpunkte herauskristallisiert: Die Wiederentdeckung lange vergriffener Klassiker der Psychoanalyse – wie beispielsweise der Werke von Otto Fenichel, Karl Abraham, Siegfried Bernfeld, W. R. D. Fairbairn, Sándor Ferenczi und Otto Rank – soll die gemeinsamen Wurzeln der von Zersplitterung bedrohten psychoanalytischen Bewegung stärken. Einen weiteren Baustein psychoanalytischer Identität bildet die Beschäftigung mit dem Werk und der Person Sigmund Freuds und den Diskussionen und Konflikten in der Frühgeschichte der psychoanalytischen Bewegung.

Im Zuge ihrer Etablierung als medizinisch-psychologisches Heilverfahren hat die Psychoanalyse ihre geisteswissenschaftlichen, kulturanalytischen und politischen Bezüge vernachlässigt. Indem der Dialog mit den Nachbarwissenschaften wiederaufgenommen wird, soll das kultur- und gesellschaftskritische Erbe der Psychoanalyse wiederbelebt und weiterentwickelt werden.

Die Psychoanalyse steht in Konkurrenz zu benachbarten Psychotherapieverfahren und der biologisch-naturwissenschaftlichen Psychiatrie. Als das ambitionierteste unter den psychotherapeutischen Verfahren sollte sich die Psychoanalyse der Überprüfung ihrer Verfahrensweisen und ihrer Therapie-Erfolge durch die empirischen Wissenschaften stellen, aber auch eigene Kriterien und Verfahren zur Erfolgskontrolle entwickeln. In diesen Zusammenhang gehört auch die Wiederaufnahme der Diskussion über den besonderen wissenschaftstheoretischen Status der Psychoanalyse.

Hundert Jahre nach ihrer Schöpfung durch Sigmund Freud sieht sich die Psychoanalyse vor neue Herausforderungen gestellt, die sie nur bewältigen kann, wenn sie sich auf ihr kritisches Potenzial besinnt.

Bibliothek der Psychoanalyse
Herausgegeben von Hans-Jürgen Wirth

Herbert Csef

Trauma und Resilienz in der Psychoanalyse

Psychosozial-Verlag

Bibliografische Information der Deutschen Nationalbibliothek
Die Deutsche Nationalbibliothek verzeichnet diese Publikation
in der Deutschen Nationalbibliografie; detaillierte bibliografische Daten
sind im Internet über http://dnb.d-nb.de abrufbar.

Originalausgabe

Walltorstr. 10
D-35390 Gießen
06 41-96 99 78 0
info@psychosozial-verlag.de
www.psychosozial-verlag.de

Umschlagabbildung: Kraft der Natur, @AdobeStock/Tobi
Umschlaggestaltung und Innenlayout nach Entwürfen von Hanspeter Ludwig, Wetzlar
ISBN 978-3-8379-3320-8 (Print)
ISBN 978-3-8379-6215-4 (E-Book-PDF)

Inhalt

Vorwort

In der heutigen Zeit haben viele Menschen das subjektive Empfinden, dass persönliche und kollektive Krisen zugenommen haben. Die Corona-Pandemie, der Angriffskrieg Russlands gegen die Ukraine, die Inflation, die Energiekrise und die globale Klimakrise ängstigen zahlreiche Menschen. Zu diesen kollektiven Krisen kommen bei vielen Menschen persönliche Schicksalsschläge hinzu: Arbeitsplatzverlust, schwere Krankheiten, Unfälle, Todesfälle, Trennungen oder Scheidungen. Die Krisenstimmung, apokalyptische Ängste, das Gefühl von Unsicherheit und Vulnerabilität zählen zu den zeitgenössischen psychischen Herausforderungen. Wie übersteht man diese Krisen am besten? Das fragen sich viele Menschen. Selbst bei extremen Belastungen und Traumata gibt es Menschen, die gesund bleiben und keine psychische Traumafolgestörung entwickeln. Andere zeigen Symptome einer Posttraumatischen Belastungsstörung oder leiden unter anderen Spätfolgen. Gerade weil es ein Spektrum von Entwicklungsmöglichkeiten gibt, die sich voneinander krass unterscheiden, stellt sich die Frage nach den entscheidenden Faktoren. Eine moderne und verbreitete Antwort ist das Zauberwort Resilienz. Dieses beschreibt die psychische Widerstandskraft. Eine vereinfachte Antwort wäre: Resiliente Menschen bleiben in Krisen und nach Belastungen gesund – nicht-resiliente haben ein deutlich erhöhtes Erkrankungsrisiko. Doch wodurch entsteht die positive Kraft der Resilienz, lässt sie sich fördern, trainieren oder entwickeln? Können die relevanten Fachgebiete Psychiatrie und Psychotherapie effektive Interventionen für Betroffene anbieten, die zur Traumabewältigung beitragen? Der Buchtitel *Trauma und Resilienz* verweist bereits auf die fundamentale Wechselwirkung zwischen beiden Phänomenen.

Die Resilienzforschung als Wissenschaft hat mittlerweile eine Tradition von mehr als 70 Jahren. Die ersten Jahrzehnte waren besonders Entwicklungspychologen und Pädagogen an dieser Forschung interessiert.

Sie wollten wissen, welche Faktoren eine gute oder ungünstige kindliche Entwicklung bedingen. In jahrzehntelanger Forschung wurden in aufwändigen Längsschnittstudien schließlich Risikofaktoren und Schutzfaktoren (protektive Faktoren) identifiziert. Durch die Implementierung von Traumastörungen in den Internationalen Diagnosekriterien erlebte die Traumaforschung in den 90er Jahren einen Aufschwung. In der WHO-Klassifikation International Classification of Diseases (ICD) und im psychiatrischen Diagnoseschema DSM (Diagnostisches Statistisches Manual) wurden die Diagnosen »Posttraumatic Stress Disorder« (PTSD) und »Posttraumatische Belastungsstörung« (PTBS) eingeführt. Holocaust-Verfolgte, KZ-Überlebende und Kriegstraumatisierte sowie deren Folgegenerationen waren längere Zeit das Hauptthema der Trauma- und Resilienzforschung. Durch die Terroranschläge in New York am 11. September 2001 wurde die Traumaforschung wesentlich stimuliert. Die auf 9/11 folgenden Kriege im vorderen Orient brachten viele Kriegstraumatisierte mit sich. Das US-amerikanische Militär förderte mit erheblichen Geldsummen Resilienz-Projekte zur Unterstützung von Kriegsveteranen. Hinzu kommt in allen westlichen Ländern die zunehmende Aufdeckung sexueller Traumata. Trauma und Resilienz wurden immer mehr ein zentrales Thema der Psychiatrie und Psychotherapie.

Als Psychoanalytiker und Professor für Psychosomatik arbeitete ich mehr als 40 Jahre in verschiedenen Aufgabenfeldern. Immer wieder kam ich durch eigene Erlebnisse und meine berufliche Tätigkeit zu Trauma und Resilienz und habe diese Entwicklung selbst miterlebt. Ich erlebte auch den Kampf zwischen traditioneller und moderner Psychiatrie. Am deutlichsten wurde dies zu Beginn meiner psychiatrischen Tätigkeit bei Entschädigungsgutachten über durch den Holocaust geschädigte Menschen. Einige Chefärzte lehnten Trauma-Diagnosen oder später die Diagnose Borderline-Persönlichkeitsstörung bei sexuell Traumatisierten ab. Entschädigungsforderungen sollten dadurch abgewehrt werden. Freyberger und Freyberger (2007) dokumentierten den jahrzehntelangen Kampf um die Diagnosen bei den Entschädigungsopfern. Letztlich wurden mehr als 60 Prozent der Entschädigungsanträge abgelehnt. Das Wort »Trauma« durfte nicht vorkommen, stattdessen wurde der Begriff »erlebnisreaktive Störung« bevorzugt. Der Kampf um die Entschädigung der traumatisierten Opfer von sexueller Gewalt dauert heute noch an. Der seit Februar 2022 geführte Ukraine-Krieg hinterlässt auf beiden Seiten eine hohe Zahl von Kriegstraumatisierten, Hinterbliebenen, Verlusten, Waisenkindern oder Folteropfern. Die erschreckende Brutalität des Krieges ist durch grausame Kriegsverbrechen gekennzeichnet.

Im vorliegenden Band werden einige Spezialthemen der Resilienz- und Traumaforschung ausführlicher dargestellt. Dies ist zum Beispiel das posttraumatische Wachstum. Nicht wenige traumatisierte Menschen erleben gerade durch die Verarbeitung ihres Traumas eine besonders positive Lebensentwicklung. Sie gehen als gestärkte Persönlichkeiten aus dem Bewältigungsprozess hervor, blühen auf und entwickeln gerade durch das Trauma eine erstaunliche Lebenskraft, die die Forscher immer wieder verblüffte. Dies war auch bei den hier vorgestellten sieben Pionieren der Traumaforschung der Fall. Alle überstanden KZ-Aufenthalt, Holocaust-Verfolgung oder die Flucht ins Exil sehr gut und blieben gesund, aktiv und kreativ bis ins hohe Alter. Fast alle wurden älter als 80 Jahre alt; Hans Keilson wurde sogar 101 Jahre alt. Ein weiteres Hauptthema ist die Transgenerationale Traumatransmission, die Weitergabe des Traumas an nachfolgende Generationen. Sehr spannend und zukunftsträchtig ist das Kapitel zur Epigenetik und vorgeburtlichen Resilienz. Die Identifizierung von pränatalen Risikofaktoren für die kindliche Hirnentwicklung eröffnet ein erhebliches Präventionspotenzial, das bislang noch zu wenig genutzt wird. Die adäquate Betreuung von Schwangeren und Müttern unmittelbar nach der Geburt kann die frühkindlichen Entwicklungen erheblich fördern. Psychologen und Psychotherapeuten in Frauenkliniken oder Mutter-Kind-Sprechstunden werden dafür einen wesentlichen Beitrag leisten. Hier eröffnen sich bedeutsame neue Aufgabenfelder für die Psychotherapie.

Das Thema Resilienz beschäftigt mich persönlich seit Anfang meiner psychotherapeutischen Tätigkeit. Bereits im Jahr 1985 veröffentlichte ich eine Untersuchung zur Bedeutung von Bindung und Trennung für die Entstehung von Krankheiten (Csef & Wyss, 1985). Ich erlebte den Aufschwung der Bindungsforschung innerhalb der Psychotherapie: Sichere Bindungen gelten heute noch als zentraler Resilienzfaktor. In meiner beruflichen Tätigkeit versuchte ich immer, die eigene Behandlungspraxis als Psychoanalytiker mit meinen Forschungsanliegen zu verbinden. Einschneidende Erlebnisse mit Traumatisierten haben nicht selten mein Forschungsinteresse stimuliert. Traumatisierte Menschen, die sich suizidiert haben oder Suizidversuche unternommen haben, haben mich erschüttert. Mehr als zehn Jahre widmete ich mich der Suizidforschung – zuerst bei sexuell Traumatisierten, später bei Krebskranken. Nach meiner Habilitation erhielt ich bald eine Professur für Psychosomatik mit dem Schwerpunkt Psychoonkologie. Tagtäglich hatte ich psychotherapeutische Erfahrungen mit unheilbar Krebskranken. Diese existenzielle Gratwanderung regte mich zu einem Sammelband mit dem Titel *Sinnverlust und Sinnfindung in Gesundheit und Krankheit* an (Csef, 1998a). Die Frage der Krisenbewältigung von Krebskranken beschäftigte mich folglich jahrzehntelang. Im Jahr 2005 widmete ich mich konkreter den Resilienzfaktoren – der Differenzierung von Risikofaktoren und protektiven Faktoren (Schutzfaktoren). Die Wechselwirkung von Trauma und Resilienz findet bis heute mein großes Interesse. Innerhalb des Universitätsklinikums Würzburg versuchte ich, für traumatisierte Menschen ein tagesklinisches Psychotherapie-Angebot zu schaffen. Gemeinsam mit der Psychiatrischen Universitätsklinik (Ärztlicher Direktor Prof. Dr. Jürgen Deckert) gründete ich im Jahr 2009 deshalb die Interdisziplinäre Psychosomatische Tagesklinik im Universitätsklinikum Würzburg. Als ärztlicher Leiter dieser Einrichtung erlebte ich regelmäßig traumatisierte Patienten. Etwa jeder dritte Patient dieser Tagesklinik war Trauma-Patient. Hier stellte sich ebenfalls die klinische Herausforderung der Suizidalität. 30 bis 35 Prozent dieser traumatisierten Patienten hatten in der Vorgeschichte Suizidversuche oder waren aktuell durch Suizidgedanken belastet.

Das Spektrum der zugrundeliegenden Traumata dieser Patienten war groß: Traumatisierte durch sexuelle Gewalt, Nachkommen von Holocaust-Verfolgten oder rechtsextremen Tätern, Traumaopfer nach Unfällen und Naturkatastrophen und immer mehr traumatisierte Geflüchtete und Migranten. Neben meiner universitären Tätigkeit behandelte ich regelmäßig Traumapatienten in psychoanalytischen Langzeitbehandlungen. Einige dieser Behandlungen beschreibe ich im Buch anonymisiert als Fallbeispiele. Die Vertraulichkeit bleibt gewahrt durch Änderungen biografischer Daten. Die wesentlichen Faktoren des Behandlunsprozesses werden trotzdem verdeutlicht.

Besonders danke ich den mir anvertrauten Patienten, die schwere Traumata in der Kindheit erlebt hatten oder akut traumatisiert waren. Ich musste immer wieder lernen, besser zuzuhören, mich einzufühlen in die Schrecken des Traumas und es meinem Gesprächspartner zu ermöglichen, über das Unaussprechliche zu sprechen. Gerade weil ich Arzt und Psychotherapeut wurde in einer Zeit, in der es nicht üblich war, offen über ein erlebtes Trauma zu sprechen. Für viele Traumatisierte war ich der erste Mensch, mit dem sie über ihre schlimmen Erlebnisse der Vergangenheit sprechen konnten. Für dieses entgegengebrachte Vertrauen bin ich ihnen sehr dankbar.

Besonders beeindruckt hat mich der Psychoanalytiker und Traumaforscher Hans Keilson. Sein Aufsatz und gleichnamiges Buch mit dem Titel »Wohin die Sprache nicht reicht« (Keilson, 1984) verdeutlichen für mich, wie schwer das Ringen um Worte ist, wenn eine dicke Mauer des Schweigens die Aussprache so lange verhindert hat. Der in diesem Band zu Wort kommende Resilienzforscher Boris Cyrulnik spricht in diesem Zusammenhang von »gefrorenen Worten«, die erst auftauen müssen. Erst dann wird die Kommunikation darüber möglich. Denn »die Wahrheit beginnt zu zweit« (Karl Jaspers).

Würzburg, im Mai 2023

1 Einleitung

Aktuelle Herausforderungen der Traumatherapie

Trauma und Resilienz sind aktuell Schlüsselbegriffe in der Psychologie und in der Psychotherapie. Dies hat in erster Linie damit zu tun, dass in den beiden ersten Jahrzehnten des 21. Jahrhundert zahlreiche Krisen und kollektive Veränderungen dazu führten, dass vermehrt traumatisierte Menschen psychotherapeutische Hilfe suchen. Kriege und Terroranschläge haben zahlreiche Traumatisierte hinterlassen, Fälle von sexuellem Missbrauch wurden seit 2010 in Deutschland vermehrt aufgedeckt und andere Trauma-Ursachen wie häusliche Gewalt oder Kindesmisshandlung blieben erschreckend häufig. Der Trauma-Experte Franz Ruppert spricht treffend von einer »traumatisierten Gesellschaft« (Ruppert, 2018). Neuere Umfragen zu traumatischen Belastungen in der Kindheit zeigen ein hohes Risikopotenzial für die Betroffenen. Das Wort »Trauma« ist deshalb sowohl in den Medien als auch in der der psychotherapeutischen Fachwelt omnipräsent. Manche Experten vermuten deshalb eine »Inflation des Traumabegriffes«. Inwieweit die Prävalenz für bestimmte Traumafolgestörungen zugenommen hat, ist schwer zu beurteilen, da durch die neue WHO-Klassifikation ICD-11 die relevanten Diagnosen neu definiert wurden. Die ICD-11 ist seit 1. Januar 2022 international gültig. Was eindeutig zugenommen hat, ist die Nachfrage nach Traumatherapien. Dies hat vielfältige Gründe. Die Zunahme von Traumafolgestörungen ist nur ein Faktor. Weitere wären kollektive Veränderungen zum Trauma, Inanspruchnahmeverhalten und Anzeigeverhalten bei traumatischen Gewaltdelikten.

Fast spiegelbildlich zur gesteigerten Trauma-Präsenz ist die Beliebtheit und Verbreitung des Resilienzbegriffes. Resilienz ist für viele Traumaforscher die wesentliche Gegenkraft zum Trauma. Resilienz als die psychische Widerstandskraft hat nach Ergebnissen dieser Forschungsrichtung einen wesentlichen Einfluss darauf, ob ein Mensch nach einem erlittenen Trauma gesund bleibt oder krank wird. Bei den meisten schweren Traumata liegt die Prävalenz für die Entwicklung einer Posttraumatischen Belastungsstörung zwischen 20 und 50 Prozent. Nicht alle werden also krank. Die Resilienzforschung widmet sich in einem positiven Ansatz der Frage, wer trotz Trauma gesund bleibt. Darüber gibt es mittlerweile 70 Jahre erfolgreiche Forschung. Ein weiteres Resilienz-Thema zum Trauma ist das posttraumatische Wachstum (Posttraumatic Growth). Zahlreiche Trauma-Opfer erleben nach Überstehen des Traumas eine persönliche Reifung, ein existenzielles Wachstum oder eine besondere Sinnerfüllung. Ohne Trauma wäre es vermutlich dazu nicht gekommen. Der Januskopf des Traumas erhält also durch das posttraumatische Wachstum eine positive Kehrseite des Traumas.

Diese grundlegenden Tendenzen treffen innerhalb der Psychotherapie-Szene auf nicht minder gravierende Veränderungen. Diese betreffen die Praxisrealität der Traumatherapie. Auch hier gab es in den letzten Jahren gravierende Veränderungen. Jeder Psychotherapeut, der traumatisierte Patienten behandelt, ist dadurch direkt oder indirekt betroffen. Ein Praxisproblem liegt darin, dass sich viele Patienten gar nicht als Traumapatienten präsentieren und anfangs nicht über ihr Trauma sprechen. Sie kommen wegen Ängsten, Depressionen, Suchtproblemen oder anderen psychischen Störungen. Das Trauma wird oft erst im Therapieverlauf deutlich. Wenn das Trauma »erkannt und verstanden« ist, stellt sich die Frage nach der adäquaten oder aussichtsreichsten Psychotherapie. Je mehr Traumatherapien am »Psycho-Markt« angeboten werden, umso dringlicher stellt sich die Frage nach der Effektivität oder Wirksamkeit der Methode. Die wissenschaftlichen Fachgesellschaften versuchen durch störungsspezifische Leitlinien hier eine Orientierungshilfe zu geben. Seit dem Jahr 1999 gibt es eine interdisziplinäre Expertengruppe zur Leitlinie für die Posttraumatische Belastungsstörung. Diese wurde im Jahr 2019 neu überarbeitet und publiziert (Schäfer et al., 2019). Darin findet sich auch eine Evaluierung der Psychotherapie-Verfahren für traumatisierte Patienten. Für die Traumabearbeitung werden in den Leitlinien die traumafokussierte kognitive Verhaltenstherapie und EMDR (Eye Movement Desensitization and Reprocessing) empfohlen. Psychoanalyse und Tiefenpsychologisch fundierte Psychotherapie werden lediglich als adaptive Therapien bewertet und nicht zur Traumabearbeitung geraten. Bei dieser mehr als zwei Jahrzehnte dauernden Leitlinien-Entwicklung waren zahlreiche namhafte Psychoanalytiker beteiligt. Die Evidenzlage der placebokontrollierten und randomisierten Therapiestudien (RCT-Studien) war ausschlaggebend für diese Einschätzung.

Jeder Psychoanalytiker muss sich der Herausforderung stellen, dass seine Methode aus der Sicht von Experten nicht für Traumabearbeitung geeignet ist, allenfalls »adaptiv« hilfreich sein kann. In aktuellen Fachpublikationen wird diese Brisanz überaus deutlich (Herzog et al., 2023).

Die dargestellten Entwicklungstendenzen verdeutlichen die Herausforderungen, vor denen hilfesuchende Trauma-Patienten und Psychotherapeuten stehen. Trauma-Opfern eine optimale Therapie anzubieten ist das Ziel. In der Versorgungspraxis der Richtlinien-Psychotherapie ist die Lage aber so, dass ein Großteil der zugelassenen Psychotherapeuten keine spezifische Ausbildung in einer leitliniengerechten Traumatherapie hat. Selbst Sigmund Freud hat Trauma-Patienten erfolgreich behandelt, ohne leitliniengerechtes Zertifikat. Heute ist jedoch die Forschungslage eine andere. Und damit müssen sich alle Psychoanalytiker auseinandersetzen. Die Psychoanalytiker, die bei der Leitlinien-Entwicklung beteiligt waren, haben wohl den Konflikt durchlitten zwischen Ideal und Realität, zwischen Wunsch nach Anerkennung und wissenschaftlicher Evidenz. Das Trauma ist und bleibt eine existenzielle Herausforderung für die Psychoanalyse. Zu lange haben sich Psychoanalytiker an Hochschulen gesträubt, in Langzeitstudien die Therapieeffekte zu überprüfen und methodengerechte RCT-Studien durchzuführen. Dieses Defizit spiegelt sich in den Therapieempfehlungen der S3-Leitlinie von 2019. Cord Benecke gehört zu jenen Psychoanalytikern, die vehement solche Studien gefordert haben. Er hat seit 2010 einen Lehrstuhl für Klinische Psychologie und Psychotherapie an der Universität Kassel. Waren früher etwa 40 psychologische Lehrstühle mit Psychoanalytikern besetzt, so sind es jetzt nur noch zwei, einer davon Cord Benecke. Als Psychoanalytiker interessierte er sich frühzeitig für Affektforschung und Neurowissenschaften. In seinem Plädoyer für empirische Psychotherapieforschung forderte er Wirksamkeitsstudien als Langzeitstudien zur Effektivität von Psychoanalytischen Therapien. Er kritisierte an seinen Kollegen die langjährige Weigerung zu solchen Studien. »So haben wir 30 Jahre verschlafen« sagt Benecke im Interview (Jiménez, 2016). An mehreren deutschen Universitäten erkannten einflussreiche Psychoanalytiker diese Notwendigkeit und haben in den letzten zwei Jahrzehnten eine erstaunliche Aktivität entwickelt. Das Sigmund-Freud-Institut unter der damaligen Leitung von Marianne Leuzinger-Bohleber war bei vielen Studien beteiligt. Mittlerweile gibt es mehrere psychoanalytische Therapie-Verlaufsstudien mit Bildgebung (MRT). Einen Überblick hierüber gab Leuzinger-Bohleber in dem von ihr mitherausgegebenen Sammelband (2015).

Die aktuelle Traumatherapie ist durch zwei sehr antagonistische Entwicklungstendenzen sehr heterogen und besonders für hilfesuchende Trauma-Patienten sehr verwirrend. Die fachlich-wissenschaftliche Tendenz etabliert Leitlinien, Evidenzbasierung und Qualifikationsstandards. Die Gegenströmung verfolgt inflationäre Ausweitung und »Wildwuchs« in der Traumatherapie-Szene. In der wissenschaftlichen Fachwelt und in der Richtlinien-Psychotherapie der Krankenversorgung herrscht ein großes Bestreben nach wissenschaftlicher Evaluation und nach Qualifikation in den Versorgungsstrukturen. Die neue ICD-11-Klassifikation und die S3-Leitlinie von 2019 (Schäfer et al., 2019) sind deutliche Beweise dafür. In Deutschland sind für die Richtlinien-Psychotherapie in der Krankenversorgung ein Psychologie- oder Medizinstudium, eine Approbation und eine anerkannte psychotherapeutische Weiterbildung Voraussetzung. Dies ist in anderen europäischen Ländern nicht der Fall. In den USA gibt es bei Traumabehandlungen eine Vielzahl von körperorientierten Methoden, die nicht von approbierten Psychologen oder Ärzten ausgeübt werden, sondern von Personen anderer Berufsgruppen, die über »private Zertifikate« Ausbildungen in Traumatherapien gemacht haben. Diese Tendenz zeigt sich leider auch in Deutschland immer mehr. Selbst ernannte Traumatherapeuten ohne Medizin- oder Psychologiestudium werben im Internet für ihre Traumatherapie, die sie angeblich bei einem Trauma-Experten in den USA erworben haben. Für diese Verfahren liegen oft keine wissenschaftliche Evidenz, keine Wirksamkeitsnachweise und auch keine Forschung über mögliche negative Nebenwirkungen vor. Dieser »Wildwuchs« nahm von Jahr zu Jahr zu. Es kam zu Inflation des Traumabegriffs und der Traumabehandlungen. Selbst häufige alltägliche Belastungen werden vorschnell als Trauma deklariert. Die inflationäre Ausbreitung führte bei Experten zu der Warnung vor der »Traumafalle«. In der Psychotherapie-Szene stellt das heterogene Nebeneinander von evidenzbasierter und leitliniengerechter oder qualifizierter Traumatherapie einerseits und unqualifizierten, selbsternannten »Trauma-Experten« eine große Herausforderung dar. Wie soll sich der leidende Traumapatient hier echte und wirksame Hilfe finden. Ein sich Hilfe suchender Traumapatient läuft schnell Gefahr, im Internet von diesen unseriösen Angeboten getäuscht werden.

Der erfahrene Trauma-Experte Gerd Rudolf, selbst jahrzehntelang als Lehrstuhlinhaber für die Psychoanalyse aktiv, hat vor diesen Tendenzen wiederholt gewarnt:

> »Eine Popularisierung des Traumabegriffs als Synonym für jedwede Lebensbelastung ist unübersehbar. Die therapeutische Zuweisung einer Opferidentität im Rahmen von nicht begründeten Traumatherapien ist, wie die problematischen Verläufe erkennen lassen, häufig kontraproduktiv und nicht im wirklichen Interesse der Patienten« (Rudolf, 2012, S. 361).

Kürzlich hat Thorsten Padberg (2022) in einem aktuellen Bericht über die negativen Folgen der Inflation des Traumabegriffs gewarnt. Scharlatane sind die Gewinner, die wirklichen Traumapatienten die Verlierer. Sie geraten an selbst ernannte Experten, die minderqualifiziert sind, vollmundig viel versprechen und wenig halten. Hier droht eine reale Gefahr der Reviktimisierung: Das Traumaopfer wird erneut zum Opfer eines inkompetenten Therapeuten.

Beide Entwicklungstendenzen existieren und erfordern für die Zukunft eine bessere Trennung von Weizen und Spreu – wahre Hilfe oder leere Versprechen. Die wissenschaftliche, evidenzbasierte und leitliniengerechte Traumatherapie ist für hilfesuchende Traumaopfer eine wertvolle Hilfe. Unser psychotherapeutisches Versorgungssystem der Richtlinien-Psychotherapie sorgt für entsprechende Weiterbildungsstandards und Qualifikationen. Information und Aufklärung für Hilfesuchende und Betroffene sind wichtig.

Eine weitere aktuelle Herausforderung ist die fachliche Einordnung von Entwicklungs-, Beziehungs- und Bindungstrauma. Diese sind in der neuen ICD-11-Klassifikation nicht berücksichtigt. Sehr renommierte internationale Trauma-Experten wie Bessel van der Kolk von der Harvard-University und viele seiner Fachkollegen kämpften für die Implementierung einer diagnostischen Kategorie »Entwicklungsbezogene Traumatisierung« in DSM-V und ICD-11. Dies ist ihnen nicht gelungen. In deutschen Fachpublikationen gibt es zahlreiche Aufsätze über »Entwicklungstrauma« von universitären Trauma-Experten. Van der Kolk publizierte im Jahr 2009 einen langen Aufsatz über die Entwicklungstrauma-Störung. Es gibt zahlreiche empirische Studien, die nach relevanten Kindheitsbelastungen bzw. »Adverse Childhood Experiences« fragten. Menschen mit erhöhter Belastung haben ein erhöhtes Risiko für viele psychische Störungen wie Depressionen, Angststörungen, Suchterkrankungen, Suizidversuche oder selbstverletzendes Verhalten. Diese »Traumatisierten« erfüllen meist nicht die Kriterien einer »Komplexen Posttraumatischen Belastungsstörung« nach ICD-11. Psychisch krank und traumatisiert sind sie trotzdem. Die fachliche Diskussion in dieser Frage wird sicherlich weitergehen.

Beim Thema »Trauma und Resilienz« stellt sich die Frage, was die Psychoanalyse durch Integration der Ergebnisse der Resilienzforschung hinzugewinnen könnte. Der Psychoanalytiker und Resilienzforscher Boris Cyrulnik verkörpert dies in seiner eigenen Persönlichkeit. Namhafte Psychoanalytikerinnen wie Pauline Boss, Rosmarie Barwinski oder Svenja Tauber haben Resilienzinhalte in ihren psychoanalytischen Konzepten integriert. Die Resilienzforschung fokussiert sich aktuell stark auf Hirnforschung und Epigenetik. Dies wird bei der renommiertesten europäischen Institution zur Resilienzforschung, dem Mainzer Leibniz-Institut für Resilienzforschung (LIR) deutlich, dessen Forschungsschwerpunkte u. a. diese beiden Bereiche sind. Der Hirnforscher Raffael Kalisch, ein Mitbegründer des LIR, gab seinem Buch den Untertitel »Neueste Erkenntnisse aus Hirnforschung und Psychologie« (Kalisch, 2020). Besonders die neueren Ergebnisse zur pränatalen Prägung der fetalen Hirnentwicklung sowie zu epigenetischen Veränderungen durch Stress in der Schwangerschaft oder in den drei ersten Lebensjahren sind sehr hilfreich und bedeutsam für die Psychoanalyse. Sie bestätigen zentrale psychoanalytische Theorien zur frühen Kindheit. Auf universitärer Ebene gibt es bereits zahlreiche junge Professoren auf Lehrstühlen, die genau zu diesen Themen von pränataler Epigenetik, fetaler Programmierung und frühkindlicher Hirnprägung forschen. Sie bringen die Entwicklung von innovativen Praxisfeldern voran, in denen zahlreiche Stellen für Psychotherapeuten geschaffen werden, wie psychologische Schwangerenbetreuung, psychologische Mutter-Kind-Sprechstunden oder Psychologie-Professoren in neuen Hebammen-Studiengängen. Die Integration von Psychoanalyse und Resilienzforschung erscheint also sehr innovativ und erfolgversprechend.

Mit der Neuro-Psychoanalyse gibt es seit zwei Jahrzehnten einen weiteren Integrationsversuch mit der Psychoanalyse, der ebenfalls die Hirnforschung und Neurowissenschaften fokussiert. International renommierte Psychoanalytiker wie Mark Solms und Allen Schore gründeten eine entsprechende wissenschaftliche Fachgesellschaft und eine eigene Fachzeitschrift hierfür. Der Austausch beider Fachdisziplinen scheint sehr sinnvoll, da die Psychoanalyse durch ihre lange und umfassende Erfahrung bei der Einordnung, Bewertung und Deutung von neurobiologischen Einzelbefunden hilfreich sein kann. In Deutschland hat der für die Psychoanalyse sehr offene Hirnforscher Gerhard Roth mit zahlreichen anerkannten

Psychoanalytikern jahrzehntelang kooperiert, wie mit Manfred Cierpka, Horst Kächele, Peter Buchheim, Ulrich Sachsse, Cord Benecke oder Svenja Taubner. Auf den Lindauer Psychotherapie-Wochen hat Gerhard Roth wiederholt vor Psychotherapeuten die Relevanz neurowissenschaftlicher Befunde für psychotherapeutisches Fachwissen verdeutlicht (Roth & Strüber, 2022). Mit deutschen Psychoanalytikern konzipierte Roth die Hanse-Neuro-Psychoanalyse-Studie. Das ist die erste psychoanalytische Wirksamkeitsstudie mit Einschluss von cerebraler Bildgebung (Buchheim et al., 2012). Diese Innovationen stellen für viele Psychoanalytiker eine Herausforderung dar, auf lange Sicht sind sie eine wesentliche Bereicherung.

In den beiden folgenden Kapiteln werden nach einem kurzen historischen Exkurs sieben Traumaforscher der ersten Generation nach Freud beschrieben. Sie alle waren jüdischer Herkunft und Psychoanalytiker. Alle wurden durch das Nazi-Regime verfolgt, drei von ihnen überlebten KZ-Aufenthalte. Diese sieben Traumaforscher waren also selbst durch den Holocaust traumatisiert und brauchten lange Zeit, bis sie über ihre Erlebnisse schreiben konnten. Die Auswahl dieser sieben Pioniere ist sicherlich nicht repräsentativ und vollständig. Es wurden bevorzugt die ausgewählt, die bedeutende Werke zum Holocaust-Trauma geschrieben haben und die bis ins 21. Jahrhundert häufig im Kontext von Trauma und Resilienz zitiert werden. Dies ist besonders bei Viktor Frankl, Hans Keilson und Boris Cyrulnik der Fall.

2 Sieben Pioniere der ersten Traumaforscher-Generation nach Freud

Die Psychoanalyse ist sicherlich das Psychotherapie-Verfahren, das sich in der historischen Entwicklung als erstes intensiv mit Traumatherapie und Traumaforschung beschäftigt hat. Sigmund Freud hat gemeinsam mit seinen Schülern und Vertrauten über Jahrzehnte seine Trauma-Theorie entwickelt und immer wieder modifiziert. Insbesondere die ihm nahestehenden Otto Rank und Sándor Ferenczi drängten auf Erweiterungen und Neuformulierungen der psychoanalytischen Trauma-Theorie. Die zahlreichen Veränderungen der psychoanalytischen Trauma-Theorie sind sehr komplex und vielschichtig. In jüngster Zeit haben Wolfgang Bohleber (2000) und Matthias Hirsch (2011) sehr aufschlussreiche Übersichten über diese Entwicklungen vorgelegt.

Der Erste Weltkrieg brachte viele Kriegstraumatisierte mit sich, die alle keine Psychotherapie erhielten. Manche »Kriegszitterer« wurden sogar mit Elektroschocks oder anderen insuffizienten Verfahren behandelt, die ihnen mehr schadeten als nutzten. Die Herausforderung der Kriegstraumatisierten konnte durch die Psychoanalyse nur ansatzweise beantwortet werden. Sie hatte viele eigene Probleme: Der Zusammenhalt innerhalb der Psychoanalyse bröckelte und der Antisemitismus in Wien nahm deutlich zu. Davon waren alle jüdischen Psychoanalytiker betroffen. Im Jahr 1923 erkrankte Freud an Krebs und musste mehrfach operiert werden. Zusätzlich kam es zum Bruch mit seinem »Kronprinzen« Otto Rank und sein enger Vertrauter Sándor Ferenczi wurde auch immer kritischer. Im Jahr 1925 starb ein starker Verbündeter – Karl Abraham –, einer der sechs »Ring-Träger« und engsten Vertrauten.

Im Jahr 1912 wurde das »Geheime Komitee« gegründet, bestehend aus den treusten Anhängern von Freud. Als Symbol der Vertrautheit, Freundschaft und engen Bindung schenkte er den sechs Personen dieses engsten und innersten Kreises der psychoanalytischen Bewegung einen

Gemmen-Ring. Die Ring-Träger waren Ernest Jones, der diesen Bund angeregt hat, Max Eitington, Karl Abraham, Hanns Sachs, Otto Rank und Sándor Ferenczi. Als Adolf Hitler im Jahr 1933 an die Macht kam und der Holocaust begann, war der engste Kreis Freuds »verschwunden«. Karl Abraham und Sándor Ferenczi waren gestorben. Otto Rank und Hanns Sachs waren bereits vorher in die USA emigriert, Max Eitington ging 1934 ins Exil nach Israel. In den großen Zentren der psychoanalytischen Bewegung – Wien und Berlin – war kein einziger der engsten Vertrauten Freuds mehr zugegen. Der treue Ernest Jones lebte in England, wohin Freud schließlich im Jahr 1938 quasi in letzter Minute vor der Verhaftung selbst emigrierte.

Durch die jüdische Herkunft vieler Psychoanalytiker und deren Verfolgung durch das Nazi-Regime im Holocaust entstanden ein Riss und eine riesige Lücke in der psychoanalytischen Bewegung. Es gab eine Generation von jüdischen Psychoanalytikern, die nach der Jahrhundertwende, aber vor dem Ersten Weltkrieg geboren waren und den Faden der psychoanalytischen Traumaforschung als Erste wieder aufnahmen. Sie kannten Freud selbst gar nicht oder flüchtig. Zu Beginn des Zweiten Weltkriegs wurden sie selbst zu verfolgten Juden und überlebten die Schrecken und Brutalitäten des Holocaust. Sie waren also selbst traumatisierte Menschen. Ihr eigenes Trauma motivierte sie, Psychoanalytiker zu werden und sich der Traumaforschung zu widmen. Nach dem Ende des Zweiten Weltkriegs wurden sie zu den Holocaust- und Traumaforschern der ersten Stunde.

Die folgenden Generationen der Holocaust-Forschung haben meist den Holocaust nicht selbst erlebt, sondern sind Kinder oder Nachkommen von Holocaust-Verfolgten. Deutsche Psychoanalytiker widmeten sich erst relativ spät der Holocaust-Forschung. In Deutschland wurde der Trauma-Begriff lange Zeit für Kriegstraumatisierte vermieden. Stattdessen wurde der Begriff »Erlebnisreaktion« verwendet. KZ-Überlebende oder jüdische Waisenkinder, die im KZ beide Eltern verloren, waren zu Beginn die Protagonisten der Forschung über das Holocaust-Trauma. Durch den Trauma-Schwerpunkt der Transgenerationalen Traumatransmission wurden im 21. Jahrhundert bevorzugt die Traumafolgen der Folgegenerationen (Kinder oder Enkelkinder von Opfern oder Tätern) untersucht. Der Holocaust und seine Spätfolgen waren in der Nachkriegszeit über Jahrzehnte der Hauptgegenstand der psychoanalytischen Traumaforschung. Später folgte die Erforschung der Traumata von Vietnamveteranen. Vor der Jahrhundertwende waren es die Traumata der Balkankriege und der Völkermorde in Afrika. Im Jahr 2001 standen die Traumata im Kontext der Terroranschläge vom 11. September und der darauffolgenden Kriege im Fokus. Nach 2010 wurden vermehrt Traumata durch sexuellen Missbrauch aufgeklärt und zunehmend Gegenstand der Traumaforschung.

Alle genannten Traumaforschungsgebiete profitierten von den Pionierleistungen der ersten Psychoanalytiker, die Holocaust-Traumata erforschten. Sieben Pioniere dieser ersten Nachkriegs-Generation werden im nächsten Kapitel vorgestellt. Sechs von ihnen wurden zwischen 1903 und 1914 geboren. Nur Boris Cyrulnik, Jahrgang 1937, war deutlich jünger. Er war bereits mit sechs Jahren zum Transport ins KZ verurteilt und konnte fliehen. Das selbst erlebte Trauma der ausgewählten sieben Pioniere ihres Gebiet trieb sie nach der Befreiung zur Psychoanalyse und Traumaforschung. Sie werden den Hauptkapiteln 4 bis 9 vorangestellt, weil einige von ihnen bis heute zu den meist zitierten Traumaforschern gehören. Insbesondere in Büchern zu Resilienz werden Viktor Frankl und Boris Cyrulnik regelmäßig und oft erwähnt. Die anderen Pioniere gehörten zu den ersten, die psychoanalytische Werke über den Holocaust und die dadurch traumatisierten Menschen schrieben.

Bruno Bettelheim, Viktor Frankl und Ernst Federn waren alle drei in Wien geboren, wurden verhaftet und in ein Konzentrationslager deportiert und haben die Torturen dieser Zeit überlebt. Sie waren die ersten, die über ihr Holocaust-Trauma schrieben – das Buch von Viktor Frankl erschien bereits im Jahr 1946. Autobiografische Romane oder Essays über die eigenen KZ-Erlebnisse wie jene von Jean Amery, Primo Levi oder Imre Kertész erschienen hingegen viele Jahre oder Jahrzehnte später. Hans Keilson und Boris Cyrulnik waren jüdische Holocaust-Verfolgte, die den Zweiten Weltkrieg und die Nazi-Verfolgung in den Niederlanden und in Frankreich überlebten. Beide wurden nach dem Zweiten Weltkrieg als Psychoanalytiker zu Trauma- und Resilienzforschern. Ihr Beitrag hierzu ist von großer Bedeutung und reicht bis ins 21. Jahrhundert, weil beide intensiv über Jahrzehnte in dieser Forschungsrichtung aktiv waren. William G. Niederland und Judith Kestenberg stammen vom Jahrgang her aus derselben Generation wie die fünf anderen genannten Pioniere. Beide gingen jedoch ins Exil in die USA, bevor ihnen Verhaftung und KZ-Aufenthalte drohten, und waren dort die ersten Psychoanalytiker, die frühzeitig wichtige Arbeiten über das Holocaust-Trauma verfassten.

Viktor Frankl (1905–1997)

Viktor Emil Frankl hat in vieler Hinsicht eine Sonderrolle. Unter den sieben in diesem Band genannten Pionieren ist er der Einzige, der mit Sigmund Freud und Alfred Adler persönlich Kontakt hatte. Er wurde im September 1942 verhaftet und ins KZ Theresienstadt gebracht. Im Oktober 1944 wurde er ins KZ Auschwitz verlegt, schließlich im März 1945 in das Außenlager Türckheim des KZs Dachau. Dort wurde er am 27. April 1945 von den Amerikanern befreit. Sein Buch mit dem Titel *...trotzdem Ja zum Leben sagen* erschien bereits 1946 und wurde zum Welt-Bestseller. Es hat insgesamt die höchste Auflage aller Bücher über den Holocaust mit mehr als 12 Millionen verkauften Exemplaren. Es wurde in 28 Sprachen übersetzt. Die amerikanische Ausgabe *Man's Search for Meaning* hat mit etwa 9 Millionen Exemplaren die größte Verbreitung gefunden. Frankls KZ-Bericht gehört zu den meist verkauften und gelesenen psychologischen Werken überhaupt. Die renommierte Library of Congress erklärte das Buch 1991 zu den zehn einflussreichsten Büchern Amerikas. Der Philosoph Karl Jaspers würdigte es als eines der größten Bücher der Menschheit. Fast alle Bücher über Resilienz erwähnen das Buch von Viktor Frankl. Auf den Inhalt wird hier nicht genauer eingegangen. Frankl jedoch steht unübertroffen an erster Stelle und darf bei dem Thema dieses Buches nicht fehlen. Während einige andere der hier vorgestellten Pioniere jahrzehntelang Werke zur Traumaforschung verfassten, war dies bei Frankl nicht der Fall. Er hatte andere Prioritäten gesetzt. Nach seiner Befreiung hat Viktor Frankl in Wien die Logotherapie und Existenzanalyse als eigenständige Psychotherapie-Richtung gegründet. Insofern zeichnet ihn seine weitere psychotherapeutische Entwicklung nicht als Psychoanalytiker aus. Als die »dritte Wiener Schule der Psychotherapie« wollte er sich von seinen früheren Lehrern Sigmund Freud und Alfred Adler abgrenzen. Frankl betonte die existenziellen Fragen des Menschen und seine Suche nach Sinn. Neben der Psychoanalyse Freuds und der Individualpsychologie Alfred Adlers entstand durch Frankl mit der Logotherapie und Existenzanalyse eine eigene Psychotherapie-Richtung. Während Freud den Trieb und »den Willen zur Lust« betonte, war dies für Alfred Adler »der Wille zur Macht« und für Viktor Frankl der »Wille zum Sinn«. Sein krönendes Hauptwerk war und blieb aber sein Holocaust-Buch *...trotzdem Ja zum Leben sagen*. Frankl hat ein sehr umfangreiches psychotherapeutisches Gesamtwerk hinterlassen, in dem er die Grundlagen der Logotherapie und Existenzanalyse dargelegt hat. Der Traumaforschung im engeren Sinn hat er sich nach seinem Erstlings-Erfolg nicht weiter gewidmet. Von 2005 an werden im Wiener Böhlau-Verlag seine *Gesammelten Werke* in 14 Bänden herausgegeben. Herausgeber sind Alexander Batthyány, Karl-Heinz Biller und Eugenion Fizzotti. Der erste Band erhält *...trotzdem Ja zum Leben sagen* und eine Auswahl von Briefen aus den Jahren 1945 bis 1949. Alexander Batthyány ist einer der Nachfolger von Viktor Frankl, der sich der Weiterentwicklung der Logotherapie und Existenzanalyse widmet. Er ist Leiter des Viktor-Frankl-Instituts in Wien, Erstherausgeber der *Gesammelten Werke* Viktor Frankls und Inhaber des Viktor-Frankl-Lehrstuhls in Liechtenstein. Zum 20. Todestag von Frankl gab Batthyány einen Sammelband mit Werken von Viktor Frankl unter dem Titel *Wer ein Warum zu leben hat. Lebenssinn und Resilienz* (2017) heraus. In einem langen Vorwort begründet Batthyány, inwieweit Frankl ein Pionier der Resilienzforschung ist. In zahlreichen Büchern und Fachartikeln zur Resilienz wird ihm in der Tat dieses Attribut zugeschrieben. Batthyány hält Frankl zwar ebenfalls für einen Pionier der Resilienzforschung, sieht aber bei ihm eine andere Zielsetzung als in den zeitgenössischen Resilienzkonzepten. Während die letzteren die Selbstwirksamkeit betonen, geht es Frankl um die »bedingungslose Sinnoffenheit«.

Bruno Bettelheim (1903–1990)

Bruno Bettelheim wurde bereits 1938 im KZ Dachau und anschließend im KZ Buchenwald inhaftiert. Nach 11 Monaten KZ-Aufenthalt wurde er im Jahr 1939 nach Unterstützung durch die Ehefrau des US-Präsidenten Roosevelt entlassen und durfte in die USA emigrieren. Dort gelang ihm eine Hochschulkarriere als Professor für Kinder- und Jugendpsychiatrie. Von 1952 bis 1973 war er Professor an der Universität Chicago. Seine KZ-Erlebnisse schrieb er in dem Buch *Erziehung zum Überleben. Zur Psychologie der Extremsituationen* (1982) nieder.

Ernst Federn (1914–2007)

Ernst Federn war ein Sohn des Wiener Psychoanalytikers Paul Federn. Er wurde wegen kommunistischer Aktivitäten bereits im März 1938 verhaftet und verbrachte zuerst vier Monate im KZ Dachau. Dann wurde er ins KZ Buchwald verlegt. Dort war er fast sieben Jahre. Einige Monate war er Mithäftling von Bruno Bettelheim, der viele Jahre vor ihm entlassen bzw. befreit wurde. Federn schrieb gleich nach dem Ende des Zweiten Weltkriegs das Buch *Versuch einer Psychologie des Terrors*. Dieses fand damals keine Beachtung. Es wurde schließlich im Jahr 1999 von Roland Kaufhold im Psychosozial-Verlag herausgegeben. Im Jahr 1948 emigrierte Ernst Federn in die USA und arbeitete dort als Psychotherapeut. 1973 kehrte er nach Österreich zurück.

William G. Niederland (1904–1993)

William G. Niederland wurde in Ostpreußen geboren und studierte Medizin an der Universität Würzburg. Sein Vater war Kantor und Rabbiner in Würzburg. Er promovierte dort noch, ging dann aber bald ins Exil nach Amerika. Dort wurde er Psychiater und Psychoanalytiker. Bereits 1952 erhielt er eine Professur. Seine frühesten Arbeiten zum Holocaust erschienen in amerikanischen Fachzeitschriften und widmeten sich dem »Survivor Syndrome«. Im Jahr 1965 erschien in der deutschen psychoanalytischen Zeitschrift *Psyche* eine richtungsweisende Arbeit über die psychischen Spätschäden nach politischer Verfolgung (Niederland, 1965). Dort führte er aus, dass die körperlichen Misshandlungen und Erniedrigungen, das chronische Hungern und alle Entbehrungen einen Zustand völliger Hilf-, Wehr- und Ausweglosigkeit hervorriefen, die zu wiederholten Panikzuständen, Selbstverachtung, Selbstentfremdung und Entmenschlichung führten. Sein Standardwerk *Folgen der Verfolgung: Das Überlebenden-Syndrom. Seelenmord* erschien im Suhrkamp-Verlag (Niederland, 1980). Darin beschrieb er das Phänomen der »Überlebensschuld«. Das sind Selbstvorwürfe von Überlebenden, die sich für Versäumnisse schuldig fühlen oder glauben, dass sie es nicht verdient haben, überlebt zu haben, während andere sterben mussten.

Judith Kestenberg (1910–1999)

Judith Kestenberg wurde in Österreich geboren und studierte in Wien Medizin. Weil sie verfolgte Sozialistin war, emigrierte sie im Jahr 1937 in die

USA. In New York arbeitete sie mit den Psychoanalytikern Paul Schilder und Hermann Nunberg zusammen. Sie wurde Professorin für Psychiatrie an der New York University. Ihr Spezialgebiet wurde Entwicklungspsychologie und sie arbeitete überwiegend mit Kindern. Entsprechend lieferte sie zur Holocaust-Forschung überwiegend Beiträge über Kinder von Überlebenden – also die nächste Generation. Diese Forschungen haben viele Gemeinsamkeiten mit denen von Hans Keilson und Boris Cyrulnik bezüglich der Traumatransmission an nachfolgende Generationen. In einem *Psyche*-Artikel schrieb sie über Kinder von Überlebenden der Naziverfolgungen (Kerstenberg, 1974). Mit Martin S. Bergmann und Milton E. Jucovy gab sie das Standardwerk *Kinder der Opfer. Kinder der Täter* heraus (Bergman et al., 1995).

Hans Keilson (1909–2011)

Hans Keilson wurde am 12. Dezember 1909 in Bad Freienwalde an der Oder geboren. Sein Vater war ein jüdischer Textilhändler, seine Mutter stammte aus Schlesien. In seinem Geburtsort besuchte er das Gymnasium. Dort erhielt er im 17. Lebensjahr bei einem Schülerwettbewerb für seine Arbeit über Hermann Hesse einen Preis. Von den gewonnenen 30 Mark Preisgeld kaufte er sich drei Bücher, unter anderem die Vorlesungen von Sigmund Freud. Seine erste Begegnung mit der Psychoanalyse löste Begeisterung bei dem jungen Gymnasiasten aus. Nach dem Abitur studierte er in Berlin Humanmedizin. Im Jahr 1934 war er einer der letzten jüdischen Medizinstudenten, die noch das Staatsexamen ablegen durften. Ein Jahr zuvor erschien im S. Fischer Verlag sein erster Roman *Das Leben geht weiter*. Mit Hitlers Machtergreifung war seine Erfolgssträhne vorbei: Sein Roman wurde verboten und verbrannt. Er bekam ein Publikationsverbot und als jüdischer Arzt ein Berufsverbot. Keilson lebte fast 80 Jahre eine Doppelexistenz als Arzt und Schriftsteller. Als Dichter war er nach dem Krieg durchaus erfolgreich und erhielt viele Auszeichnungen. In seinem Gesamtwerk nehmen nach Umfang von Druckseiten die dichterischen Werke einen größeren Umfang ein als die psychoanalytischen. Im Rahmen dieses Buches sollen jedoch seine traumatheoretischen Schriften ganz im Mittelpunkt stehen. Seine frühe Begegnung mit dem Werk von Sigmund Freud und die Faszination für die Psychoanalyse führten dazu, dass er sich im Jahr 1934 um eine psychoanalytische Ausbildung beim Berliner Psychoanalytischen Institut bewarb. Nach Kaufhold (2008) führte Hanns Sachs das dortige Vorgespräch. Keilson wurde zu seinem Verdruss abgelehnt. Nach diesen Rückschlägen entschied er sich, in die Niederlande zu emigrieren. Dort hatte er Kontakte zu den ebenfalls emigrierten Psychoanalytikern Karl Landauer und Theodor Reik. Seine psychoanalytische Ausbildung begann er aber erst nach dem Zweiten Weltkrieg und nach seiner Anerkennung als Facharzt für Kinder- und Jugendpsychiatrie. Mit ihm war seine damalige Lebensgefährtin Getrud Manz emigriert. Im Jahr 1936 heirateten sie und waren bis zum Tod der Ehefrau im Jahr 1969 ein Paar. Ein Jahr später lernte er die Literaturwissenschaftlerin Dr. Marita Lauritz (geboren 1935) kennen und heiratete diese bald. Mit ihr lebte er fast 40 Jahre zusammen bis zu seinem eigenen Tod im Jahr 2011. Aus beiden Ehen hat er jeweils eine Tochter.

In den Niederlanden hatte er von den Jahren 1936 bis 1940 in seinem Exil eine relative sichere Phase. Als jedoch im Jahr 1940 die deutsche Armee die Niederlande besetzte, geriet auch er wie alle Juden in die Gefahr der Holocaust-Verfolgung und der Deportation in ein KZ. Von 1940 bis 1945 war Keilson also dieser Gefahr ausgesetzt. Er hatte mehrere Wohnungen, die er wechselte, lebte getrennt von Frau und Kind und schloss sich einer niederländischen Untergrundbewegung an. Von den 160.000 jüdischen Niederländern und den 20.000 jüdischen Geflüchteten überlebten bis zum Kriegsende nur 30.000. Fünf von sechs Juden aus dieser großen Bevölkerungsgruppe wurden in KZs deportiert und umgebracht. Seine eigenen Eltern holte er noch 1938 in die Niederlande. Sie wurden beide im KZ Birkenau ermordet. Nach der Befreiung der Niederlande von den Nazi-Besatzern studierte Hans Keilson erneut Medizin, weil sein deutsches medizinisches Staatsexamen aus dem Jahr 1934 nicht anerkannt wurde. Nach der Approbation absolvierte er eine Facharztausbildung zum Psychiater. Im Jahr 1951 begann er eine Ausbildung als Kinderpsychoanalytiker an einer Amsterdamer Klinik, die sich überwiegend an den Arbeiten von Anna Freund orientierte. Im Jahr 1967 wurde er Mitarbeiter der Amsterdamer Universitätsklinik für Kinder- und Jugendpsychiatrie. Hier begann er seine systematischen empirischen Traumastudien an jüdischen Kriegswaisen. Mehr als zehn Jahre dauerten diese Forschungstätigkeiten. Er schloss diese mit einer erfolgreichen Promotion ab. Es war eine »späte Promotion« – denn Hans Keilson war mittlerweile 70 Jahre alt. Seine für die künftige Traumaforschung wegweisende Studie erschien unter dem Titel *Sequentielle Traumatisierung bei Kindern. Deskriptiv-klinische und quantifizierend-*

statistische follow-up-Untersuchung zum Schicksal der jüdischen Kriegswaisen in den Niederlanden (1979). Keilson selbst schrieb mehrmals, dieses Buch sei ein Kaddisch – also ein Totengebet für seine im KZ ermordeten Eltern. Mit seiner Studie habe er sein »eigenes Verwaist-Sein eingebracht« (zit. nach Kaufhold, 2008, S. 153). Dieser biografische Rehabilitationsversuch ist die sehr persönliche Perspektive. Für die psychoanalytische Fachwelt hingegen war die Studie bis ins 21. Jahrhundert der psychoanalytischen Traumaforschung bedeutsam.

Was ist das Bedeutsame und Spezifische dieser Untersuchung von Hans Keilson und warum ist sie bis heute so aktuell? Es ist eine der ersten großen Langzeit-Studien über Holocaust-Opfer, die qualitative und quantitative Forschungsmethoden verknüpfte. Weiterhin ist die Ausgangsstichprobe für die damalige Zeit sehr groß, sie umfasst eine Population von 2.041 jüdischen Kriegswaisen, die zwischen den Jahren 1925 und 1944 geboren wurden. Sie alle hatten drei wesentliche Merkmale: sie waren von Geburt an jüdische Kinder, sie wurden verfolgt und sie sind Waisen geworden.

Die meisten der untersuchten Kinder haben die Verfolgung in den Niederlanden überlebt. Sie waren in einer oder mehreren Kriegspflegefamilien untergetaucht. Eine kleine Anzahl der Kinder kam lebend aus Konzentrationslagern in die Niederlande zurück. Je nach Geburtsjahr differenzierte Keilson sechs Alterskohorten. Die Alterskohorten der Kinder orientierten sich an der Zeit der Trennung von der Mutter. Die erste Kohorte wurde im Alter von 0 bis 18 Monaten von der Mutter getrennt – die älteste Kohorte im Alter von 13 bis 18 Jahren. Im klinischen-deskriptiven Teil verglich Keilson die sechs verschiedenen Alterskohorten in ihrer spezifischen kindlichen Entwicklung und in den traumarelevanten psychischen Störungen.

Sehr bedeutsam für die weitere Traumaforschung wurde die Differenzierung von drei traumatischen Sequenzen. Keilson selbst charakterisierte sie wie folgt:

1. Die feindliche Besetzung der Niederlande mit dem beginnenden Terror gegen die jüdische Minderheit; Angriffe auf die soziale und psychische Integrität der jüdischen Familien
2. Die direkte Verfolgung: Deportation von Eltern und Kindern, Trennung von Mutter und Kind; Versteck in improvisierten Pflegemilieus; Aufenthalt in Konzentrationslagern.
3. Die Nachkriegsperiode und Vormundschaftszuweisung. Hier gab es zwei alternative Varianten, die sich für die weitere Verarbeitung des

Traumas als sehr einflussreich erwiesen: entweder Verbleib im bisherigen Kriegspflegemilieu oder Rückkehr in das traumatisierte jüdische Milieu.

Hans Keilson konnte in seiner Studie aufzeigen, dass die dritte Traumasequenz für die weitere Lebensentwicklung die entscheidende war. Sie war bedeutsamer als die zweite Traumasequenz mit der Schwere des Traumas (z. B. Alter bei der Trennung von der Mutter bzw. KZ-Aufenthalt oder nicht). Die Qualität und die psychosoziale Antwort des Pflegemilieus waren hoch relevant für die weitere Entwicklung, weit mehr als die Schwere des Traumas oder die Faktoren der ersten Traumasequenz. Durch die Analyse von prätraumatischen, peritraumatischen und posttraumatischen Wirkfaktoren wurde Jahrzehnte später eine vertiefende Bestätigung der ersten Erkenntnisse von Hans Keilson wissenschaftlich vollzogen (vgl. Kapitel 4 zu Resilienzfaktoren).

Die fast 500 Seiten umfassende Studie von Hans Keilson (1979) fand international in der Traumaforschung hohe Aufmerksamkeit und eine überwältigende wissenschaftliche Resonanz. Seine Untersuchung galt viele Jahre als richtungsweisend für die weitere Forschung. Sehr bedeutsam war der Perspektivenwechsel weg vom Trauma-Ereignis und dem Schweregrad des Traumas hin zur posttraumatischen Entwicklung. In dieser neuen Perspektive liegen die wesentlichen Wurzeln für die Theorie vom posttraumatischen Wachstum oder der posttraumatischen Reifung (vgl. Kapitel 6).

Bereits kurz nach Publikation seiner Studie und großer internationaler Anerkennung sah sich Hans Keilson ermutigt, seine Ergebnisse vor deutschen Psychoanalytikern in deutscher Sprache zu präsentieren. Er tat dies zuerst im Jahr 1980 auf dem Kongress der Mitteleuropäischen Psychoanalytischen Vereinigung in Bamberg. Von da an war ein Bann gebrochen und Keilson intensivierte den Austausch mit deutschen Psychoanalytikern. In der psychoanalytischen Zeitschrift *Psyche* erschienen von ihm kurz danach zwei bedeutsame Arbeiten zum Holocaust-Trauma. Im Jahr 1984 war es die Untersuchung »Wohin die Sprache nicht reicht«. Darin beschrieb er die zerstörerische Wirkung des Schweigens in Familien von Nazi-Opfern, über Familiengeheimnisse und innerfamiliäre Verdrängungsprozesse im Kontext mit Holocaust-Traumata. Im Jahr 1994 folgte seine Studie »Die fragmentierte Psychotherapie eines aus Bergen-Belsen zurückgekehrten Jungen«. Dieser Junge hatte seine beiden Eltern und fünf Geschwister im KZ Bergen-Belsen verloren. In seiner Kinderpsychoanalyse bei Hans Keilson war er lange Zeit »sprachlos« und sein Analytiker fühlte sich sehr ohnmächtig. Dieser Junge war nicht abgestumpft, sondern außergewöhnlich empfindsam. Er wirkte auf Keilson wie »ein Schlafwandler, der aus einer anderen Welt kommt« (Keilson, 1995, S. 71).

Die traumapsychologischen Arbeiten von Hans Keilson erfuhren über Jahrzehnte eine besonders positive und andauernde Resonanz bis ins 21. Jahrhundert. Dies spiegelt sich darin, dass mehrere psychoanalytische Sammelbände über seine Traumaforschung publiziert wurden. Bereits im Jahr 1997 gab der Psychoanalytiker Dierk Juelich unter dem Titel »Geschichte als Trauma. Hans Keilson« eine Würdigung seines Werkes heraus. Zum Jubiläum des 90. Geburtstages gaben Marianne Leuzinger-Bohleber und W. Schmied-Kowarzik (2001) den Sammelband *»Gedenk und vergiss – im Abschaum der Geschichte…« Trauma und Erinnern. Hans Keilson zu Ehren* heraus. Am 31. Mai 2011 ist Hans Keilson im Alter von 101 Jahren gestorben. Zehn Jahre nach seinem Tod veröffentlichten Barbara Stambolis und Ulrich Lamparter (2021) das Buch *Folgen sequenzieller Traumatisierung*, in dem mehr als 40 Jahre nach seiner richtungsweisenden Trauma-Studie aus dem Jahr 1979 eine psychoanalytische Bestandsaufnahme des Weiterwirkens von Keilsons Traumaforschung bis in die Gegenwart erfolgt. Ohne jeglichen Zweifel war Hans Keilson ein Pionier der psychoanalytischen Traumaforschung, der bis heute überzeugt und durch neue empirische Studien und Metaanalysen bestätigt wird (vgl. Kapitel 4 und 6).

Die genannten sieben Pioniere waren die ersten Psychoanalytiker, die bedeutende Standardwerke zum Holocaust und zur Trauma- und Resilienzforschung geschrieben haben. Drei von ihnen haben eine besondere Rezeptionsdichte bis in die Gegenwart. Hans Keilson darf als der Traumaforscher gewürdigt werden, dessen Werk innerhalb der deutschen Psychoanalyse bis ins 21. Jahrhundert hinein am intensivsten rezipiert wird. Dies zeigen die Neuauflagen seines Hauptwerkes *Sequentielle Traumatisierung bei Kindern* und mehrere Sammelbände von deutschen Psychoanalytikern über die Traumaforschung von Hans Keilson (Juelich, 1997; Leuzinger-Bohleber & Schmied-Kowarzik, 2001 und Stambolis & Lamparter, 2021). Mit wichtigen Erkenntnissen zum posttraumatischen Wachstum und zur Relevanz posttraumatischer Wirkfaktoren war er ein wahrer Pionier und richtungsweisend für viele Traumaforscher bis ins 21. Jahrhundert.

Das Holocaust-Buch von Viktor Frankl imponiert nicht nur wegen der Auflagenhöhe von mehr als 12 Millionen verkauften Büchern, sondern auch durch das anhaltende Interesse an diesem Buch in die Gegenwart mit immer wieder neuen Auflagen. Als erster Band der *Gesammelten Werke* von Viktor Frankl erhielt es im Jahr 2005 erneut einen Platz an prominenter Stelle. In der umfangreichen Resilienzliteratur ist Frankl ein vielzitierter Autor. Der Frankl-Nachfolger Alexander Batthyány stellte ihn 2017 als Pionier der Resilienzforschung dar.

Boris Cyrulnik ist der dritte Trauma- und Resilienzforscher, der bis ins 21. Jahrhundert sehr einflussreich ist. Er ist der jüngste unter den hier genannten Pionieren. Als er zum Massentransport ins KZ verhaftet wurde, war er erst sechs Jahre alt. Er stammt im Vergleich zu Frankl und Keilson schon aus der nächsten Generation – er wurde beispielsweise 32 Jahre nach Viktor Frankl geboren. Die Rezeption der Werke von Boris Cyrulnik innerhalb der deutschen Psychoanalyse ist deutlich geringer als jene von Hans Keilson. Dies hängt damit zusammen, dass sich die Psychoanalyse erst relativ spät für die Resilienzforschung interessierte (vgl. Kapitel 5). Boris Cyrulniks große Bedeutung liegt darin, dass er eine Zusammenführung von Erkenntnissen der Psychoanalyse und der Hirnforschung versucht. Er ist Psychoanalytiker und gut vernetzt mit anderen Forschungsansätzen, die für die Traumaforschung wichtig sind. Weiterhin war er aktiver Resilienzforscher bis zum 85. Lebensjahr. Die Terroranschläge von Paris im Jahr 2015 waren Anlass für wichtige Trauma- und Resilienzstudien. Boris Cyrulnik war damals 78 Jahre alt und führte mit anderen Pariser Forschern bedeutsame Untersuchungen an Traumatisierten dieser Terroranschläge durch. Er ist unter den sieben hier vorgestellten Pionieren der Einzige, der noch lebt und als Trauma- und Resilienzforscher noch sehr aktiv ist. Seine Bedeutung für die Trauma- und Resilienzforschung wird deshalb im nächsten Kapitel ausführlicher vorgestellt.

3 Boris Cyrulnik – Psychoanalytiker und Pionier der Resilienzforschung

Boris Cyrulnik hat unter den hier vorgestellten sieben Pionieren der Traumaforschung eine Sonderrolle. Er ist der jüngste von allen und ist eine ganze Generation später geboren. Er ist 32 Jahre jünger als Viktor Frankl. Mit ihm und Hans Keilson hat er die Gemeinsamkeit, dass alle drei beide Elternteile und weitere Familienangehörige im KZ verloren haben. Der Unterschied zu den beiden anderen war das Lebensalter zum Zeitpunkt der Trennung von der Mutter. Frankl und Keilson waren bereits junge Männer, als ihre Eltern umgebracht wurden. Boris Cyrulnik war hingegen erst fünf Jahre alt. Hans Keilson hatte bei seiner ausführlichen Studie über jüdische Kriegswaisen eine Differenzierung von Alterskohorten nach dem Lebensalter bei der Trennung von der Mutter durchgeführt, und dadurch signifikante Unterschiede erheben können. Boris Cyrulnik wäre in Keilsons Studie über die jüdischen Kriegswaisen ein Mitglied der dritten Alterskohorte, die zwischen dem 4. und 6. Lebensjahr von der Mutter getrennt wurden, wenn sein späterer Kollege ihn in seine Forschung aufgenommen hätte.

Kurzes biografisches Porträt

Boris Cyrulnik wurde am 26. Juli 1937 in Bordeaux geboren. Seine Eltern stammten aus der Ukraine und aus Polen. Sie emigrierten im Jahr 1936 nach Frankreich. Sein Vater war französischer Soldat und geriet in Kriegsgefangenschaft. Dort wurde seine jüdische Herkunft erkannt und er wurde nach Auschwitz deportiert. Er starb in einem KZ, wie auch seine Ehefrau. So war Boris Cyrulnik bereits mit fünf Jahren Vollwaise. Die Mutter konnte ihn noch vor ihrer Deportation retten und in einer Pflegefamilie unterbringen. Im Januar 1944 wurde er bei einer Razzia erfasst und in einer Synagoge eingesperrt, die als Sammellager für die Deportation ins KZ fungierte. Er konnte erfreulicherweise fliehen. Nur zwei von 1.700 Personen überlebten diese Aktion – er war einer davon. Seine Rettung und sein Leben danach beschrieb er in seiner Autobiografie *Rette dich, das Leben ruft!* (Cyrulnik, 2013). Nach der Rettung pendelte er zwischen einer Tante, verschiedenen Pflegefamilien und Heimen. Als Jugendlicher lebte er bei seiner Tante mütterlicherseits mit dem Namen Dora in Paris und besuchte dort das Gymnasium. Er absolvierte das Abitur und studierte Medizin. Nach dem Studium qualifizierte er sich als Arzt für Neurologie und Psychiatrie und machte eine Ausbildung als Psychoanalytiker. Er war Studiendirektor der Fakultät Humanwissenschaften an der Universität von Toulon. Zusätzlich war er Inhaber eines Lehrstuhls für Ethologie und leitete eine Forschungsgruppe für Klinische Ethologie am Krankenhaus von Toulon. Seine Haupt-Forschungsgebiete waren jahrzehntelang die Resilienz- und Traumaforschung. Mit 27 Jahren heiratete er die Ärztin und Malerin Florence Gillis. Aus der Ehe gingen zwei Kinder hervor. Aufgrund seiner Traumatisierung war er jahrzehntelang nicht in der Lage, über sein eigenes Schicksal zu schreiben. Befreiende Wirkung hatte für ihn die Anklage und Verurteilung des prominenten Nazi-Kollaborateurs Maurice Papon im Jahr 1998. Papon war Polizei-Präfekt von Bordeaux und vermutlich bei der Deportation von Boris Cyrulniks Mutter ins KZ beteiligt. Nach dem Ende der Nazi-Herrschaft blieb er unbehelligt und unbestraft – mehr als 50 Jahre lang – und machte eine politische Karriere. Dass er schließlich doch, wenn auch sehr spät, verurteilt und bestraft wurde, war für Cyrulnik eine große Genugtuung. Er fühlte sich dadurch befreit und konnte mit 75 Jahren schließlich seine Autobiografie *Rette dich, das Leben ruft!* schreiben. Seine vorher traumatisch »gefrorenen Worte sind aufgetaut«.

Am Leid wachsen (2001) – sein erstes Resilienz-Buch

Das erste Buch von Boris Cyrulnik, das in deutscher Übersetzung erschien, führte bereits zentral in die Thematik der Resilienz ein. Es trägt den Titel *Die Kraft, die im Unglück liegt. Von unserer Fähigkeit, am Leid zu wachsen* und ist im Jahr 2001 im Goldmann Verlag erschienen. Cyrulnik faszinierte das Paradoxon, dass sich Menschen trotz aller Widrigkeiten und Schicksalsschläge gesund entwickeln und ein erfolgreiches Leben führen können. Er schreibt viel von kindlichen Opfern, von geflüchteten Kindern oder »seelisch verletzten Kindern«. Dabei identifiziert er Faktoren, die günstig oder ungünstig sind für die weitere Lebensentwicklung. Am Leid zu wachsen ist sein Hauptthema. Mit Bezug auf Elias Canetti postuliert er: »Der Überlebende ist ein Held, der sich schuldig gemacht hat, den Tod getötet zu haben.« Cyrulnik hebt das »Trotzdem« hervor – trotz aller Belastungen sieht er die Chance für seelisches Wachstum. Die von ihm beschriebene Trotzreaktion erinnert an den Bestseller *…trotzdem Ja zum Leben sagen* von Viktor Emil Frankl, der dieses Buch als KZ-Überlebender geschrieben hat (Frankl, 1946). Das Wachsen am Leiden ist ein zentrales Thema der Resilienz- und Traumaforschung. Dieses Phänomen wird »Posttraumatic Growth« oder posttraumatisches Wachstum genannt.

Im Jahr 2007 erschien sein Buch *Mit Leib und Seele. Wie wir Krisen bewältigen*. Wie der Titel bereits suggeriert, geht es um den Zusammenhang von Leib und Seele. Ob diese getrennt sind oder eine Einheit darstellen, das beschäftigt die beteiligten Wissenschaftsgebiete. Der Wissenschaftler zerlegt, isoliert oder differenziert, was vom erlebenden Menschen oft als Ganzes und Zusammenhängendes wahrgenommen wird. Leib und Seele erinnert an Psyche und Soma – und es gibt schließlich mit der Psychosomatik ein medizinisches Fachgebiet, das sich genau mit diesen Fragen beschäftigt. Cyrulnik versucht zu erklären, wie Neurone und Verhalten oder Gene und Umwelt sich wechselseitig beeinflussen. Sein Buch gliedert er in fünf Kapitel. Diese widmen sich dem Ursprung des Glücks, der Empathie, dem Unbewussten in der Psychoanalyse und in der Kognitionsforschung. Der Autor ist mittlerweile 70 Jahre alt, sodass es nicht verwundert, dass sich ein Kapitel dem Umgang mit dem Altern widmet. Bezüglich der seelischen Widerstandskraft – der Resilienz – betont er immer wieder, dass dies eine Fähigkeit ist, die erst im Umgang mit dem Trauma oder der Krise entsteht. Sie ist erlernbar. Dafür ist jedoch erforderlich, dass der Betroffene dem Unheil oder Unglück nicht ausweicht, sondern sich diesem stellt und es zu überwinden versucht.

Rette dich, das Leben ruft! (2013) – eine Autobiografie

Dieses Buch beginnt wie ein autobiografischer Roman im sechsten Lebensjahr des Autors, in dem sein Leben durch die Nazi-Vernichtungsmaschinerie bedroht war. Er war gefangen und zum Abtransport ins KZ vorgesehen. Die 1.700 Juden, die mit ihm dieses Schicksal teilten, sind fast alle im KZ umgebracht worden. Er war einer der zwei Menschen, die von ihnen überlebten. Cyrulnik beschreibt ausführlich die Dramatik seiner Rettung. Die Kindheit, die Rettung und später der Umgang mit Erinnerungen nehmen den größten Raum ein. Sein Studium, sein Arztberuf, seine selbst gegründete Familie tauchen nur andeutungsweise auf. Das Holocaust-Trauma überragt und überdeckt alles. Man muss sich dabei vergegenwärtigen, dass Cyrulnik bereits 75 Jahre alt war, als er dieses Buch schrieb. Vorher hätte er es nicht schreiben können. Warum nicht? Es war eine eiskalte Mauer des Schweigens um ihn herum – die Worte waren gefroren. Es war eine lange Eiszeit der Worte. Das fünfte und letzte Kapitel des Buches trägt die Überschrift »Gefrorene Worte«. Cyrulnik zitiert in diesem Zusammenhang eine lange Passage des französischen Schriftstellers François Rabelais über gefrorene Worte, die wieder auftauen, wenn es wärmer wird. Die Schweigemauer hatte mit seinem persönlichen Umfeld in der Nachkriegszeit zu tun. Die Verbrechen und die Kollaboration vieler Franzosen mit Nazis waren tabu. Der Auschwitz-Prozess in Deutschland konnte erst 18 Jahre nach Kriegsende stattfinden. Es gab eine kollektive Verdrängung, die die Aufarbeitung der Nazi-Verbrechen erschwerte. Cyrulnik konnte über die traumatischen Erlebnisse nicht sprechen – und er hatte das zutreffende Gefühl, dass die meisten es auch nicht hören wollen. Ein Schlüsselerlebnis für ihn war der Prozess gegen den NS-Kollaborateur Maurice Papon im Jahr 1997. Papon hatte in der Nachkriegszeit hohe politische Ämter und kam mehr als 50 Jahre ungeschoren davor, obwohl viele wussten, an welchen Verbrechen er wesentlich beteiligt war. Er wurde schließlich zu zehn Jahren Haft verurteilt. Für Cyrulnik war dies eine innere Befreiung. Nun geriet auch die Schweigemauer ins Wanken und die gefrorenen Worte tauten auf. Dies war eine entscheidende Voraussetzung dafür, dass Cyrulnik im hohen Alter überhaupt noch dieses Buch schreiben konnte. Ihm ging es ähnlich wie dem Literaturnobelpreisträger Imre Kertész. Dieser war als Kind in KZ und überlebte dies. Lange konnte er nicht über die traumatischen Erlebnisse im KZ schreiben. Und in seinem Heimatland Ungarn war das Holocaust-Thema weitgehend tabu. Erst als Kertész nach dem Fall des Eisernen Vorhangs im Jahr 1989 in den Westen zog, konnte er vier Romane darüber schreiben. Diese berühmt gewordene *Tetralogie der Schicksallosigkeit* begründete seinen schriftstellerischen Ruhm und wurde mit dem Literaturnobelpreis gewürdigt (Kertész, 1996; Csef, 2018b). Kertész war da bereits älter als 70 Jahre, also in einem ähnlich hohen Alter wie Boris Cyrulnik, als dieser sein Rettungs-Buch schrieb.

Resilienz- und Traumaforschung bis zum 85. Lebensjahr

Boris Cyrulnik war lange Zeit der erste und einzige Psychoanalytiker, der sich intensiv der Resilienzforschung widmete und bald als einer der renommiertesten Resilienzforscher galt. Bis zum Jahr 2000 war er überwiegend französischen Lesern bekannt. Seine Sachbücher wurden schon frühzeitig Bestseller und die Auflage seines Werks liegt mittlerweile bei etwa 2,5 Millionen Exemplaren. Für einen Sachbuchautor und Psychoanalytiker ist dies ein beachtlicher Erfolg. Im deutschsprachigen Raum gibt es bislang keine zusammenfassende Darstellung seiner Resilienzforschung. Etwa zehn Bestseller wurden in die deutsche Sprache übersetzt – diese sind jedoch sehr heterogen bezüglich Themen und Struktur. Er schrieb auch Bücher über Scham, über die Liebe, über Kinder-Suizide und über Spiritualität und Glauben. Diese Bücher liegen auch in deutscher Übersetzung vor. Ein systematisches Resilienz-Buch hat Cyrulnik aber leider nicht verfasst. Das werfen ihm auch Kritiker vor. Cyrulnik ist profunder Kenner der Hirnforschung und der neurobiologischen Befunde bei traumatisierten Menschen. Er fügt diese zum Verständnis in seine oft essayistisch wirkenden Bücher ein. Die klar strukturierte und systematische Darstellung seiner Sicht der Resilienzforschung hat er leider noch nicht vorgelegt.

Beeindruckend ist allerdings die aktuelle politische Wirksamkeit seines Werkes und seine neueren Trauma-Studien in der Folge der Terroranschläge in Paris 2015 und in Nizza 2016. Boris Cyrulnik beschäftigte sich jahrzehntelang als Psychanalytiker und Hirnforscher mit den Entwicklungsbedingungen von Kindern. Eines seiner zentralen Themen ist die frühkindliche Prägung des Gehirns. Bereits in den 1980er Jahren erforschte er mit Kollegen frühe Mutter-Kind-Interaktionen. Er fand gemeinsam mit Neurobiologen heraus, dass zwischen der 27. Schwangerschaftswoche und dem 20. Lebensmonat das kindliche Gehirn eine besonders wichtige und sensible Phase hat. In dieser Zeit ist es besonders vulnerabel für Stress und schädigende Faktoren. Mehr als 40 Jahre lang hat sich Cyrulnik diesem Thema gewidmet. Mit dem gegenwärtigen Staatspräsidenten Emmanuel Macron hat er aktuell einen mächtigen Förderer und Verbündeten. Cyrulnik wurde in wichtigen Kommissionen Berater für Macron und war am Entscheidungsprozess für die Schulpflicht vom dritten Lebensjahr an beteiligt. Macron initiierte auch die Kommission »1000 premiers jours de l'enfant«, in der die Lebensbedingungen der Kleinkinder stärker gefördert werden sollten. Durch die Corona-Pandemie wurden diese Entwicklungen verzögert.

Großen Einfluss hatte Boris Cyrulnik auch bei den Traumaforschungen, die in Frankreich nach den schrecklichen Terroranschlägen von Paris 2015 und Nizza 2016 initiiert wurden. Gemeinsam mit den in Frankreich sehr renommierten Forschern Denis Peschanski und dem Neurobiologen Francis Eustache leitete er Studien an Traumatisierten dieser Terroranschläge (Eustache & Peschanski, 2021, 2022; Gaubert, 2018). Neben psychologischen Untersuchungen wurden auch bildgebende Verfahren der Hirnforschung, insbesondere MRT-Studien, durchgeführt. Die bereits bekannten neurobiologischen Befunde wurden bestätigt: Die durch die Terroranschläge Traumatisierten fielen in eine »zerebrale Schockstarre«. Im MRT waren der präfrontale Cortex und das limbische System in ihrer Aktivität extrem reduziert, die Amaygdala (Mandelkern) war überaktiviert. Dies war durch die bisherige neurobiologische Traumaforschung bekannt. Neu war allerdings die Bewertung von Traumagedächtnis und Erinnerungen. Es wurden MRT-Aufnahmen von Anschlagsopfern verglichen, die eine PTBS entwickelten und jenen, die keine entsprechenden Symptome aufwiesen. Die wesentliche Frage war, warum die eine Gruppe die Trauma-Erinnerungen unterdrücken konnte, die andere nicht. »Memory suppression« wird also künftig zu einem zentralen Thema der Trauma-Resilienz. Die Analyse dieser Daten ist in dem renommierten Journal *Science* publiziert worden (Mary et al., 2020).

Wie der beeindruckende Hans Keilson, der 101 Jahre alt wurde und bis ins hohe Alter über Trauma publizierte, so ist auch der mittlerweile 85 Jahre alte Boris Cyrulnik sehr aktiv in aktuellen Forschungen und politischen Entscheidungsprozessen. Dies ist wohl ein überzeugendes Zeichen von gelebter Resilienz trotz Trauma bei Hans Keilson und Boris Cyrulnik.

4 Vom Trauma zur Resilienz

Die Resilienzforschung hat mittlerweile eine Tradition von fast 70 Jahren und lässt sich nach Gilan, Helmreich und Hahad (2021) in vier Phasen einteilen. Die erste und längste Phase widmete sich in den Fachgebieten Entwicklungspsychologie und Pädagogik der Erforschung von Risikokindern, also Kindern, die unter sehr erschwerten Bedingungen und zahlreichen Bedingungen aufwuchsen. In der zweiten Phase wurden empirisch fundierte Erklärungsmodelle entwickelt, die die Wechselwirkung von Stressoren/Traumata und Resilienzfaktoren erklären sollen. Die dritte Phase bestand aus der Entwicklung spezifischer Interventionen und Resilienz-Förderprogramme für bestimmte Zielgruppen. In der vierten Phase wurden multikausale Mehr-Ebenen-Modelle entwickelt, die das Zusammenspiel von neurobiologischen, physiologischen, psychosozialen und genetischen Faktoren integrieren. Die Hirnforschung und Epigenetik spielen hierbei eine zentrale Rolle.

Pionierin in der ersten Phase der Resilienzforschung wurde die amerikanische Entwicklungspsychologin Emmy Werner, die auf der Hawaii-Insel Kauai 698 Jungen und Mädchen, die dort im Jahr 1955 geboren wurden, untersuchte. Sie verfolgte die Entwicklung dieser Kinder 40 Jahre lang bis ins Erwachsenenalter und publizierte regelmäßig darüber in wissenschaftlichen Fachzeitschriften. 201 dieser Kinder hatten sehr schlechte bis traumatische Entwicklungsbedingungen. Etwa ein Drittel dieser Gruppe entwickelte sich trotz widriger Umstände erstaunlich positiv. Das Standardwerk von Emmy Werner trägt den Titel *Vulnerable but invincible – Verletzlich aber unbesiegbar* (Werner & Smith, 1982). In Deutschland wurden in der Folgezeit vergleichbare Längsschnittuntersuchungen durchgeführt, die als die Bielefelder Invulnerabilitätsstudie und als Mannheimer Risikokinderstudie in die Resilienzforschung eingingen (Überblick bei Bengel & Lyssenko, 2012).

Die wesentlichen Resilienzfaktoren

Diese erste Phase der Resilienzforschung differenzierte Risikofaktoren und Schutzfaktoren (protektive Faktoren, Resilienzfaktoren), die die kindliche Entwicklung prägen und wesentlichen Einfluss auf Gesundheit und Krankheit haben. Gilan, Helmreich und Hahad (2021, S. 31–32) haben elf Resilienzfaktoren ermittelt, die besonders die psychische Widerstandsfähigkeit fördern können:

- Kognitive Flexibilität: Fähigkeit, auf Veränderungen durch flexibles Denken und Handeln zu reagieren
- Selbstwirksamkeitserwartung: Überzeugung, Anforderungen aus eigener Kraft bewältigen zu können
- Soziale Unterstützung: Zugriff auf ein soziales Netzwerk
- Aktives Coping: aktive Bewältigung von Stress z. B. mittels Problemlösung
- Positive Emotionen: regelmäßiges Erleben positiver Gefühle
- Optimismus: positive Zukunftserwartungen und positive Ursachenzuschreibung von Ereignissen
- Hardiness: Grundhaltung, aktiv an Situationen mitzuwirken, Situationen als kontrollierbar und Stressoren als Herausforderung wahrzunehmen
- Kohärenzgefühl: Tendenz, Anforderungen als verstehbar, bewältigbar und sinnhaft zu empfinden
- Sinnerleben: z. B. über die Orientierung an persönlichen Werten
- Selbstwertgefühl: positive Bewertung der eigenen Person
- Religiosität/Spiritualität: z. B. Teilnahme an religiösen Aktivitäten oder Beschäftigung mit Sinnfragen

Fördern Resilienzfaktoren die Traumabewältigung?

Die diagnostische Kategorie »Posttraumatische Belastungsstörung« (PTBS) wurde erstmals als »Posttraumatic Stress Disorder« im englischsprachigen DSM-III international eingeführt. Die deutschsprachige Version von ICD-10 erschien im Jahr 1991 (Dilling et al., 1991). Erst von dieser Zeit an gab es verbindliche Diagnosekriterien. Die Traumaforschung konnte auf einer neuen, valideren Basis beginnen. Alles was vorher über Holocaust-Traumatisierte geforscht wurde, erfolgte retrospektiv und bezog sich auf Traumata, die sich Jahrzehnte zuvor ereigneten. Selbst die pionierhafte und richtungsweisende Trauma-Studie von Hans Keilson (vgl. Kapitel 2) bezog sich auf Kriegswaisen, die etwa 40 Jahre zuvor von ihrer Mutter getrennt wurden und meist beide Elternteile im KZ verloren.

Nach den Terroranschlägen von 9/11 im Jahr 2001 wurden erstmals traumatisierte Menschen unmittelbar nach dem Trauma untersucht und nach international gültigen Diagnosekriterien eingeschätzt. Aus der bisherigen PTBS-Forschung war bekannt, dass je nach Art und Schwere des Traumas etwa 20 bis 50 Prozent der Opfer eine PTBS entwickeln. George A. Bonanno, der intensiv über die 9/11-Traumatisierten forschte, kam zu dem Ergebnis, dass etwa 65 Prozent der Opfer einen resilienten Verlauf zeigten, d. h. sie entwickelten keine oder nur geringgradige psychische Störungen. Das Vollbild einer PTBS hatten weniger als 30 Prozent. Amerikanische Traumaforscher untersuchten nun das Phänomen, warum manche Traumaopfer krank werden, andere jedoch gesund bleiben. Ein erstes Problem bei dieser Zusammenhangsfrage ist die Resilienzdefinition. Die Resilienz wird von manchen Forschern als Persönlichkeitseigenschaft angesehen. Andere sehen sie als erworben und schon vor dem Trauma bestehend. Eine dritte Forschergruppe geht davon aus, dass Resilienz erst durch das Trauma und nach dem Trauma entsteht. Der renommierte Hirnforscher Gerhard Roth postuliert, dass 70 Prozent der Resilienz genetisch vererbt oder früh erworben sind (Roth, 2016). Die nächsten methodischen Probleme lauern bei der Resilienzmessung. Auch hier gibt es noch offene Fragen. Namhafte amerikanische Traumaforscher wie Bessel van der Kolk, George A. Bonanno oder Peter Levine gehen davon aus, dass resiliente Menschen ein Trauma besser bewältigen als nicht-resiliente Menschen und dass sie häufiger gesund bleiben. Der empirische Nachweis für diese klinische Evidenz steht noch aus.

Resilienzfördernde Interventionen

Resilienz wird von den meisten Forschern als ein dynamischer Prozess aufgefasst, der durch eine Exposition (außergewöhnlicher Stress oder Trauma) angestoßen wird und zu einer psychophysiologischen Reaktion führt, die mit einer Stressreaktion vergleichbar, aber umfangreicher und nachhaltiger ist. In der Resilienzentwicklung werden hirnbiologische, hormonelle, immunologische und epigenetische Prozesse in Gang gesetzt. Resilienz hat ein großes präventives Potenzial und seit der ersten Phase der Resilienzforschung durch Pädagogen standen Interventionsprogramme im Mittelpunkt. Wie kann man Resilienz gezielt fördern – und wann und wie ist das sinnvoll? Die Resilienzförderung in einem Kindergarten oder einer Sonderschule für Risikokinder hat eine radikal andere Dimension als die Resilienz im Zusammenhang mit Traumata. Auch hier spielt der Zeitfaktor eine große Rolle. Soll die Resilienzförderung vor dem Trauma bei gefährdeten Berufsgruppen einsetzen (Soldaten, Polizisten, Feuerwehrleute) oder soll sie nach einem stattgefundenen Trauma erfolgen?

In der Zeit nach 9/11 und den folgenden US-Armee-Einsätzen im Irak oder Afghanistan war die Bereitschaft im US-Militär sehr groß, Resilienz-Förderprogramme zu implementieren. Immer mehr Kriegsveteranen kamen mit Posttraumatischen Belastungsstörungen zurück und begingen Suizide oder Amokläufe. Deshalb beschloss die US-Armee im Oktober 2009 ein großes Resilienz-Trainingsprogramm, an dem mehr als eine Million Soldaten teilnehmen sollten. Bei der offiziellen Einweihung des Programms im April 2011 sagte der Vier-Sterne-General George Casey als Generalstabschef der US-Armee: »Ich möchte eine Armee erschaffen, die psychisch ebenso fit ist, wie sie körperlich fit ist« (zit. nach Haas, 2015). Das Projekt wurde »Comprehensive soldier fitness« (CSF) genannt und lief überwiegend in den Jahren 2011 und 2012. Der führende amerikanische Resilienzforscher Martin Seligman und seine Mitarbeiter begleiteten das Projekt, das mit einem Budget von 125 Millionen Dollar unterstützt wurde. Christina Berndt, die Autorin eines Resilienz-Bestsellers, nannte das CSF-Projekt ein »gigantisches Psychoexperiment« (Berndt, 2015, S. 194). Die Soldaten mussten jedes Jahr einen Fragebogen mit 105 Fragen ausfüllen, die sich auf Resilienz bezogen. Den als nicht-resilient eingeschätzten Soldaten wurden professionelle Hilfe und Schulungen angeboten. Die Schulung von Ausbildern in der Armee gehörte ebenfalls zu dem Projekt. Der erste Evaluationsbericht war positiv. Bei den Soldaten und bei der Armeeführung war die Resonanz gut. In der Folgezeit kam allerdings immer mehr Kritik von Psychiatern und Trauma-Experten. Wichtige Parameter wie Posttraumatische Belastungsstörungen, Depressionen oder Suizidalität seien nicht valide erfasst wurden und der schlichte Fragebogen sei nicht geeignet, Soldaten in Extremsituationen zu beurteilen. Das CSF-Projekt endete unrühmlich; durch den Präsidentenwechsel änderte sich unter Barack Obama die Einstellung zum Afghanistan-Krieg. Andere Armeen fühlten sich nicht zur Nachahmung inspiriert. Ein Überblick über dieses

»gigantische Psychoexperiment« findet sich in den Resilienz-Büchern von Michaela Haas (2015, S. 86–108) und von Christina Berndt (2015, S. 194–199).

Weit größeren Erfolg haben Resilienz-Förderprogramme in der Pädagogik. In Kitas, Kindergärten und Schulen wurden zahlreiche solche Interventionsprojekte durchgeführt. In diesem Bereich ist ebenfalls die Evaluation das Problem. Was sind die Zielvariablen und woran wird eine erfolgreiche Intervention gemessen? Die Pädagogik und die Entwicklungspsychologie sind die Wissenschaftsgebiete, die die längste Tradition für Resilienzforschung haben. Einen Überblick über Resilienz-Interventionen bei Kindern und Jugendlichen geben die Standardwerke der pädagogischen Resilienzförderung (Zander & Roemer, 2011; Opp et al., 2020).

Neben diesen präventiven Projekten gibt es verständlicherweise Interventionsstudien für Traumaopfer nach dem stattgefundenen Trauma. Die Resilienzstudien von Boris Cyrulnik nach den Terroranschlägen von Paris 2015 und Nizza 2016 wären ein Beispiel hierfür (vgl. Kapitel 3).

Evaluationsstudien und Meta-Analysen zur Wirksamkeit der Resilienzförderung

Die Evaluation von Resilienz-Interventionen oder Resilienz-Förderprogrammen ist die größte Achillesferse der Resilienzforschung. Denn der wissenschaftliche Nachweis der Effektivität oder Wirksamkeit ist von zentraler Bedeutung. Im Vergleich zur Psychotherapie-Forschung hinkt die Evaluation von Resilienzstudien weit hinterher. Es fehlt die Operationalisierung von spezifischen Interventionsmethoden und die Zielkriterien einer erfolgreichen Intervention sind nicht klar genug definiert. Wann ist ein Mensch resilient? Was unterscheidet ihn von nicht-resilienten Menschen? Diese Grundfrage ist noch relativ gut zu beantworten. Aber wie kann bei wem die psychische Widerstandskraft gesteigert werden und wie sieht dieser dynamische Veränderungsprozess aus? An welchen objektiven Kriterien ist nachweisbar, dass die Resilienz-Intervention erfolgreich war, wie sieht der »Therapie-Erfolg« aus?

Am meisten fortgeschritten sind die Evaluationsstudien im Bereich der Pädagogik, der Frühforderung von Hochrisiko-Kindern und vorschulische Resilienz-Förderprogramme. Die dazu notwendigen Langzeitstudien sind sehr aufwändig und dauern sehr lange. Eine sehr gute Übersicht über

Interventionsstudien bei Kindern befindet sich im Standardwerk *Was Kinder stärkt. Erziehung zwischen Risiko und Resilienz*, das mittlerweile in der 4. Auflage vorliegt (Opp et al., 2020). Im Schlusskapitel ihres Bandes geben die drei Herausgeber einen Überblick über die bisherigen 70 Jahre Resilienzforschung. Sie differenzieren vier Phasen mit verschiedenen Forschungsschwerpunkten. In der ersten Phase steht die Frage im Mittelpunkt: Warum und wie entwickeln sich Kinder trotz widriger Umstände ohne größere psychische Probleme? Erste Längsschnittstudien liefern Einblicke in relevante Wirkmechanismen. In der zweiten Phase liegt der Fokus auf der Identifikation von Risiko- und Schutzfaktoren. Phase drei und vier widmen sich der Interventionsforschung. Es werden erste Interventionsstudien und die Evaluation derselben durchgeführt. Die vierte und letzte Phase verfolgt Multi-Ebenen-Ansätze der Evaluation, wobei neben psychologischen Faktoren simultan neurobiologische und genetische Marker erfasst und ausgewertet werden.

In einer großen internationalen Meta-Analyse wurden durch eine kanadische Forschergruppe (Forbes & Fikretoglu, 2018) 92 wissenschaftliche Studien zur Evaluation von Resilienz-Förderprogrammen ausgewertet. Die Studien beschrieben die Inhalte der Förderprogramme und ihre konzeptionelle Basis. Die überwiegende Mehrheit der untersuchten Resilienz-Trainings basierten nicht auf wissenschaftlichen Resilienz-Konzepten. Vielmehr bestanden sie aus einem heterogenen Gemisch von Methoden, die in den herkömmlichen Anti-Stress-Trainings verbreitet sind, z. B. Psychoedukation, Coping-Techniken, Entspannungsverfahren, Atemtechniken, Achtsamkeitsübungen oder Techniken zur Emotionsregulation. Die heterogenen Konglomerate verschiedenster Techniken machten die Studien schwer vergleichbar. Wirksamkeitsnachweise und Interventionsevaluation bezüglich Effektivität und Effizienz sind nicht erfolgt. Ein fundiertes qualitatives Literaturreview erfolgte ebenfalls im Jahr 2018 durch eine multizentrische deutsche Forschergruppe (Lindert et al., 2018). Diese Studie wurde durch die Europäische Union, die DFG und durch Wissenschaftsministerien gefördert. Die Übersicht referiert prospektive Längsschnittstudien, die in PubMed publiziert und sowohl an Kindern und Jugendlichen als auch an Erwachsenen durchgeführt wurden. Zusätzlich wurden vier damals laufende Längsschnittstudien in ihren Studienprotokollen vorgestellt. Diese erfolgten im Multi-Ebenen-Einsatz und bezogen cerebrale Bildgebung (MRT), genetische Analysen und Biomarker ein. Eine Mainzer Forschergruppe vom Leibniz-Institut für Resilienzforschung publizierte eine narrative Übersicht über Resilienz-Interventionen und fand ebenfalls eine erschwerte Vergleichbarkeit der heterogenen Studien und – soweit erhoben – niedrige Effektstärken (Chmitorz et al., 2021). Die höchste Forschungsaktivität zur Resilienz findet in Deutschland derzeit am Leibniz-Institut für Resilienzforschung in Mainz statt.

Das Leibniz-Institut für Resilienzforschung in Mainz

Im Jahr 2020 wurde in Mainz das Leibniz-Institut für Resilienz-Forschung (LIR) gegründet. Dieses ging aus dem Deutschen Resilienz-Zentrum der Universität Mainz hervor, das im Jahr 2014 aufgebaut wurde. Dort wird in zehn Forschungsabteilungen hervorragende und international beachtete Forschung zur Resilienz geleistet. Hirnforschung, moderne cerebrale Bildgebung, molekularbiologische und genetische Untersuchungen sowie große Interventionsstudien zur Resilienz sind die aktuellen und innovativen Beiträge des LIR. Für Experten sind die Ergebnisse dieser wertvollen Studien in renommierten englischsprachigen Journals publiziert. Im Jahr 2021 erschien ein lesenswertes Buch von drei Mitarbeitern des LIR (Donja Gilan, Isabell Helmreich und Omar Hahad) im Herder-Verlag mit dem Titel *Resilienz. Die Kunst der Widerstandskraft. Was die Wissenschaft dazu sagt.* Raffael Kalisch war bereits Forscher am Deutschen Resilienz-Zentrum und Gründungsmitglied des LIR. Er ist Biologe und Professor für Bildgebung des menschlichen Gehirns an der Universität Mainz. Sein Spezialgebiet ist Neurobiologie der Resilienz. Professor Kalisch veröffentlichte im Jahr 2017 das Buch *Der resiliente Mensch.* Dort gibt er einen gut lesbaren Einblick in die neuen Methoden der Hirnforschung, die einen wichtigen Beitrag zum Verständnis des Phänomens Resilienz leisten.

5 Resilienz in der Psychoanalyse und der Psychotherapie

Die Psychoanalyse und Psychotherapie haben frühzeitig die Ergebnisse der Resilienzforschung rezipiert. Insbesondere die Kinderanalytiker und die Vertreter der psychoanalytischen Pädagogik kannten natürlich bald die richtungsweisenden Publikationen von Emmy Werner und ihren Mitarbeitern. Die Bielefelder Vulnerabilitätsstudie und die Mannheimer Risikokinder-Studie wurden ebenfalls viel beachtet. Der Resilienzbegriff wurde immer wieder erwähnt, doch das große präventive Potenzial, das in der Resilienzforschung liegt, wurde erst in einem längeren Entwicklungsprozess erkannt.

Rezeption der Resilienzforschung in der Psychoanalyse

In der Psychoanalyse waren es besonders zwei Forschergruppen, die frühzeitig die Ergebnisse der Resilienzforschung rezipierten: es waren die Bindungsforscher und die Gesundheits- oder Bewältigungsforscher. Die Traumaforscher kamen zeitlich später. Bereits lange vor der Jahrtausendwende gab es Psychoanalytiker, die das Konzept der Risikofaktoren und protektiven Faktoren frühzeitig übernahmen. Dies waren Psychoanalytiker wie Manfred Beutel oder Ulrich Tiber Egle. In der Untersuchung »Was schützt Gesundheit« von Manfred Beutel (1989) ist das gesamte Resilienzkonzept detailliert nachzulesen – ausführlich werden die Begriffe Resilienz, protektive Faktoren oder Risikofaktoren besprochen. Im Jahr 1986 erschien das Buch *Das Rätsel der seelischen Gesundheit* des Psychoanalytikers Wolfgang Tress, in dem ebenfalls das Resilienzkonzept deutlich enthalten ist. Sowohl Wolfgang Tress als auch Manfred Beutel waren jahrzehntelang Lehrstuhlinhaber und einflussreiche Vertreter der psychoanalytischen Psychosomatik. Das Resilienzkonzept haben leider beide nicht weiter vorangebracht.

Eine andere Psychoanalytikergruppe, die die Resilienzforschung vor 2000 deutlich rezipierte, waren die psychoanalytischen Bindungsforscher. Sven Olaf Hoffmann, Horst Kächele, Anna Buchheim und Bernhard Strauß wären hier zu nennen. Alle vier sind oder waren einflussreiche Psychoanalytiker auf Lehrstühlen. Auch sie integrierten das Resilienzkonzept nicht.

Woran liegt es, dass es so lange dauerte, bis die Psychoanalyse in Deutschland konkrete Schritte unternahm, das Resilienzkonzept zu integrieren? Es scheint rätselhaft, ist aber so. Die erste international renommierte psychoanalytisch orientierte Psychologieprofessorin, die die Resilienz deutlich betonte, war Pauline Boss. Sie war jahrzehntelang Psychologieprofessorin in den USA. Ihre Hauptwerke wurden in die deutsche Sprache übersetzt. Sie schrieb über Verlust, Trauma und Resilienz – so auch der deutsche Titel ihres Hauptwerkes. Dieses erschien im Jahr 1999 in der englischen Originalfassung *Ambigious loss*. Der rote Faden ihrer Verlust- und Traumatheorie sind die psychoanalytisch geprägten Begriffe Ambiguität und Ambivalenz. Ihre konzeptionelle Basis nannte sie »Stress und Resilienz« und mehrere Buchkapitel beziehen sich auf Resilienz. Pauline Boss wurde eine international hoch geschätzte Vertreterin der psychoanalytisch orientierten Familientherapie und Systemischen Therapie. Ihr Hauptwerk *Verlust, Trauma und Resilienz* wird auch heute noch immer wieder neu im Klett-Cotta-Verlag aufgelegt. Die deutschen Psychoanalytiker Helm Stierlin und Luise Reddemann priesen ihr Buch in Rezensionen. Pauline Boss hat sich schon vor 2000 in verschiedenen Kriegs- und Krisenregionen für traumatisierte Menschen eingesetzt, u. a. im Kosovo in der 90er Jahren.

Rosmarie Barwinski ist eine Schweizer Psychoanalytikerin, die jahrzehntelang eng mit dem psychoanalytischen Traumatherapeuten Gottfried Fischer der Universität Köln zusammenarbeitete. Mit ihm gab sie Bücher und eine Trauma-Zeitschrift heraus. In der Schweiz gründete sie das Schweizer Institut für Psychotraumatologie, das sie heute noch leitet. Ihr Grundlagenwerk *Resilienz in der Psychotherapie* (Barwinski, 2016) ist das umfassendste Werk, das das Resilienzkonzept in die Psychotherapie integriert. Im Jahr 2021 präzisierte sie ihr psychoanalytisches Therapiekonzept in dem Buch *Steuerungsprozesse in der Psychodynamischen Traumatherapie*.

Bei den großen deutschen Psychotherapie-Kongressen wie den Lindauer-Psychotherapiewochen tauchte in den letzten Jahren der Leitbegriff Resilienz immer häufiger auf. Die psychoanalytische Zeitschrift *Psyche* gab im Jahr 2014 ein Schwerpunktheft mit dem Titel *Trauma und Resilienz* heraus. Das Resilienzkonzept wird also im 21. Jahrhundert von Psychoanalytikern durchaus verstärkt wahrgenommen.

Resilienz als integraler Beitrag von Psychotherapie-Verfahren

Das Konzept der Resilienz hat kein eigenes Therapieverfahren. Es ist keine Psychotherapie-Methode. Im vorherigen Kapitel wurde zum Thema der »resilienzfördernden Interventionen« deutlich, dass diese sich nicht wesentlich von multimodalen Anti-Stress-Trainings unterscheiden. Sie sind meist eine Kombination aus Psychoedukation, Coping-Techniken, Entspannungsverfahren, Atemtechniken, Yoga, Achtsamkeitsübungen, Körper- und Bewegungstherapie, Emotionsregulation und kognitiven Techniken zur Restrukturierung (vgl. Sonnenmoser, 2018). Es ist sicherlich kein Zufall, dass Resilienz-Techniken bevorzugt in Traumatherapien begleitend (adjuvant) eingesetzt werden. Sie dienen nicht der traumafokussierten Traumabearbeitung, sondern der anschließenden Stabilisierung und Selbstkonstitution. In der S3-Leitlinie zur Psychotherapie der PTBS werden adjuvant Entspannungsverfahren oder Körpertherapien empfohlen (Schäfer et al., 2019). In den USA werden in Traumatherapien verschiedene Körpertherapien deutlich häufiger integriert als in Deutschland in der Richtlinien-Psychotherapie (van der Kolk, 2023). In der deutschen psychotherapeutischen Versorgung gibt es einen erheblichen Unterschied zwischen ambulanter und stationärer Versorgung. Deutschland hat deutlich mehr psychosomatische Fachkliniken als andere Länder. Dort kommt meist eine große Methodenvielfalt zum Einsatz.

Neue Aufgabenfelder für Psychotherapeuten

Beim Studium von Behandlungskonzepten psychosomatischer Kliniken wird deutlich, dass fast alle ein großes Spektrum an Psychotherapie-Verfahren anbieten. Sie haben zwar eine verhaltenstherapeutische oder psychodynamische Grundorientierung, kombinieren jedoch die Standardverfahren mit einer Vielfalt von Methoden oder Techniken, wie sie in Anti-Stress-Trainings oder in resilienzfördernden Interventionen üblich sind. Das erscheint sinnvoll, da der Großteil der Patienten dieser Kliniken unter stressinduzierten oder stressassoziierten Krankheiten leidet. Der Begriff »Resilienz« taucht in den Prospekten oder Internetauftritten dieser Kliniken vermehrt auf. Die dort arbeitenden Psychotherapeuten lernen diese Techniken selbst und wenden sie an oder delegieren dies an Hilfstherapeuten. Die Resilienzförderung ist jedenfalls ein wesentliches Therapieelement zahlreicher psychosomatischer Fachkliniken. Einen Konsens und Qualitätsstandards über Techniken, Durchführung und Evaluation gibt es bislang nicht. Es gibt bisher schließlich auch noch keine Fachgesellschaft für Resilienz.

Zusammenfassung

Als Zusammenfassung lässt sich folgendes Fazit ziehen: Die aktuell größten Aktivitäten zeigt Resilienzförderung in den Bereichen Pädagogik und Coaching. Resilienzförderprogramme für Risikokinder und vulnerable Kinder oder Jugendliche gibt es seit Jahrzehnten. Die Evaluation der Wirksamkeit dieser Programme ist methodisch schwierig, da die Zielvariablen zu wenig operationalisiert sind und keine RCT-Studien (randomisiert, kontrolliert) wie in der Psychotherapieforschung durchgeführt werden. Resilienzfödering ist kein etabliertes Psychotherapieverfahren. In der Traumatherapie können Elemente der Resilienzförderung sinnvoll und hilfreich sein, sind dann allerdings zusätzliche (adjuvante) Therapiemaßnahmen, die eine anerkannte Traumatherapie ergänzen können. Resilienzföderung ist meist eine Kombination von psychologischen Interventionen, Köpertherapie, Entspannungsübungen, Achtsamkeitsübungen (MBSR – Mindful Based Stress Reduction) und Meditationstechniken.

6 Posttraumatisches Wachstum

Dem Phänomen »posttraumatisches Wachstum« (engl. Posttraumatic Growth) liegt die klinische Erfahrung zugrunde, dass je nach Art und Schwere des Traumas nur ein gewisser Prozentsatz krank wird (vgl. Kapitel 4) und dass unter den Gesund-Gebliebenen manche Traumatisierte einen wesentlichen Impuls für eine positive Persönlichkeitsentwicklung im Sinne von Wachstum und Reifung erhalten. Einige Betroffene blühen danach geradezu auf. Martin Seligman, einer der Hauptvertreter der Positiven Psychologie, gab einem seiner Standardwerke den Buchtitel *Flourish* (Blüte oder Aufblühen), um diese positive Entwicklung in ein treffendes Bild zu bringen (Seligman, 2012). Bereits in den Anfängen der Traumaforschung – kurz nach der Etablierung der Diagnose »Posttraumatische Belastungsstörung« – wiesen erste Forscher auf positive Wachstumsprozesse nach einem Trauma hin.

Am Trauma wachsen – Wie Phönix aus der Asche

Im Kapitel 2 wurden KZ-Überlebende beschrieben, die nach der Befreiung aus dem KZ eine sehr positive Entwicklung genommen haben und zu Pionieren der Trauma- und Resilienzforschung wurden. Der Protagonist hierfür war Viktor Frankl, der durch sein autobiografisches Werk über seine KZ-Aufenthalte weltberühmt wurde. Dieses Buch trägt den Titel *… trotzdem Ja zum Leben sagen*, erschien bereits im Jahr 1946 kurz nach dem Ende des Zweiten Weltkriegs und wurde zum Welt-Bestseller. Die amerikanische Ausgabe *Man's Search for Meaning* erzielte eine Auflage von etwa 9 Millionen Exemplaren. Mit einer Gesamtauflage von etwa 12 Millionen Exemplaren wurde es zu einem der meistgelesenen psychologischen Werke. Hier im Kapitel über das posttraumatische Wachstum darf Frankl nicht fehlen, da er mit seinen Ausführungen über seine persönliche Reifung durch das Überleben seines KZ-Traumas einer der ersten Menschen war, die ausführlich über ihre persönliche Reifung durch das Überstehen von Trauma schrieben. Die Traumabewältigung war für ihn ein Wachstumsimpuls und eine Existenzsteigerung. Die von ihm gegründete Psychotherapie-Richtung nannte er konsequenterweise Existenzanalyse und Logotherapie. Hans Keilson und Boris Cyrulnik waren ebenfalls Holocaust-Verfolgte. Sie gingen in den Widerstand und Untergrund in den Niederlanden und in Frankreich und konnten dadurch der Deportation entgehen. Als verfolgte Juden lebten sie jedoch jahrelang in permanenter Lebensbedrohung.

Ein wichtiger Schritt für die Theorie des posttraumatischen Wachstums war die Publikation des Standardwerkes hierzu von Richard Tedeschi und Lawrence Calhoun im Jahr 1995. Es trägt den Titel *Trauma and Transformation. Growing in the Aftermath of Suffering*. Die beiden Psychologen und Traumaforscher differenzierten fünf wesentliche Bereiche des posttraumatischen Wachstums. Wachstum bedeutet in vielen Bereichen die Intensivierung bereits vorher gelebter Existenzweisen. Die Intensivierung der persönlichen Beziehungen, der Wertschätzung des Lebens und des spirituellen Bewusstseins wurden von Tedeschi und Calhoun betont. Hinzu käme die Bewusstwerdung eigener Stärken und die Entdeckung neuer Lebensmöglichkeiten. Es kommt also beim posttraumatischen Wachstum nicht nur zur Intensivierung bereits vorhandener Existenzweisen, sondern es kommt auch zur Erweiterung und Entdeckung neuer Existenzweisen. Das Standardwerk von Tedeschi und Calhoun blieb jahrzehntelang richtungsweisend für die Theorie des posttraumatischen Wachstums. Leider wurde es bis heute nicht in die deutsche Sprache übersetzt. In deutschen Fachbüchern über Traumafolgestörungen tauchten aber bald entsprechende Buchkapitel auf, die das posttraumatische Wachstum darstellten (Zöllner et al., 2006; Fooken, 2013). Im Jahr 2015 erschien ein sehr lesenswertes deutschsprachiges Buch über das posttraumatische Wachstum, geschrieben von der Journalistin Michaela Haas. Es trägt den Titel *Stark wie ein Phönix* und bezieht sich auf die Auferstehung des Feuervogels Phönix in der ägyptischen und griechischen Mythologie. Der Untertitel lautet: *Wie wir unsere Resilienzkräfte entwickeln und in Krisen über uns hinauswachsen*. Die Wachstumskräfte beschreibt sie durch überzeugende Traumaverläufe von 13 Personen, die sie besucht und interviewt hat. Ein ausführliches Kapitel widmet sie dem Pionier des posttraumatischen Wachstums Richard Tedeschi.

Trauma und Persönlichkeitsentwicklung

Das posttraumatische Wachstum ist ein sehr spezifisches und noch dazu ein positives Phänomen zum übergeordneten Thema der durch das Trauma induzierten Persönlichkeitsentwicklung. Diese kann in zwei sehr konträre Richtungen erfolgen: positive Entwicklung, Traumabewältigung, Existenzsteigerung, Sinnfindung, posttraumatisches Wachstum und persönliche Reifung auf der einen Seite. Eine Negativspirale und Abwärtsbewegung beschreibt die entgegengesetzte Richtung: chronische Erkrankung durch eine der vielgestaltigen Traumafolgestörungen, regressive Persönlichkeitsentwicklung, passives Verharren in der Opferrolle, zunehmende Einschränkung der Lebensmöglichkeiten, Erleben von Sinn- und Hoffnungslosigkeit und im Extremfall ein Suizid. Im Vergleich zur Allgemeinbevölkerung ist bei traumatisierten Menschen die Suizidrate deutlich erhöht (Behring, 2007; Csef, 2022b). Gerade weil diese existenzielle Gratwanderung so herausfordernd und so folgenschwer sein kann, sind Resilienzförderung, Traumatherapie und Förderung von posttraumatischem Wachstum so wichtig.

Im Jahr 2015 erschien die deutsche Übersetzung des Buches vom britischen Psychologen Stephen Joseph von der Universität Nottingham, der posttraumatisches Wachstum als Forschungsschwerpunkt hat. Mit Bezug auf das Nietzsche-Zitat »Was uns nicht umbringt, macht uns stärker« lautet der Buchtitel: *Was uns nicht umbringt: Wie es Menschen gelingt, aus Schicksalsschlägen und traumatischen Erfahrungen gestärkt hervorzugehen* (Joseph, 2015). Der Autor untersuchte, welche Faktoren notwendig sind, um dieses Ziel zu erreichen. Dabei betonte er die folgenden drei Faktoren: Akzeptanz der Unsicherheit des Lebens, bewusstes Wahrnehmen der eigenen Emotionen und Selbstverantwortung für die Krisenbewältigung. Wie viele andere Forscher auch warnt er vor der Opferrolle, die Traumabewältigung und Wachstum wesentlich verhindern kann. Im Prinzip plädiert er für Selbstwirksamkeit und gelingende Emotionsregulation, die in fast allen Resilienz-Konzepten eine zentrale Rolle spielen.

Judith Mangelsdorf, die seit dem Jahr 2021 die erste deutsche Professur für Positive Psychologie an der Deutschen Hochschule für Gesundheit und Sport vertritt, hat posttraumatisches Wachstum als Haupt-Forschungsschwerpunkt. Bereits ihre Dissertation im Jahr 2017 widmete sich der Frage: Braucht menschliches Wachstum das Erleben von Leid?« (Mangelsdorf, 2017). Gemeinsam mit M. Eid und M. Luhmann veröffentlichte sie ihre Ergebnisse als umfassende Meta-Analyse und Systematisches Review der Fachwelt. Sie kommt zu dem Ergebnis, dass Leid eine mögliche, aber keine notwendige Voraussetzung für Persönlichkeitsentwicklung ist (Mangelsdorf et al., 2019). In einer späteren Arbeit betont sie die große Bedeutung der Sinnfindung und die Förderung posttraumatischen Wachstums in der Traumatherapie (Mangelsdorf, 2020).

Zwei Professorinnen für Persönlichkeitsentwicklung, die an der Humboldt-Universität Berlin forschen, widmen sich dem Einfluss von Traumata auf die Persönlichkeitsentwicklung: Jule Specht und Eva Asselmann. Die letztere hat mittlerweile einen Psychologie-Lehrstuhl an der Universität Potsdam und ist mit 33 Jahren eine der jüngsten Psychologie-Professorinnen. Mit ihrem Werk *Woran wir wachsen* (Asselmann, 2022) geht sie auf posttraumatisches Wachstum und Resilienz ein. Sie fand in ihren bisherigen Forschungen eine unerwartet hohe Flexibilität und Veränderbarkeit in der Persönlichkeitsentwicklung. Sie hat damit eine gewisse Gegenposition zu dem renommierten Hirnforscher Gerhard Roth (2007), der die Veränderungsmöglichkeiten deutlich geringer einschätzt. Jule Specht hat ebenfalls einen Lehrstuhl für Persönlichkeitspsychologie und führte zahlreiche Längsschnittanalysen durch (Specht et al., 2011). In ihrem Buch *Charakterfrage. Wer wir sind und wie wir uns verändern* (Specht, 2018) betont sie in der Langzeitperspektive Veränderungspotenziale und persönliches Wachstum durch neue Erfahrungen und Wandel der eigenen Lebenssituation. Gemeinsam forschten Specht und Asselmann jahrelang an der Humboldt-Universität Berlin über persönliches Wachstum nach traumatischen Verlusterlebnissen. Kürzlich erschienen neuere Ergebnisse ihrer Studien im renommierten Wissenschaftsjournal PLOS ONE. Sie untersuchten die Persönlichkeitsentwicklung von fast 2.100 Personen, die durch Trennung, Scheidung oder Tod den Partner oder die Partnerin verloren haben. Ihr Fokus war dabei nicht die Frage der Traumatisierung sondern langfristiges Persönlichkeitswachstum (personality growth). Die Ergebnisse der beiden Forscherinnen zeigten, dass die vom Partnerverlust betroffenen Menschen im ersten Jahr nach dem Verlust Einschränkungen der Lebensqualität und der Befindlichkeit hatten. Doch nach zwei und mehr Jahren – im Langzeitverlauf – nahmen positive Effekte zu. Diese zeigten sich in einer erhöhten Kontrollüberzeugung, gesteigerter Selbstwirksamkeit und verbesserter Befindlichkeit. Manche kehrten zu ihrem Ausgangsniveau zurück (set point-Theorie), anderen ging es sogar besser als vor dem Verlust (Asselmann & Specht, 2022).

»Überlebenskünstler« – Posttraumatisches Wachstum bei Holocaust-Verfolgten

In der Einleitung zu diesem Kapitel wurden bereits Viktor Frankl, Hans Keilson und Boris Cyrulnik als Beispiele für posttraumatisches Wachstum erwähnt. Im folgenden Abschnitt soll gezeigt werden, was im biografischen Verlauf und in der weiteren Lebensentwicklung der in Kapitel 2 beschriebenen sieben Pioniere zum posttraumatischen Wachstum beigetragen hat. Drei der in diesem Kapitel genannten Protagonisten erlitten lange Aufenthalte in mehreren Konzentrationslagern und haben diese überlebt (Viktor Frankl, Bruno Bettelheim und Ernst Federn). Hans Keilson und Boris Cyrulnik waren als verfolgte Juden in den Niederlanden und Frankreich im Untergrund. Sie waren mehrmals von einer Deportation ins KZ bedroht, konnten sich aber retten. Die beiden anderen selbst betroffenen Holocaust- und Traumaforscher William Niederland und Judith Kestenberg emigrierten rechtzeitig in die USA und lebten dort im Exil. Sie waren nicht mehr der Lebensbedrohung ausgesetzt wie die fünf anderen genannten Pioniere. Was hatten die fünf »Überlebenskünstler« gemeinsam? Welche biografischen Zusammenhänge, welche Resilienzfaktoren und welche positiven Faktoren, die posttraumatisches Wachstum ermöglichen konnten?

Gemeinsam war den fünf Personen, dass sie nach der Befreiung Bücher über ihre KZ-Erlebnisse oder über ihre Verfolgung im Untergrund schrieben. Diese Werke sind in Kapitel 2 und 3 genannt. Weiterhin haben sich alle der Traumaforschung gewidmet – jeder in seiner Weise – und alle fünf haben eine psychoanalytische Ausbildung gemacht und therapeutisch als Psychoanalytiker gearbeitet. Die meisten Fachpublikationen zum Thema Trauma und Resilienz stammen von Hans Keilson und Boris Cyrulnik. Sie und ihr Werk wurden in den ersten Kapiteln deshalb ausführlicher beschrieben. Weitere wichtige Resilienzfaktoren waren die soziale Unterstützung durch Familienangehörige (sofern sie das Nazi-Regime ebenfalls überlebt hatten), Verwandte oder Freunde. Boris Cyrulnik wurde als Vollwaise von einer liebevollen Tante unterstützt. Hans Keilson wurde wegen der Ermordung von Vater und Mutter durch die Nazis im KZ Auschwitz ebenfalls Vollwaise. Keilson blieb mit seinen jahrzehntelangen Studien über jüdische Kriegswaisen auf der Spur seines eigenen Schicksals. Sein Leben in der Nachkriegszeit war eingebettet in ein großes Netz von Freunden, die mit ihm im Untergrund waren und später mit ihm gemeinsam zu Holocaust und Trauma forschten. Die Niederlande und Belgien wurden zu seiner zweiten Heimat. Keilson widmete sich als Arzt, Therapeut, Psychoanalytiker und Forscher über mehrere Jahrzehnte den Schicksalen von jüdischen Kriegswaisen. Wichtig war, dass alle fünf Überlebenskünstler nach ihrer Befreiung in ein menschenfreundliches Umfeld kamen, in dem sie über die furchtbaren Erlebnisse in KZ und Verfolgung sprechen konnten. Sie wurden gefragt, es wurde ihnen zugehört, sie erlebten Mitgefühl, Verständnis und Akzeptanz. Sie hatten nicht das Problem der »Schweigemauer« und der Tabuisierung, die bei vielen anderen Holocaust-Traumatisierten die Verarbeitung des Traumas wesentlich erschwerten. Die zwei wichtigsten Resilienzfaktoren, die nach den Forschungsergebnissen der Resilienzforschung besonders hohe Relevanz haben, waren bei ihnen gegeben: Selbstwirksamkeit und positive psychosoziale Unterstützung.

Ein weiteres positives Beispiel zum posttraumatischen Wachstum von Holocaust-Verfolgten hat die Trauma-Expertin Michaela Haas in ihrem Buch *Stark wie ein Phönix* (2015) beschrieben. In einem langen Abschnitt (16 Druckseiten, S. 109 bis 124) skizzierte sie den Lebensweg der Jazzlegende Coco Schumann, der die Konzentrationslager Auschwitz und Theresienstadt und Dachau überlebte. Er wurde als Heinz Jakob Schumann am 14. Mai 1924 in Berlin geboren und war bereits als Jugendlicher ein bekannter Jazzmusiker in Berlin. Bei den Nazis war seine Musik als »N***musik« verpönt. Mit 19 Jahren wurde er von der Gestapo verhaftet und nach Theresienstadt deportiert. Er verbrachte etwa zwei Jahre in Konzentrationslagern. Auch den finalen Todesmarsch von Dachau nach Innsbruck, bei dem viele Häftlinge starben, überlebte er und wurde im April 1945 von den Amerikanern befreit.

Schumann kehrte nach Berlin zurück und wurde in der Nachkriegszeit einer der bekanntesten deutschen Jazzmusiker. Seine KZ-Erlebnisse beschrieb er in seiner Autobiografie »Der Ghetto Swinger« (Schumann, 1997), die in sehr vielen Auflagen immer wieder neu aufgelegt wurde. Michaela Haas hat sich Jahrzehnte mit Coco Schumann beschäftigt und schon vor ihrem Buch Interviews mit ihm veröffentlicht. Ihrem Buchbeitrag stellte sie ein Motto von Harold Kushner voran, das aus seinem Vorwort zu dem berühmten Holocaust-Buch von Viktor Frankl *...trotzdem Ja zum Leben sagen* stammt. Kushner schrieb dort: »Leiden an sich ist sinnlos. Wir geben unserem Leiden erst Sinn durch die Art und Weise, wie wir ihm begegnen« (Haas, 2015, S. 109).

Der Buchautorin Michaela Haas schilderte er seine Traumabewältigung wie folgt:

»Ich musste eine Entscheidung treffen. Ich konnte entweder den Rest meines Lebens damit verbringen, oder froh darüber sein, überlebt zu haben...Ich jammere nicht darüber, dass ich drin war. Ich jubele viel lieber darüber, dass ich wieder rausgekommen bin. [...] Wer einmal in Auschwitz war, der kommt nicht mehr heraus, ob er er will oder nicht. Vergessen kann man es nicht, irgendwann muss man anfangen, die Erinnerung mit in das Leben einzubeziehen« (Haas, 2015, S. 116–117).

Coco Schumann blieb als Jazzmusiker aktiv bis ins hohe Alter und war beim Publikum beliebt und gefragt. Mit fast 70 Jahren gründete er noch eine neue Jazzband, das »Coco Schumann Quartett«. Mit fast 90 Jahren trat er als Jazzmusiker beim Evangelischen Kirchentag in Hamburg auf. Am 28. Januar 2018 ist er mit 93 Jahren in seiner Geburtsstadt Berlin gestorben.

Ein weiterer eindrucksvoller Überlebenskünstler und KZ-Überlebender ist der ungarische Schriftsteller Imre Kertész (1929–2016). Im Alter von 14 Jahren wurde er wegen seiner jüdischen Herkunft ins KZ Ausschwitz deportiert und verbrachte dort zehn Monate. Nach der Befreiung aus dem KZ kehrte er nach Ungarn zurück und wurde erneut Opfer von Repression und Unterdrückung. Unter den Nazis war es der braune Terror, mit dem Kommunistischen System folgte jetzt der rote Terror; beide Regime waren verschieden, jedoch beide in ihrer Art sehr inhuman. Im hohen Alter sagte er rückblickend, dass 60 Jahre Diktatur ihn zermürbt hätten. Im sowjetisch dominierten Nachkriegs-Ungarn war er als Schriftsteller unerwünscht und wurde boykottiert. Seine Romane wurden entweder gar nicht gedruckt oder sie wurden aus den Buchhandlungen entfernt. An einer Aufarbeitung des Holocaust bestand im damaligen Ungarn kein Interesse. Imre Kertész lebte zurückgezogen mit seiner Frau in einer kleinen Wohnung mit nur 28 Quadratmeter. Es war ein Leben auf Sparflamme oder wie eine »freiwillige Haft« (Iris Radisch, 2012). Das Blatt wendete sich erst nach dem Fall des Eisernen Vorhangs im Jahr 1989. Er machte nun Reisen in westeuropäische Länder. In Deutschland waren seine Werke besonders gefragt. Von 1992 an erschienen all seine Romane in deutscher Übersetzung im angesehenen Rowohlt-Verlag. Über seine KZ-Erlebnisse schrieb er vier Romane, die als »Tetralogie der Schicksallosigkeit« in die Literaturgeschichte eingingen. Zu dieser Tetralogie gehören die Romane *Kaddisch für ein nicht geborenes Kind* (1992), *Roman eines Schicksallosen* (1996), *Fiasko* (1999) und *Liquidation* (2003). Sein größter literarischer Erfolg wurde sein Bestseller *Roman eines Schicksallosen*. An diesem Roman schrieb er 13 Jahre lang – von 1960 bis 1973. In Ungarn war der Roman nicht gefragt. Als er schließlich 1996 im deutschen Rowohlt-Verlag erschien, war dies 51 Jahre nach Kertész' Befreiung aus dem KZ. So lange brauchte es, bis die Frucht dieses qualvollen Schreibens endlich aufging. Im Jahr 2002 erhielt er für seine vier Holocaust-Romane schließlich den Literaturnobelpreis. Imre Kertész gelang im Westen ein spätes posttraumatisches Wachstum. Das Holocaust-Trauma trug er in sich und es zieht sich wie ein roter Faden durch alle seine Werke (vgl. Csef, 2018b). In Deutschland wurde ihm erstmals offen zugehört. Die deutsche Öffentlichkeit und die literarische Welt wollten hören, was er zu sagen hat. Dieses Interesse und diese Aufmerksamkeit haben ihn beflügelt. Er, der jahrzehntelang ausgehungert war nach vergeblich ersehnter Anerkennung, erhielt jetzt erstmals positive Resonanz. In Deutschland blühte er auf. Kertész personifiziert das Aufblühen (Flourish), das der renommierte Psychologe Martin Seligman als Chiffre für das posttraumatische Wachstum verwendete. Von 2001 bis 2012 hat Kertész in Berlin gelebt und sich dort sehr wohl gefühlt. Er war damals schon mehr als 70 Jahre alt – eine späte Blüte, die durch den Literaturnobelpreis noch gekrönt wurde.

Vergleichen wir die hier in diesem Kapitel geschilderten Holocaust-Verfolgten und »Überlebenskünstler«, so können wir zwei Hauptwege des posttraumatischen Wachstums sehen: Viktor Frankl, Boris Cyrulnik, Hans Keilson, Bruno Bettelheim und Ernst Federn wurden nach der Befreiung Ärzte und Psychoanalytiker, die sich jahrzehntelang im Austausch mit Fachkollegen mit ihren Holocaust-Erlebnissen auseinandersetzten. Sie konnten mit Interessierten über ihr Trauma sprechen und erlebten positive Resonanz für die Aufsätze und Bücher, die sie über den Holocaust schrieben.

Coco Schumann und Imre Kertész verwirklichten sich als »Überlebenskünstler« und als Künstler in ihrem jeweiligen Metier – Schumann als Jazzmusiker, Kertész als Schriftsteller. Auch sie erhielten die notwendige Aufmerksamkeit und die positive Resonanz. Was Traumatisierte hindert und zurückwirft, sind Wortlosigkeit, Schweigen, Tabuisierung, Redeverbote und »Schweigemauern«. Den hier dargestellten Überlebenskünstlern ist es gelungen, diese Hindernisse zu überwinden und eine Sprache zu finden für das, was sie im Holocaust erlebt und erlitten haben.

Ob Holocaust-Überlebenden ein posttraumatisches Wachstum möglich war oder nicht, hing von vielen Faktoren ab. Das Leben in der Nachkriegszeit war für sie eine große Herausforderung und Gratwanderung. Nicht allen ist diese gelungen und sie gerieten trotz beruflicher Erfolge in ihrer Lebensentwicklung in eine Abwärtsspirale, der im Suizid endete. Suizide sind bei allen traumatisierten Menschen häufiger als in der Allgemeinbevölkerung (Behring, 2007; Csef, 2019). Dies trifft auch für zahlreiche Holocaust-Überlebende zu. Sie konnten die Chance der Befreiung und ihr Überleben nicht als Geschenk und »zweites Leben« verwirklichen und ihrem Leben einen neuen Sinn geben, wie Viktor Frankl dies vorgelebt hat. Stattdessen quälten sie sich durchs Leben, litten an Depression und begingen schließlich Suizid. Die meisten Suizide erfolgten erst 30 oder 40 Jahre nach der Befreiung aus dem Konzentrationslager. Dies war bei den erfolgreichen Schriftstellern Jean Amery (33 Jahre später) und bei Primo Levi (42 Jahre später) der Fall (vgl. Csef, 2014). Weitere überlebende Holocaust-Verfolgte, die als Schriftsteller jahrzehntelang bekannt waren und sich schließlich suizidierten, waren der Lyriker Paul Celan (Csef, 2020), die Philosophin Sarah Kofman (Csef, 2021) und der bekannte Literaturwissenschaftler Peter Szondi. Der berufliche Erfolg und die große Anerkennung der Umwelt konnten ihre innere Verzweiflung nicht ausgleichen.

Diese bemerkenswerten Einzelschicksale kommen in einen größeren Kontext durch die Forschung an und mit Holocaust-Überlebenden. Devora Carmil führte bereits in den 80er Jahren mehrere Studien zur Lebenszufriedenheit, zum Optimismus und zur religiösen Sinnfindung bei Holocaust-Überlebenden durch (Carmil & Carel, 1986; Carmil & Breznitz, 1991). Sie fanden viele Hinweise auf posttraumatisches Wachstum und hohe Resilienz, auf positive Bewältigungsmuster bezüglich des Traumas und danach auftretender Belastungsfaktoren sowie höhere Werte für Optimismus und Lebenszufriedenheit als in der Allgemeinbevölkerung. In der Untersuchung von Carmil und Breznitz (1991) wurden in Israel ausführliche Interviews mit 533 israelischen Staatsbürgern durchgeführt. Darunter waren 125 Holocaust-Überlebende. Die Forscher machten einen Gruppenvergleich der beiden Subpopulationen bezüglich politischer, religiöser und persönlicher Überzeugungen. Die Gruppe der Holocaust-Überlebenden hatte höhere Optimismuswerte, waren religiöser und hatten moderatere politische Überzeugungen (Carmil & Breznitz, 1991).

Der namhafte amerikanische Soziologe William Helmreich von der City University von New York machte die umfangreichsten statistischen Analysen an großen Stichproben von Holocaust-Überlebenden. Er fasste seine Ergebnisse in dem Buch *Against all odds* (Entgegen aller Wetten oder Wahrscheinlichkeiten) zusammen, das leider nicht ins Deutsche übersetzt wurde, obwohl es ein Standardwerk der Holocaust-Forschung darstellt (Helmreich, 1995). Helmreich machte sowohl Interview-Studien als auch Gruppenvergleiche von größeren Stichproben. Sein Gesamteindruck war, dass die meisten Holocaust-Überlebenden ihr Leben danach mit Mut, Hoffnung und Entschlossenheit wieder aufbauten. Das verbreitete Klischee von Holocaust-Überlebenden als chronisch depressive und verängstigte Menschen fand er nicht bestätigt. In seinen Gruppenvergleichen erwiesen sie sich als wenig kriminell (Kriminalitätsrate fast gleich null, deutlich niedriger als in der US-amerikanischen Allgemeinbevölkerung) und hatten stabilere Ehen mit mehr Kindern als die Vergleichsgruppe. Im zwischenmenschlichen Bereich zeigten sie hohe Loyalität, Liebe und Engagement.

In seinem Resümee stellt Helmreich die spannende Frage »Was können wir von den Überlebenden über das Bewältigen von Tragödien und Not lernen?« Er beschrieb die folgenden zehn bedeutsamen Resilienz-Faktoren: Flexibilität, Durchsetzungsvermögen, Hartnäckigkeit, Optimismus, Intelligenz, die Fähigkeit, die Vergangenheit hinter sich zu lassen, bewusste Zugehörigkeit zu einer bestimmten Gruppe, das Akzeptieren der Erkenntnis, dass sie überlebt haben, Sinn im Leben und Mut (Helmreich, 1995, S. 268).

Mehr als 25 Jahre später haben Donya Gilan, Isabella Helmreich und Omar Hahad vom renommierten Mainzer Leibniz-Institut für Resilienzforschung eine Liste der »evidenzbasierten Resilienzfaktoren« erstellt (Gilan et al., 2021, S. 131–157). Diese zeigen eine sehr hohe Übereinstimmung mit den Resilienzfaktoren, die William Helmreich im Jahr 1995 formuliert haben. Dass William und Isabella Helmreich auch noch denselben Familiennamen haben, obwohl sie nicht verwandt sind, ist eine kleine Facette am Rande. Wer im Internet über »Resilienz – Helmreich« recherchiert, dem werden von der Suchmaschine beide Bücher angezeigt.

Speziell zum Thema des posttraumatischen Wachstums von Holocaust-Überlebenden haben Rachel Lev-Wiesel und Marianne Amir im Jahr 2003 eine Studie veröffentlicht, die genau diesen Titel trägt: »Posttraumatic Growth Among Holocaust Child Survivors«. Sie stellten fest, dass bei Holocaust-Überlebenden oft sowohl Posttraumatische Belastungsstörungen als auch posttraumatisches Wachstum nebeneinander vorkommen. Sie fanden eine sehr hohe Korrelation zwischen der Fähigkeit, sich mit anderen über die Kriegserlebnisse auszutauschen, und besserer Traumabewältigung (Lev-Wiesel & Amir, 2003).

Schließlich erschien im Jahr 2010 im renommierten Journal *Psychological Bulletin* eine sehr fundierte Meta-Analyse über bisherige Studien über Holocaust-Überlebende (Barel et al., 2010). Dieser kurze Exkurs in die Studien zu Holocaust-Überlebenden mag verdeutlichen, wie wichtig diese Forschung für den Zusammenhang von Trauma und Resilienz ist. Sie fand überwiegend in den Jahren 1980 bis 2010 statt. In der Gegenwart ist die Zahl der Holocaust-Überlebenden, die noch persönlich interviewt werden können, sehr gering. Hans Keilson ist 101 Jahre alt geworden und im Jahr 2011 gestorben. Mittlerweile sind die meisten Holocaust-Überlebenden gestorben. Insofern ist die Aussage der Holocaust-Überlebenden Hans Sahl bittere Wirklichkeit. Er mahnte zum Dialog und sagte: »Fragt uns, wir sind die Letzten.«

Posttraumatic Growth und 9/11

Die Terroranschläge vom 11. September 2001 in New York haben zahlreiche Todesopfer, verletzte Überlebende und Hinterbliebene hinterlassen. Die führenden US-amerikanischen Traumaforscher haben in den Folgejahren die Überlebenden dieser Personengruppen untersucht. Ein Teil der Studien widmete sich den Traumafolgestörungen und der Wirksamkeit von traumaspezifischen Interventionen (Überblick bei van der Kolk, 2023). Neu waren jetzt zahlreiche Studien zur Resilienz und zum posttraumatischen Wachstum bei durch 9/11 traumatisierten Menschen. Der Psychologe George Bonanno führte viele solche Studien durch (Bonanno et al., 2006, 2007; Bonanno, 2012, 2021). Er fand heraus, dass die meisten Betroffenen eine sehr hohe natürliche Resilienz und hohes posttraumatisches Wachstum zeigten. 60 bis 70 Prozent blieben weitgehend symptomfrei, entwickelten also keine PTBS oder andere Traumafolgestörung. Nur etwa 10 Prozent litten mehr als ein Jahr unter Depressionen oder anderen reaktiven psychischen Störungen. Für Bonanno hängen die Phänomene Resilienz und posttraumatisches Wachstum eng zusammen. Er postuliert, dass das häufige Vorkommen von natürlicher Resilienz von vielen Trauma-Experten ausgeblendet wird und spricht in diesem Kontext vom »Paradox of Resilience«. Als Professor für Klinische Psychologie und Direktor des »Loss, Trauma and Emotion Lab« an der Columbia University wurden seine Erkenntnisse in der Fachwelt durchwegs anerkannt. Im Jahr 2021 veröffentlichte er – quasi als Resümee seiner jahrzehntelangen Forschungen – das Buch *The End of Trauma* mit dem Untertitel *How the New Science of Resilience is Changing how we think about PTSD*. Bonanno fordert, dass die überzeugenden Ergebnisse der Resilienzforschung zu einer Neubewertung der PTBS führen sollten. Die Resonanz der Fachwelt ist überwiegend positiv.

In Deutschland wurde die Trauma- und Resilienzforschung nach 9/11 sehr interessiert aufgenommen. Deutsche und amerikanische Psychoanalytiker veröffentlichten im Psychosozial-Verlag den Sammelband *Der 11. September*. Im Vorwort betonen die Herausgeber Thomas Auchter, Christian Büttner, Ulrich Schulz-Venrath und Hans-Jürgen Wirth, dass »das verletzte Kind, die traumatisierten Menschen und die verängstigte Bevölkerung« (Auchter et al., 2003, S. 7) zum Arbeitsfeld des Psychoanalytikers gehören. Martin Altmeyer wies in seinem Beitrag darauf hin, dass die psychoanalytische Fachzeitschrift *Psyche* geradezu prophetisch im Septemberheft 2001 bereits Monate zuvor ein Schwerpunktheft mit dem Titel *Psychoanalyse menschlicher Destruktivität* konzipierte (Altmeyer, 2003).

Posttraumatisches Wachstum im psychoanalytischen Behandlungsprozess

Alle Psychoanalytiker, die traumatisierte Menschen mit ihrer Therapiemethode behandeln, haben wohl auch Patienten kennengelernt, die ein posttraumatisches Wachstum zeigten. Es ist geradezu ein Privileg der Langzeit-Psychoanalyse, allein von der Zeit her, der Stundenzahl, sich so intensiv einem Patienten widmen zu können, dass seine einmalige Lebensgeschichte, sein Trauma, sein einzigartiges Leiden und der oft jahrzehntelange Verlauf im therapeutischen Gespräch offenbart werden können. Das Erstaunen oder die Bewunderung des Analytikers besteht dann oft darin, über die positive Entwicklung nach Trauma großes Mitgefühl zu erleben. Die Dankbarkeit und Demut gilt dann den Patienten, für die der Psychoanalytiker oft der erste Mensch ist, dem sie anvertrauen, was sie Schlimmes, Furchtbares oder Grausames erlebt und erlitten haben. In dieser Grundhaltung folgen jetzt einige psychoanalytische Behandlungsverlaufe, die ich selbst erlebt habe.

Fallbeispiel 1

Posttraumatisches Wachstum und Trauma-Reaktivierung

In meine psychoanalytische Praxis kam Herr B., ein 60 Jahre alter Jurist und Generaldirektor einer großen Versicherung. Er kam auf Vermittlung einer Verhaltenstherapeutin, bei der er bereits zehn Therapiesitzungen absolviert hatte. Beide kamen im offenen Austausch zu der Auffassung, dass ein anderes Therapieverfahren vielleicht aussichtsreicher sei.

Der Anlass für seine Erstkonsultation bei der Verhaltenstherapeutin war ein eigentümliches Symptom, das wie ein Fremdkörper plötzlich auftauchte. Bei einem Urlaub mit seiner Ehefrau in den französischen Alpen waren sie Bergwandern und gingen am Abhang von tiefen Schluchten. Er war schon öfter in den Bergen gewesen und hielt sich eigentlich für schwindelfrei. Als er nun in den tiefen Abgrund blickte, der Hunderte von Metern freien Fall bedeutet hätte, spürte er plötzlich einen inneren Sog, sich in die Tiefe zu stürzen. Er bekam Herzrasen und Schweißausbrüche, ging etwas weiter weg vom Abgrund und war tief verunsichert. Das erschütternde Erlebnis beschäftigte ihn den ganzen Tag und auch in der folgenden Nacht, in der er mehrmals schweißgebadet aufwachte. Bei der Wanderung am nächsten Tag wiederholte sich dieses erschreckende Erleben, immer dann, wenn er einen Abgrund sah. Er zweifelte, ob er Selbstmordtendenzen haben könne, und hielt die unerträgliche Ambivalenz nicht mehr aus. Er vertraute sich seiner Ehefrau an und teilte ihr seine Gedanken und Gefühle mit. Diese beruhigte ihn, empfahl harmlosere Bergwege und sagte, er könne ja nach dem Urlaub bei einem Psychotherapeuten Rat suchen, falls sich der Spuk nicht von selbst verflüchtigte. Herr B. war erleichtert und froh, dass er die Aussprache mit seiner Ehefrau gewagt hatte. Die tiefe Verunsicherung steckte ihm aber auch nach Urlaubsende noch in den Knochen, sodass er sich bei der ihm empfohlenen Verhaltenstherapeutin meldete.

Herr B. hatte in seinem bisherigen Leben nie einen Psychotherapeuten oder Psychiater persönlich aufgesucht und auch nie geglaubt, dass er bei dieser Berufsgruppe einmal Hilfe suchen würde. Er hatte keine Symptome einer Depression und keine Vorgeschichte mit Depression oder Suizidalität. Er war seit Jahrzehnten verheiratet und sprach von einer guten Beziehung. Er hatte zwei mittlerweile volljährige Söhne, die ebenfalls wie er beruflich erfolgreich und gut versorgt waren. Er bezeichnete sich selbst als »Aufsteiger-Typ«. Aus sehr ärmlichen und prekären familiären Verhältnissen stammend hatte er sich nach dem Jurastudium emporgearbeitet. Er war in mehreren großen Unternehmen Führungskraft, verdiente sehr gut und hatte sich nach jedem Wechsel nochmal deutlich im Jahreseinkommen gesteigert. Er selbst sagte, er habe keine psychischen Belastungen und Probleme. Er halte sich für relativ stressresistent und belastbar. Probleme seien für ihn Herausforderungen und Chancen. Seine Urlaubserlebnisse könne er sich allerdings nicht erklären. Seine Selbstdarstellung bei der Erstkonsultation war wohl ähnlich wie bei der Verhaltenstherapeutin. Diese sagte ihm nach zehn Sitzungen, dass sie ihm nicht mehr weiterhelfen könne, er habe keine Symptome einer psychischen Störung und sie sehe bei ihm keine pathologischen Verhaltensmuster. Sie sehe keinen Anlass für erforderliche Verhaltensänderungen. Vielleicht könne ihm ein Psychoanalytiker mehr helfen. Da die Therapeutin wusste, dass ich als Psychoanalytiker zahlreiche Arbeiten zum Suizid veröffentlicht hatte, schickte sie Herrn B. direkt zu mir.

Nach dem Erstgespräch erschien auch mir alles sehr rätselhaft. Der Patient wirkte psychisch stabil und in der Lebensentwicklung sehr erfolgreich. Richtungsweisende Leitsymptome für eine F-Diagnose nach ICD-10 konnte ich nicht erkennen. Ich hatte also noch keine Verdachtsdiagnose und hoffte, durch die nachfolgende biografische Anamnese neue Erkenntnisse zu gewinnen. Diese Hoffnung erwies sich als berechtigt. Er berichtete in der zweiten und dritten Sitzung von den folgenden Kindheitserlebnissen. Sein Vater sei LKW-Fahrer und Alkoholiker gewesen. Streit und körperliche Gewalt gehörten zum Familienalltag. Er habe drei Geschwister und sei der Jüngste gewesen. Der Vater sei aufbrausend, impulsiv und jähzornig gewesen. Wenn er betrunken gewesen sei, habe es oft Streit zwischen den Eltern gegeben. Das Hauptopfer der körperlichen Gewalt sei die Mutter gewesen. Manchmal habe er auch die Kinder geschlagen. Er selbst könne sich daran wenig erinnern. Er wisse dies von Erzählungen seiner Mutter und der älteren Geschwister. Die Eltern hätten sich in seinem ersten Lebensjahr nach einer Gewalteskalation getrennt. Der Vater habe die Mutter zuerst verprügelt und sei dann mit einem Küchenmesser auf sie losgestürmt und habe gerufen: »Ich stech' dich jetzt ab!«. Die Mutter habe ihn als Säugling in den Armen gehabt und ihn schützend vor sich gehalten. Da habe der Vater innegehalten und nicht zugestochen. Noch am selben Abend habe die Mutter panikartig die Wohnung und den Vater für immer verlassen. So sei ihm »die Geschichte« von der Mutter und den älteren Geschwistern später erzählt worden. Er wisse nicht mehr genau, was er selbst gesehen hätte und an was er sich erinnern könne und was er sich aufgrund der Erzählungen von Mutter und Geschwistern bildhaft vorstelle. Im dritten Gespräch sprach Herr B. mit mir über seine Vater-Beziehung. Seine Erlebnisse, seine Erinnerungen, seine Sehnsüchte. Er sei vaterlos aufgewachsen. Das meiste wisse er nur aus Erzählungen und von Familienfotos. Das meiste spiele sich in seiner Fantasie ab. Erinnern könne er sich nur an wenige wirkliche Begegnungen mit dem leiblichen Vater. Dieser sei Jahre nach der Trennung der Eltern an einem unheilbaren Hirntumor erkrankt und »jämmerlich krepiert«. Er könne sich noch an Besuche im Krankenhaus bei ihm erinnern, an den Kopfverband und die vielen Schläuche, die an seinem Körper hingen. Erinnerungen an die Beerdigung habe er nicht, aber an die Krankenhausbesuche. Meine Arbeitshypothese nach den ersten drei Gesprächen war die einer »frühen Traumatisierung«. Symptome einer Posttraumatischen Belastungsstörung hatte Herr B. nicht – weder in der Vergangenheit noch in der Gegenwart.

In den folgenden Sitzungen wurde die biografische Anamnese vervollständigt und dem Patienten ein Behandlungsvorschlag gemacht. Herr B. erzählte, dass seine Mutter mit ihren vier Kindern bei ihren eigenen Eltern Schutz und Unterstützung gesucht habe. Die Großeltern hätten einen großen Bauernhof im Chiemgau gehabt. Opa und Oma seien sehr gemütvolle und liebevolle Menschen gewesen. Besonders den Großvater habe er ins Herz geschlossen. Er sei ein fleißiger und sehr gutmütiger Bauer gewesen. Er habe ihm viel von der Natur, den Tieren und Pflanzen und der Welt erklärt. Er habe alles aufgesogen und sich geborgen gefühlt. Wenn er mit seinem Opa auf dem Traktor über die Felder gefahren war, habe er sich wohlgefühlt. Die Oma sei »sehr katholisch« und manchmal streng gewesen. Sie habe auf dem Hof das Regiment geführt. Der Opa sei eher nachgiebig gewesen. Wenn ein Streit drohte, suchte der das Weite – ging in den Stall, auf das Feld oder in den Wald. Die Jahre auf dem Bauernhof bei seinen Großeltern seien rückblickend die schönste Zeit in seinem Leben gewesen. Diese schöne Zeit endete, als er und seine Geschwister älter geworden und ein Besuch des Gymnasiums erwogen worden sei. Der Bauernhof der Großeltern sei sehr abgelegen gewesen und es habe damals noch keine Schulbusse oder öffentliche Verkehrsmittel gegeben wie heute. Die Mutter habe sich für einen Umzug in die Stadt entschieden, um den Kindern bessere Bildungschancen am Gymnasium zu ermöglichen. Er als Jüngster der Geschwister habe besonders davon profitiert, sonst hätte er nicht Jura studieren können. Der Preis dafür sei der »Verlust des kindlichen Paradieses« gewesen. Die Beziehung zur Mutter beschrieb er als durchgehend gut. Er sei ihr dankbar für alles, was sie für ihn getan habe. Die Mutter habe nie mehr einen Partner gehabt und sei kürzlich in einem Altenheim untergebracht worden.

Der Wechsel von der ländlichen Idylle in die Stadt sei ihm nicht gut bekommen. In der Jugendzeit habe er in der Zeit am Gymnasium Umgang mit Gleichaltrigen gehabt, der sich im Verlauf immer problematischer entwickelt habe. Einige seiner Klassenkameraden nahmen Drogen und waren gewalttätig. Es sei zu Schlägereien gekommen. Er sei zuerst Mitläufer und Zuschauer gewesen, sei aber immer mehr zu Mutproben und zum Mitmachen aufgefordert worden. Irgendwann sei er Mitglied »der Bande« geworden. Und bald darauf sei er zum ersten Mal als Kleinkrimineller vor dem Jugendrichter gestanden. Angeklagt wegen Schlägereien, Diebstahl und Einbrüchen. Zuerst habe es Auflagen und Sozialstunden gegeben. Die Vorladungen beim Jugendrichter haben sich wiederholt, bis dieser sich viel Zeit nahm und »Tacheles mit ihm redete«. Dies sei der letzte Warnschuss. Bei einer nächsten Verhandlung gäbe es Jugendarrest oder Gefängnis.

Trotz aller Wirrnisse dieser Zeit schaffte er auf Anhieb ein relativ gutes Abitur. In dieser Zeit wurde er vom Kreiswehrersatzamt für den Bundeswehrpflichtdienst gemustert und als tauglich eingeschätzt. Er entschied sich, den Wehrdienst zu verweigern und leistete Zivildienst in einer Behinderteneinrichtung. Der tägliche Umgang mit Menschen mit geistigen oder körperlichen Behinderungen hinterließ Spuren in seiner Seele. Empathie und Mitgefühl, wie er es von seinem Opa kannte, kamen auf. Er spürte das Privileg oder »Geschenk«, psychisch und körperlich gesund zu sein. Er schämte sich zunehmend für seine ganzen Verfehlungen, die ihn mehrmals vor den Jugendrichter gebracht hatten. Während des Zivildienstes verliebte er sich in der Behinderteneinrichtung in eine Erzieherin. Es war die erste große Liebe in seinem Leben. Es gab in dieser Zeit jedoch auch Rückfälle. Die alten Kumpels meldeten sich. Er war immer noch verführbar, traf sich mit ihnen und trank wieder mehr Alkohol. Seine Freundin war alarmiert und in Aufregung. Nach mehreren Aussprachen machte sie ihm klar, dass er sich entscheiden müsse – für sie oder für die Kumpels. Sie nahm seine fortbestehende Ambivalenz nicht hin und hat ihn verlassen. Darunter litt er sehr und versuchte, sie wiederzugewinnen, was ihm aber nicht gelang. Er sagte, diese Trennung sei für ihn ein wichtiger Reifungsschritt gewesen. Er habe längere Zeit damit verbracht, herauszufinden, was er studieren wolle. Er habe immer wieder an den Jugendrichter denken müssen, der einen wichtigen, positiven Einfluss auf seine weitere Entwicklung gehabt habe. So habe er sich für ein Jurastudium entschieden.

Nach diesen Vorgesprächen bot ich Herrn B. an, mit ihm eine psychoanalytische Langzeitbehandlung durchzuführen. Er nahm dieses Angebot an. Über weite Strecken dieser Behandlung ging es um die analytische Bearbeitung des frühen Traumas, das er scheinbar vergessen hatte. Wichtige Schlüsselszenen waren die Deutungen von Deckerinnerungen und das Verstehen der auslösenden Situation. Was geschah in den französischen Alpen beim Blick in den Abgrund? Warum gerade jetzt und warum gerade so? Was war der Trigger für die Reaktivierung des frühen Traumas? Bald geriet die Mutter in den Fokus. Sie wurde gebrechlich und war seit Kurzem im Altenheim. Damit war für ihn auch der mögliche Abschied und Tod im Spiel. Bei seinen Erzählungen zum Vater ermutigte ich Herrn B., seine Mutter im Altenheim zu besuchen und über die letzte Zeit mit dem Vater zu sprechen. Dabei stellte sich heraus, dass all die Bilder und scheinbaren Erinnerungen an die Krankenhausbesuche nicht real stattgefunden haben, sondern als Deckerinnerungen zu verstehen sind. Die Mutter versicherte ihm mehrmals, dass er nie bei seinem Vater im Krankenhaus gewesen sei. Sie selbst auch nicht. Der Vater habe weit entfernt in einem anderen Bundesland gelebt und er habe ihn nie besucht oder gesehen. Bei seiner Beerdigung seien weder sie noch seine Kinder gewesen. Das mit dem Hirntumor stimme. Die Bilder und Fantasien, die er anfangs als Erinnerungen erzählte, »seien nur in seinem Kopf«. Für Herrn B. waren diese Entdeckungen und Enthüllungen sehr wichtig. Er war zeitweise fasziniert von der psychoanalytischen Methode und dass es möglich war, das frühe Trauma zu erkennen und zu verstehen. Als Herr B. die psychoanalytische Behandlung abschloss, fühlte er sich bereichert und war dankbar für diesen Weg.

Fallbeispiel 2

Brustkrebs-Patientin mit sexuellem Missbrauch in der Jugend – Posttraumatisches Wachstum

Im psychoonkologischen Konsiliardienst des Universitätsklinikums wurde ich von der Universitäts-Frauenklinik zu einer Brustkrebspatientin gerufen. Sie hatte gerade ihre Operation hinter sich und Chemotherapie und Strahlentherapie vor sich. Die Patientin wurde wie alle anderen neuen

Krebspatienten systematisch erfasst und gefragt, ob sie eine psychoonkologische Unterstützung wünsche, was sie bejahte.

Im Erstgespräch zeigte sich eine sehr offene 37 Jahre alte Gymnasiallehrerin. Sie unterrichtete die Fächer Französisch und Englisch. Die Krebsdiagnose sei für sie ein schwerer Schlag, weil sie drei kleine Kinder habe. Sie habe zwei Söhne (fünf und acht Jahre alt) und eine Tochter (elf Jahre alt). Ihr Ehemann sei auch Gymnasiallehrer für Deutsch und Latein. Er sei vom Wesen her sehr einfühlsam, hilfsbereit und fürsorglich. Seit ihrer Krebsdiagnose habe er große Verlustangst. Er habe ihr gegenüber schon mehrmals ungefragt ausgedrückt, dass er Angst habe, sie durch die Krebserkrankung zu verlieren und allein mit den Kindern dazustehen. Sie betonte, dass sie schon immer die Stärkere und Optimistischere der Beziehung gewesen sei, während ihr Mann eher ängstlich, besorgt und unsicher sei. Als sie beispielsweise ihr Haus gebaut hätten, habe sie die Verhandlungen mit den Handwerkern und die Finanzierung bei den Banken erledigt. Ihr Mann habe großes Vertrauen zu ihr, sie erlebe ihn manchmal aber auch abhängig und unselbstständig.

Die Ärzte sagten ihr, dass von der Histologie und dem Rezeptorstatus her eine gute Prognose gestellt werden könne. Sie habe keine Metastasen. Ihre Überlebenschancen seien gut. Dann fügte sie an, dass sie in ihrem Leben schon einige größere Krisen durchgestanden und bewältigt habe. Vom 14. bis 17. Lebensjahr sei sie von ihrem Großvater sexuell missbraucht worden. Sie habe es schließlich ihrer Mutter gesagt und diese habe den Großvater zur Rede gestellt und im Wiederholungsfall mit einer Anzeige bei der Polizei gedroht. Von da an habe die Mutter regelmäßig das Gespräch mit ihr gesucht, sich vergewissert, dass nichts mehr passiert sei und habe ihr immer wieder ihre maximale Unterstützung angeboten. Die Mutter habe auch mit einer ihrer Schwestern über die Angelegenheit gesprochen. Diese Tante sei schon immer eine besondere Vertrauensperson für die Patientin gewesen. Nachdem die Tante von dem Missbrauch erfahren habe, habe auch sie sich intensiv um die Patientin gekümmert. Diese optimale Unterstützung durch die Mutter und die Tante hätten ihr geholfen, alles zu bewältigen. Sie sei auch froh, dass durch die Offenlegung ihre jüngere Schwester vor Übergriffen des Großvaters geschützt gewesen sei. Einige Jahre später sei der Großvater schwer krank geworden und gestorben. Bei der Beerdigung habe sie ein Gefühl der Versöhnung gehabt. Sie hätte weder einen Groll auf ihn, noch ihn gehasst. Sie hoffte nun, dass sie die Krise durch die Krebserkrankung ähnlich bewältigen könne. Wegen ihrer sexuellen Traumatisierung habe sie bislang nie eine Psychotherapie in Anspruch genommen. Als sie im Studium im Fach Psychologie mehr mit dem Thema sexueller Missbrauch und Trauma konfrontiert gewesen sei, habe sie das Gefühl gehabt, durch ihre familiäre Unterstützung alles ganz gut in den Griff bekommen zu haben. Ihre Hauptsorge gelte jetzt dem ängstlich-verunsicherten Ehemann.

Mit der Patientin wurden während der Chemo- und Strahlentherapie regelmäßig stützende psychotherapeutische Einzelgespräche geführt. Diese bezogen sich inhaltlich auf ihre Ängste vor einem Krebsrezidiv und auf die emotionalen Reaktionen ihrer Kinder und ihres Ehemannes. Auf der Symptomebene klagte sie anfangs über depressive Verstimmungen und Schlafstörungen sowie krankheitsbezogene Ängste, insbesondere Rezidivangst. Wenn sie nachts aufwache, liege sie längere Zeit wach und quäle sich mit Sorgen, Grübeln und negativen Gedanken über ihre Krebserkrankung und ihre Zukunft. Als sie die Chemo- und Strahlentherapie ohne gravierende Komplikationen oder Nebenwirkungen überstanden hatte, stabilisierte sich ihr psychisches Befinden. Die behandelnden Onkologen empfahlen ihr eine stationäre psychoonkologische Reha-Maßnahme. Zuerst zögerte sie, weil dies eine Trennung von ihren Kindern bedeutete, entschied sich dann aber doch dafür. Der stationäre Aufenthalt in der psychoonkologischen Reha-Klinik dauerte fünf Wochen. Nach dem Entlassungsbrief der Klinik erhielt sie dort psychotherapeutische Einzel- und Gruppensitzungen sowie zahlreiche supportive Therapien wie Entspannungstechniken und Körperpsychotherapie. In der Zeit nach ihrer Entlassung folgten noch fünf Einzelgespräche in größeren Abständen. Sie war von der Klinik als dienstunfähig entlassen worden und plante für das neue Schuljahr eine berufliche Wiedereingliederungsmaßnahme mit einer anfangs sehr niedrigen Stundenzahl. Der Weg zurück ins Berufsleben ist ihr gut gelungen. Im Abschlussgespräch zeigte sie sich froh und dankbar für die Gesamtentwicklung. Die Angst vor einem Krebsrezidiv sei noch nicht ganz weg aber deutlich geringer. Sie glaubte, dass sie ganz gut mit dieser Erkrankung leben könne, wenn die Nachsorgeuntersuchungen der nächsten Jahre jeweils ein gutes Ergebnis zeigten.

In der Gesamtschau zeigte sich eine junge Frau mit zwei relevanten Traumata. Der sexuelle Missbrauch in der Kindheit und Jugend zog sich über mehrere Jahre hin. Die Brustkrebserkrankung war ebenfalls eine mehr oder weniger traumatisierende Reihe von belastenden Erlebnissen: Krebsverdacht, diagnostische Eingriffe, Ungewissheit bis zur Diagnose, schließlich der Diagnoseschock, dann die Brustkrebsoperation, Chemotherapie und Strahlentherapie. Bei beiden Traumatisierungen suchte sie sich Hilfe und psychosoziale Unterstützung. In der Missbrauchsbewältigung waren für sie der innerfamiliäre Rückhalt von der Mutter und der Tante sowie die offenen und emotionalen Gespräche sehr hilfreich. Nach ihrer Krebsdiagnose suchte sie professionelle Hilfe bei Psychotherapeuten und in einer psychoonkologischen Reha. Die Patientin betonte im Abschlussgespräch, dass sie in der Kindheit vor dem sexuellen Missbrauch ein selbstbewusstes und zufriedenes Kind gewesen sei. Durch ihre Mutter habe sie viel Geborgenheit und Anerkennung erlebt. Ihre Kindheit würde sie als glücklich bezeichnen. Sie sei eine sehr gute Schülerin gewesen, was ihr zusätzlich Auftrieb gegeben habe. Vom Temperament her sei sie meist optimistisch gewesen und habe versucht, Probleme und Konflikte aktiv zu bewältigen, oft im Austausch mit vertrauten Bezugspersonen. Sie wundere sich deshalb im Nachhinein, dass sie in der Zeit des sexuellen Missbrauchs durch den Großvater so lange gebraucht habe, bis sie sich ihrer Mutter anvertraute. Nach der Aussprache seien aber die Mutter und ihre Tante für sie sehr hilfreiche Bezugspersonen gewesen.

Aus der Sicht der Traumatheorie zeigte die Patientin bei beiden Traumasequenzen eine hohe Resilienz und posttraumatisches Wachstum. Ihre geborgene und glückliche Kindheit, ihr optimistisches Temperament, ihr aktiver Bewältigungsstil und die Sicherheit in haltgebenden Beziehungen haben ihre psychische Widerstandskraft erheblich gefördert. Sie hatte offensichtlich eine hohe Selbstwirksamkeit, die als sehr bedeutender Resilienzfaktor gilt.

Fallbeispiel 3

Junge Psychologie-Studentin nach sexuellem Missbrauch in der Kindheit, langjährige Bulimia nervosa als Trauma-Folgestörung, vier Jahre dauernde psychoanalytische Behandlung, posttraumatische Reifung durch günstige Partnerwahl und Zufriedenheit in der Paarbeziehung

Zur psychoanalytischen Behandlung meldete sich bei mir eine 20 Jahre alte Psychologie-Studentin. Hauptanlass für das Psychotherapie-Verlangen war eine seit fünf Jahren bestehende Bulimia nervosa, die bislang chronisch-persistierend verlaufen ist. Vor ihren Eltern hatte sie als Jugendliche die Essstörung bis zu Therapiebeginn verschwiegen. An Symptomen hatte sie

Fressanfälle – überwiegend Süßigkeiten – und täglich mehrmaliges Erbrechen. Beide Symptome praktizierte sie heimlich bei sich im eigenen Zimmer. Da niemand von ihrer Essstörung wusste, kam auch von außen keine Therapieempfehlung.

Sie war immer eine strebsame, ehrgeizige und überdurchschnittlich gute Schülerin. Im Abitur hatte sie einen sehr guten Notendurchschnitt, sodass sie sofort einen Studienplatz in Psychologie erhielt. Sie glaubte, dass die Wahl des Studienfaches der Versuch einer Selbstfindung und Selbsterkenntnis darstelle. Bislang sei sie etwas enttäuscht vom Psychologie-Studium, da sie sehr viel Methodik und Statistik lernen müsse. Sie habe sich für ein psychoanalytisches Therapieverfahren entschieden, weil sie hoffe, ihre verborgenen und verdrängten Erlebnisse wieder wach zu rufen und zu verstehen. Sie sei überzeugt, dass ihre Essstörung mit ihrem sexuellen Missbrauch zusammenhänge. Die bulimische Essstörung sei nicht unmittelbar nach diesem Trauma aufgetreten, sondern etwa zwei Jahre später im 15. Lebensjahr. Da habe sie eine sehr »wilde Phase« gehabt, mit zunehmendem Alkoholkonsum, Drogenexperimenten und häufig wechselnden Sexualpartnern. Sie fühle sich wie ein »frühreifes Früchtchen« – das habe mal jemand zu ihr gesagt. Sie sei damals in einer Clique gewesen und habe dort einen »schlechten Umgang« gehabt. Ihr Vater habe sich aus der Erziehung weitgehend herausgehalten und die Mutter habe nur kalt drohend gesagt: »Pass bloß auf, dass du nicht schwanger wirst.« Sie sei sogar einmal mit ihr zum Frauenarzt gegangen, damit dieser ihr die Pille zur Empfängnisverhütung verschreibe. Ihre damaligen Eskapaden hätten sich überwiegend in einem nahegelegenen Jugendheim abgespielt, in dem ihre Clique verkehrte oder im Zimmer von meist etwas älteren Mitgliedern der Clique.

Eine gewisse Zäsur war der Studienbeginn. Sie bekam einen Studienplatz in einem anderen Bundesland zu und verlor bald den Bezug zur damaligen Clique an ihrem Heimatort. Nun hatte sie in der »fremden Universitätsstadt« ein Zimmer in einem Studentenwohnheim. Sie fühlte sich relativ lange recht einsam und lebte zurückgezogen. Die empfohlenen Lehrveranstaltungen besuchte sie zuverlässig. Ihr war wichtig, dass sie das Psychologie-Studium erfolgreich absolvierte und abschloss. Ihr innerer Plan war immer, beruflich erfolgreicher zu sein als ihre Eltern. Ihr Vater war einfacher Arbeiter und die Mutter Teilzeitkraft als Verkäuferin in einem Kaufhaus. Beide hatten keine höhere Schulbildung. Manchmal fühlte sie sich deshalb ihren Eltern gegenüber als überlegen, weil sie bislang etwas erreichte, was sie nie geschafft hatten.

Die bulimische Essstörung zeigte sich im Verlauf der letzten fünf Jahre relativ unverändert. Sie verlief chronisch, geradezu monoton und gleichförmig, ohne größere Verbesserungen oder Verschlechterungen. An ihrem Studienort war die Bulimie weiterhin ihr Geheimnis. Alle damit verbundenen Verhaltensweisen spielten sich heimlich in ihrem Studentenzimmer ab. Wenn sie außerhalb Essen war, vollzog sie das selbstinduzierte Erbrechen heimlich auf der Toilette. Ihre Bulimie war für sie die stetige Begleiterin, die monoton und unbemerkt heimlich neben ihr herlief und die sie auch vor sich selbst verdrängte. Sie hatte keinen großen Leidensdruck und nahm ihre »Begleiterin« wie eine schlechte Gewohnheit hin.

Nach mehreren probatorischen Sitzungen stellte ich ihr die Frage »Warum gerade jetzt?«. Warum wollte sie in ihrer jetzigen Lebenssituation eine psychoanalytische Behandlung machen und ihre Begleiterin Bulimie loswerden? Die Patientin antwortete auf diese Frage, dass sie einen Medizinstudenten kennengelernt habe und erstmals im Umgang mit dem männlichen Geschlecht so etwas wie Vertrauen entwickle. Die Männerbeziehungen vorher seien überwiegend flüchtige sexuelle Abenteuer gewesen. Sie habe sich bisher nie so gezeigt, wie sie wirklich sei, habe etwas vorgespielt und eine längere Bindung vermieden. Mit dem jetzigen Partner sei dies anders. Sie führe mit ihm ehrliche Gespräche, fühle sich persönlich angesprochen und gemeint. Sexualität stehe diesmal nicht im Vordergrund. Ihr jetziger Partner sei kein Angeber oder Draufgänger wie die meisten anderen Männer vor ihm. Sie sei stark daran interessiert, dass diese Beziehung gelinge, dass sie anders werde als die bisherigen und dass sie langfristig halte. Vor allem Ehrlichkeit, Vertrauen, Wahrheit und tiefere Begegnungen wünsche sie sich in der neuen Beziehung. Und dies ginge nur, wenn sie selbst sich ändere. Von der Psychoanalyse erhoffe sie sich Selbsterkenntnis und ein neues Selbstwertgefühl. Wenn sie auf die letzten sechs Jahre zurückblicke, habe sie das Gefühl: »So bin ich doch gar nicht. Ich lebte ein falsches Selbst und bin auf der Suche nach meinem wahren Selbst.«

In der biografischen Anamnese zeigte sich, dass sie als Einzelkind eines unglücklichen Elternpaares aufgewachsen war. Die Beziehung zu ihrer Mutter sei »schon immer schlecht gewesen«. Diese sei sehr gefühlskalt und egoistisch, wenig zugewandt, selbstbezogen und gar nicht einfühlsam. Die Patientin habe sich bei ihr nie geborgen gefühlt. An angenehme körperliche Nähe könne sie sich nicht erinnern. Zum Vater sei ihre Mutter oft gefühlskalt gewesen und sie wundere sich nicht, dass keine weiteren Kinder mehr folgten. Beim projektiven Test »Familie in Tieren« assoziierte sie ihre Mutter als Giftschlange. Sie sei hinterhältig, heimtückisch und böse. Eine Würgeschlange könne aber auch zu ihr passen. Sie umschlingt das Opfer, tötet und verschlingt es. Ihren Vater sieht sie als »harmloser Brummbär«. Sie selbst sei ein scheues Reh, das viel Angst habe. Zu ihrer Mutter habe sie keine positive Bindung aufbauen können. Die Vorstellung, ihre Mutter würde sie umarmen oder berühren, löse Abscheu und Ekel bei ihr aus.

Das Thema des sexuellen Kindesmissbrauches durch den Reitlehrer war für sie zu Therapiebeginn sehr schwierig. Sie könne darüber nicht reden. Erinnerungen daran seien mit starken Angst- und Schamgefühlen verbunden. Der zentrale Affekt hierzu sei Ekel. Diese Zurückhaltung wurde von mir als Therapeuten als Selbstschutz gedeutet und respektiert. In der ersten Therapiephase ging es oft um ihr Psychologie-Studium, ihren Ehrgeiz und ihren hohen Leistungsanspruch an sich selbst. Sexualität und die Beziehung zu den Eltern sprach sie von sich aus zu Therapiebeginn nicht an. Sie erzählte oft von Begegnungen und Gesprächen mit ihrem neuen Freund, dem Medizinstudenten. Ihre Eltern besuche sie nur zweimal im Jahr – an Weihnachten und einem anderen Wochenende. Diese Besuche erlebe sie als unangenehme und lästige Pflichtbesuche.

Auf meine wiederholten Vorschläge, Träume ins Therapiegespräch einzubringen, nahm sie zögerlich diese Möglichkeit auf. Erklärungen, warum Träume im therapeutischen Prozess hilfreich sein können, nahm sie interessiert auf. Der Satz des Traumforschers Detlev von Uslar – »Im Denken gehen wir zur Wahrheit hin, im Traum gehen wir von der Wahrheit aus« – gefiel ihr. Sie schilderte sich selbst auf der Suche nach ihrer biografischen Wahrheit und nach ihrem wahren Selbst. Freuds Vorstellung des Traumes als »via regia zum Unbewussten« fand ebenfalls ihre Zustimmung. Ihre anfängliche Skepsis Träumen gegenüber begründete sie damit, dass Träume gefährlich seien, weil man die Träume selbst und das Gespräch über Träume nicht kontrollieren könne. Für sie sei Kontrolle sehr wichtig. Ihre strengstens geheim gehaltene Erkrankung Bulimie sei ein Beispiel dafür. Die Fressanfälle seien für sie totaler Kontrollverlust. Sie hasse sich dafür, dass sie sich gehen lasse, Süßigkeiten »in sich reinstopfe« und damit die Kontrolle verliere. Ihr selbstinduziertes Erbrechen und die Kontrolle des Körpergewichts erlebe sie als Wiederherstellen von Kontrolle.

Das Phänomen Kontrolle spielte im weiteren Therapieverlauf eine bedeutende Rolle. Es inszenierte sich auch in der Übertragungs-Gegenübertragungs-Situation. Irgendwann beklagte sich die Patientin, dass sie sich in der Analyse unwohl fühle, weil sie sich von mir kontrolliert fühle. Kritische

Gegenfragen oder Deutungen erlebe sie als Kontrollversuche. Dieses argwöhnische Grundgefühl verbinde sie besonders mit dem Blick und meinen Augen. Sie fühle sich beobachtet und kontrolliert. Besonders bei schambesetzten Therapiethemen habe sie dieses Gefühl sehr stark. Damit kam längere Zeit das Thema der Scham ins Therapiegespräch. Für die Patientin gab es einige Themen, bei denen sie sich vor mir schämte. Ich war der erste Zeuge dieser Inhalte, die insbesondere mit ihren sexuellen Erfahrungen und dem sexuellen Missbrauch zusammenhingen. Nun war ein wichtiges Phänomen in der analytischen Beziehung angesprochen, das viele Jahre schon große Bedeutung für sie hatte: Der Blick des anderen oder der anderen. Das Gesehen-Werden – einerseits gewünscht, andererseits gefürchtet. Besonders schämte sie sich für ihre sexuellen Eskapaden der Jugendzeit. Vor den Eltern konnte sie angstvoll alles verbergen – aber die Gleichaltrigen ihrer Clique und ihre Sexualpartner waren Zeugen. Ihr Blick bedrohte sie und machte ihr Angst. Sie fürchtete, entwertet und verurteilt zu werden. Die anderen würden sie für ein Flittchen oder eine Schlampe halten.

Immer, wenn derartige schambesetzte Themen in der Therapiesituation auftauchten, hatte die Patientin heftige und sichtbare Körperreaktionen. Ihr überbordendes Schamgefühl zeigte sich im heftigen Erröten: Sie bekam einen feuerroten Kopf und die sichtbare Halsregion war ebenfalls feuerrot. Die Schamesröte war ihr mehr als deutlich ins Gesicht geschrieben. Sie spürte diese aufsteigende Schamesröte, was dazu führte, dass sich ihre Stimme veränderte. Sie wurde ängstlich-kindlich oder unter großem inneren Widerstand als gepresste Stimme deutlich.

Durch meine Ermutigungen und erste Traumdeutungen wurde die Erinnerung an Träume wacher und sie war bereiter, diese in der Analyse zu erzählen. Mehrmals hatte sie längere Traumserien, in denen ein Thema immer wieder in neuer Variation auftauchte. Den Auftakt der Traumdeutung bildete eine Serie von Schlangen-Träumen. Sie träumte meist von kleinen, gefährlichen Giftschlangen, die in ihrem Zimmer plötzlich auftauchten und sie wachte mit Panik und Todesangst schweißgebadet auf. Sie assoziierte diese mit ihrer Mutter, die sie schließlich schon zu Therapiebeginn als heimtückische Schlange darstellte. Die Schlange sah sie zuallererst als das Bedrohliche, Giftige und Angsterregende. Kommentare des Analytikers zur anthropologischen Bedeutung der Schlange und ihrer Darstellung in der Bibel in der Verführungsszene von Adam und Eva beflügelten die Fantasie der Patientin. Sie sah sich selbst als Schlange, die den Reitlehrer sexuell verführte. Sie sprach jetzt offener und bereitwilliger über den sexuellen Missbrauch in ihrem 13. Lebensjahr. Bislang hatte sie versucht, sich als die frühreife sexuelle Verführerin darzustellen, die den Triumph auskostete, ihre Rivalinnen »ausgestochen« zu haben, die ebenfalls den großartigen Reitlehrer begehrten. In dieser Fantasie war sie die siegreiche Verführerin. Mit großen Schamgefühlen sprach sie erstmals über die sexuellen Handlungen und ihr Erleben im Zusammenhang mit dem sexuellen Missbrauch. Mit hochrotem Kopf offenbarte sie, dass der Reitlehrer sie gegen ihren Willen zum Oralverkehr gedrängt und er mehrmals einen Samenerguss in ihren Mund hatte. Sie erlebte dies als furchtbar und eklig. Sie äußerte selbst die Vermutung, dass dieser starke Ekel mit dem Symptom des Erbrechens bei ihrer Bulimie zusammenhängen könne. Wenn sie jetzt in der Therapie darüber spreche, würde ihr »kotzübel«. Sie habe noch nie mit jemandem darüber sprechen können.

Eine weitere Traumserie bestand aus Verfolgungsträumen. Sie träumte von Männern, die sie verfolgten. Sie flüchtete, der Abstand zum Verfolger wurde immer kürzer und sie wachte mir Herzrasen und schweißgebadet auf. Manchmal hatten die Männer weite schwarze Mäntel oder Umhänge an, manchmal trugen sie Overalls mit Kapuzen. In einigen Träumen sah sie am Traumende riesengroße Hände, die nach ihr griffen. Es gab einige Träume, in denen der Verfolger im Raum anwesend, aber nicht sichtbar war – wie ein Geist. Aber sie hatte riesige Angst und sie spürte die Blicke des Verfolgers in ihrem Nacken. Er war immer hinter ihr, hinter ihrem Rücken. Er sah sie, aber sie konnte ihn nicht sehen. Diese Traumserie brachte sie ebenfalls mit ihrem sexuellen Missbrauch in Verbindung. Wie in einem Wiederholungszwang suchte sie im Jugendalter Kontakt – meistens zu etwas älteren jungen Männern. Bei den sexuellen Aktivitäten fühlte sie sich oft ausgeliefert oder als Opfer, anders als damals in der Kindheit beim Reitlehrer. Sie war zu diesen Erlebnissen hochambivalent, weil sie ja selbst mitmachte und solche Kontakte suchte. Intensive Scham- und Schuldgefühlte vermischten sich mit den Affekten Angst und Ekel.

Diese Traumserien durchzogen eine sehr intensive Therapiephase, die jedoch auch zu erheblichen positiven Änderungen im Essverhalten und beim Erbrechen führten. Die sehr gefühlsgeladenen Aussprachen waren große Vertrauensbeweise und hatten große kathartische Effekte. Sieben Jahre lang hatte sie mit niemandem über diese sie sehr verletzenden und belastenden Erlebnisse sprechen könnten. Zu groß war die Angst, zu tief die Scham. Sie musste »es« endlich loswerden. Einmal kommentierte sie dies in der Therapie mit den Worten: »Ich muss das ganze widerliche Zeug rauskotzen«. Die tragfähige therapeutische Bindung, das über die ersten Monate der Analyse gewachsene Vertrauen, ihr Mut und ihre Hoffnung trugen zu dieser positiven Therapie-Entwicklung bei. Sie wurde dafür belohnt. Insgesamt fühlte sie sich wesentlich erleichtert. Sie wirkte im Umgang lockerer und entspannter. Ihre Stimme war nicht mehr so gepresst und gequält.

Nun war es möglich, über die Begriffe Selbstwirksamkeit und Selbstkontrolle auch die Bulimie in ihren Symptomen schrittweise zu bewältigen. Die Reduktion der Fressanfälle und eine geregelteres Essverhalten gelangen Schritt für Schritt. Gesünderes Essen, weniger Junkfood und Süßigkeiten, geregelte Mahlzeiten und eine gesündere Lebensweise förderten diesen Prozess. Die Empfehlung zu Entspannungstechniken griff sie dankbar auf. Sie probierte Autogenes Training, Zen-Meditation und Yoga aus und lernte beruhigende Atemtechniken. Langfristig machte ihr Yoga am meisten Spaß und sie blieb dabei. Mit ihrem neuen Partner, dem Medizinstudenten, trieb sie regelmäßig gemeinsam Sport. Ihr Leben kam wieder in geordnete Bahnen. Die Symptome Fressanfälle und Erbrechen wurden seltener. Sie zählte die Wochen und später die Monate, die sie ohne Erbrechen auskam. Die Beziehung zu dem Medizinstudenten stabilisierte sich. Er wurde der erste Mensch außerhalb der Therapiesituation, der von ihrer sexuellen Vorgeschichte und ihren Missbrauchserlebnissen erfuhr. Sie fühlte sich sehr erleichtert, dass er einfühlsam zuhörte, zärtlich zu ihr war und sie miteinander kuscheln konnten, ohne dass es gleich zum Geschlechtsverkehr kommen musste wie in anderen kurzfristigen Beziehungen vorher. Ihre Partnerbeziehung wurde zunehmend stabiler, tragfähiger und zufriedener. Ihr Partner kam aus einem gebildeten und intakten Elternhaus, um das sie ihn oft beneidete. Seine Eltern waren beide Ärzte, er hatte mehrere Geschwister und mit ihnen hatte er eine gute Beziehung. Sie war Einzelkind und die Ehe ihrer Eltern war schlecht. Kultur und Bildung waren für beide nicht bedeutsam. Sie war in ihrem familiären Umfeld überhaupt die erste und einzige, die das Abitur schaffte und studierte. Mit ihrem Partner erlebte sie in vielfacher Hinsicht »neue Welten«, die ihr Leben bereicherten. Er lud sie ein zu Konzerten, sie besuchten gemeinsam Kunstausstellungen und tauschten sich über Literatur aus. Sie las jetzt »gute Bücher« von »großen Schriftstellern« und ließ sich gerne inspirieren. Ihr machte jetzt auch das Psychologie-Studium viel mehr Spaß. Sie interessierte sich sehr für Entwicklungspsychologie und die Bindungsforschung. Oft stellte sie Verbindungen zu ihrer eigenen Lebensgeschichte her. Bei Therapieende war sie 24 Jahre alt und schloss nach einem Auslandsaufenthalt – gemeinsam mit ihrem Partner – erfolgreich ihr Studium ab. Sie spezialisierte sich auf Klinische Psychologie und machte eine Psychotherapie-Weiterbildung. Jahre später traf ich sie zufällig auf einigen Psychotherapie-Tagungen. Nach erfolgreichem Abschluss ihrer Psychotherapie-Ausbildung eröffnete sie eine eigene Psychotherapie-Praxis. Es ging ihr gut. Sie hatte mittlerweile ihren Medizinstudenten geheiratet. Er war Arzt an der Uniklinik und sie hatten zwei gesunde Söhne. Sie strahlte ein Gefühl von Dankbarkeit und Zufriedenheit aus.

Analyse der drei Fallbeispiele

In den drei Fallbeispielen aus der eigenen psychoanalytischen Behandlungspraxis werden die Komplexität und die Langzeitperspektive des posttraumatischen Wachstums deutlich. Der männliche Patient war durch die ausgeprägte körperliche Gewalt traumatisiert, die beiden weiblichen Patientinnen waren durch sexuellen Missbrauch in der Kindheit und Jugend traumatisiert. Die Suche nach psychotherapeutischer Hilfe erfolgte bei der jungen Psychologin etwa sieben Jahre nach der Traumatisierung, bei der Brustkrebspatientin und bei dem männlichen Patienten lag das Trauma schon Jahrzehnte zurück. Abschnitt »Trauma und Persönlichkeitsentwicklung« dieses Kapitels wurde am Beispiel des persönlichen Wachstums nach Partnerverlusten deutlich, dass bereits im Spontanverlauf die positive Entwicklung erst Jahre nach dem belastenden Ereignis (Trennung, Scheidung, Tod des Partners) einsetzte (Asselmann & Specht, 2022). Die Verlaufsdynamik ist bei schweren Traumata wie körperlicher Gewalt oder sexuellem Missbrauch deutlich komplexer und in der Langzeitperspektive dauert das posttraumatische Wachstum länger. Unter den posttraumatischen Resilienzfaktoren spielt die Interaktion mit dem sozialen Umfeld, insbesondere der Familie, eine zentrale Rolle. Dies wird beim männlichen Patienten und bei der Brustkrebspatientin besonders deutlich.

Bei ersterem war die Unterbrechung des Täterkontaktes durch die Flucht der Mutter aus der gewalttätigen Beziehung und das emotional sehr positive Klima bei den Großeltern sehr wichtig für den ersten positiven Wachstumsschub. Als diese emotional sehr förderliche Umgebung durch den Umzug der Mutter in die Stadt beendet wurde und er im Jugendalter in »schlechte Gesellschaft« von gewalttätigen gleichaltrigen Jugendlichen kam, ereignete sich ein Rückfall in die Gewalttätigkeit. Es kam zu einer Opfer-Täter-Transition. Er als das frühere Gewaltopfer wurde zum Gewalttäter. Wiederum waren es positive soziale Beziehungen, die ihm aus der Negativspirale heraushalfen (Jugendrichter, erste feste Partnerbeziehung). Nun erfolgte ein jahrzehntelanges, positives personales Wachstum mit Studium, beruflichen Erfolg und Familiengründung. Als die Mutter als fortwährende Retterin und Unterstützerin im hohen Alter krank und gebrechlich wurde, kam es bei ihm zu einer Reaktivierung des kindlichen Traumas und zu suizidalen Tendenzen. Diese führten bei ihm erstmals in seinem Leben zu einer Psychotherapie-Inanspruchnahme. Dies war mehr als 50 Jahre nach der frühkindlichen Traumatisierung.

Bei der Brustkrebspatientin führte die schnelle und tatkräftige Unterstützung durch die Mutter und eine Tante zu einer Stabilisierung und partiellen Traumabewältigung. Auch hier waren es die positiven sozialen Beziehungen, die zum einen so tragfähig und vertrauensvoll waren, dass sie als Kind der Mutter vom sexuellen Missbrauch durch den Großvater erzählen konnte. Die schnelle und erfolgreiche Intervention der Mutter führte zum sofortigen Ende des Missbrauchs. Dass der Missbrauch ohne Gewalt erfolgte und der Täter bald schwer krank wurde und starb, erleichterte ihr die Traumabewältigung. Einen weiteren Wachstumsschub erhielt die Patientin durch ihre glückliche Partnerbeziehung und die Familiengründung, auf die sie sehr stolz war. Ihre psychische Dekompensation erfolgte schließlich durch die Brustkrebsdiagnose. Sie blieb nach dem sexuellen Missbrauch fast 20 Jahre symptomfrei und entwickelte keine spezifische Traumafolgestörung.

Ganz anders war die Verlaufsdynamik bei der jungen Psychologin. Sie entwickelte mit ihrer Essstörung und ihrem promiskuitiven Sexualverhalten schnell Symptome, suchte aber erst etwa sieben Jahre später psychotherapeutische Hilfe. Das posttraumatische Wachstum wurde bei ihr erst durch die Langzeitpsychoanalyse und die glückliche Partnerbeziehung möglich.

Allen drei geschilderten Patienten ist gemeinsam, dass sich das posttraumatische Wachstum in mehreren Schüben und zeitlich in einem langen Entwicklungsprozess vollzog. Es ist bei diesem Thema ein großer Vorteil der psychoanalytischen Langzeitbehandlung, dass der Analytiker in den Therapiestunden über Jahre hinweg diesen Entwicklungsprozess miterleben kann. Die spontane Traumabewältigung der Brustkrebspatientin ohne jegliche Psychotherapie verweist auf die große Wirkung positiver Resilienzfaktoren durch gute und tragfähige Beziehungen. Ohne Krebsdiagnose hätte wohl diese Patientin gar keine psychotherapeutische Hilfe gesucht. Nicht immer ist also das ursprüngliche Trauma und die Traumafolgestörung der Grund für eine Psychotherapie.

7 Transgenerationale Traumatransmission

Die Weitergabe von Traumata ist in der Traumaforschung unter dem Begriff der Transgenerationalen Traumatransmission (engl. Transgenerational Transmission of Trauma, TTT) etabliert. Die Anfänge dieser Forschungsrichtung erfolgten bei den Folgegenerationen von Holocaust- oder Kriegstraumatisierten. Mittlerweile werden die Traumafolgen bei den Enkelkindern untersucht.

Vorreiter für die Forschung zur Transgenerationalen Traumatransmission waren jedoch Psychologen und Soziologen beim Thema der Scheidungstransmission. Erste Studien dazu gab es vor allem in den USA bereits kurz nach dem Zweiten Weltkrieg in den 60er Jahren (vgl. Kapitel »Scheidungskinder lassen sich häufiger scheiden«). Die bahnbrechende Studie von Natan Kellermann zur Transgenerationalen Traumatransmission bei Nachkommen von Holocaustopfern erschien erst 50 Jahre später im Jahr 2011.

Die transgenerationale Weitergabe wurde in der Folgezeit nicht nur bei Traumafolgen untersucht, sondern auch bei Gewalt, Suizid, Scheidungskindern oder auch bei positiven Beziehungs- und Verhaltensmustern. Beflügelt wurde diese Forschungsrichtung durch Ergebnisse der Epigenetik, die plausible Erklärungen liefern, wie diese Weitergabe biologisch erfolgt.

Bei der transgenerationalen Weitergabe von Gewalt werden nicht nur die Gewaltmuster weitergegeben, es erfolgt meist auch eine Opfer-Täter-Transition: Aus den Opfern werden Täter. Die Gewaltopfer, die als Kinder Gewalt erlitten haben, wiederholen das gewalttätige Verhalten bei ihren eigenen Kindern. Die weitergegebene Gewalt kann sich jedoch auch gegen Liebes- und Ehepartner richten. Im Extremfall kann sie in einem Tötungsdelikt (Intimizid) tragisch enden. Die transgenerationale Weitergabe von Gewalt in Gewaltspiralen ist klinisch und gesellschaftlich besonders relevant, weil durch die Weitergabe immer wieder neue Täter und Opfer entstehen.

»... bis ins dritte und vierte Glied«

Die mögliche Weitergabe von zwischenmenschlichen Phänomenen an nächste Generationen hat eine sehr lange Tradition. Sie beginnt bereits in der Bibel, ganz am Anfang im Alten Testament. Im zweiten Buch Mose heißt es »aber ungestraft lässt er niemand, sondern sucht die Missetat der Väter heim an Kindern und Kindeskindern bis ins dritte und vierte Glied« (Ex 34,4–10) Im Alten Testament geht es viel um Bestrafung, Rache und Vergeltung. Gott selbst droht also den Menschen. Die Rache an den nachfolgenden Generationen zeigt sich bis in die Gegenwart in vielen Kulturen in der Sippenhaft. Nicht nur die zu bestrafende Person, sondern auch Kinder und andere Familienangehörige werden bestraft. Vor einigen Jahren erschien ein Buch über Trauma-Weitergabe bei Opfern politischer Verfolgung in der DDR. Es trägt den Titel *Bis ins vierte Glied* (Drescher et al., 2018). Das zeigt, dass diese Metapher »bis ins dritte und vierte Glied« bis in die Gegenwart bei Mehrgenerationen-Perspektiven sehr verbreitet ist.

Weitergabe von Traumata an nachfolgende Generationen

Das Phänomen der Transgenerationalen Traumatransmission bezieht sich auf alle Formen von Traumata und zeigt deshalb ein großes Spektrum. Es reicht von Holocaust, Krieg oder Folter über sexuellen Missbrauch, körperliche Misshandlung von Kindern bis hin zu häuslicher Gewalt zwischen Ehepartnern. Bislang überwog in der Forschung die Opfer-Perspektive – die Opfer und ihre nachfolgenden Generationen wurden untersucht. Die Opfer zeigen schließlich in der klinisch-psychologischen Perspektive auch die Symptome einer Posttraumatischen Belastungsstörung oder einer anderen Traumafolgestörung. Bei durch Menschen ausgelösten Traumata (»man made disasters«) offenbart sich im Gegensatz zu Naturkatastrophen immer eine Täter-Opfer-Beziehung. Das Opfer sucht nach der Tat die Hilfe eines Psychotherapeuten, der Täter sitzt später in einem Gerichtssaal und landet vielleicht im Gefängnis. Besonders im Zusammenhang mit der Weitergabe von Gewalt spielt bei der Transgenerationalen Traumatransmission die Opfer-Täter-Transition eine wichtige Rolle: Aus Gewaltopfern werden oft Gewalttäter. Hier gibt es ebenfalls sehr zahlreiche Konstellationen.

Das Phänomen der Transgenerationalen Traumatransmission wurde zuerst bei den Folgegenerationen von Holocaust- und Kriegsopfern untersucht. Das Standardwerk *Geerbtes Trauma* von Natan Kellermann erschien erst im Jahr 2011 in deutscher Sprache. Es schon viel früher Arbeiten zur psychischen Entwicklung von Holocaust-Opfern oder KZ-Überlebenden, z. B. von Judith Kestenberg und William Niederland (vgl. Kapitel 2), die jedoch noch nicht auf das Thema der Trauma-Weitergabe fokussiert waren. Im 21. Jahrhundert kam es jedoch bald zu einer Ausweitung der Forschung zur Transgenerationalen Traumatransmission in vielen anderen Bereichen (z. B. häusliche Gewalt, sexueller Missbrauch, Kindesmisshandlung). In einer fundierten Standortbestimmung der Wissenschaftlichen Dienste für den Deutschen Bundestag zu diesem Thema (Wissenschaftliche Dienste WD1-3000-040/16) werden die vier wichtigsten Erklärungsmodelle zur Transgenerationalen Trauma-Weitergabe diskutiert (psychoanalytisches, sozialtheoretisches, Familienmodell, biologisches Transmissionsmodell). Das Thema der Transgenerationalen Traumatransmission wird in der gegenwärtigen Forschung vor allem im Kontext mit epigenetischen Prozessen untersucht (vgl. Kapitel 9).

Transgenerationale Trauma-Weitergabe bei Holocaust-Verfolgten und Kriegsopfern

Holocaust-Verfolgte, KZ-Überlebende und Kriegsopfer des Zweiten Weltkrieges waren die erste große Gruppe traumatisierter Menschen, für die Forscher sich interessierten. Ihre psychische Verfassung, ihre Art und Weise der Traumaverarbeitung und ihr Leben danach standen im Mittelpunkt. Die Phänomenologie der Traumafolgen wurde von Jahr zu Jahr differenzierter erfasst. Hervorragende Schriftsteller wie Jean Amery, Primo Levi oder Imre Kertész beschrieben in berühmt gewordenen autobiografischen Romanen ihre KZ-Erlebnisse bereits kurz nach dem Ende des Zweiten Weltkriegs. Danach setzte die psychologische und psychiatrische Forschung zu dieser traumatisierten Gruppe von Betroffenen ein. Im Vorfeld der Etablierung der wissenschaftlichen Trauma-Diagnose mit der differenzierten Beschreibung der Posttraumatischen Belastungsstörung in den 80er Jahren war es ein Ringen um die Sprache für diese Form des menschlichen Leids. Die Fachpublikationen des deutschstämmigen Psychiaters William Niederland zu Holocaust-Opfern aus dem Jahren 1965 bis 1980 zeigen diese Suche nach einer wissenschaftlichen Sprache für das »Unsagbare und doch so Schreckliche« besonders deutlich. Wenige Jahre später setzte die wissenschaftliche Traumaforschung ein. Der Sammelband von Martin Bergmann, Judith Kestenberg und Milton Jucovy aus dem Jahre 1995 fragte erstmals umfassend nach dem Schicksal der Kinder von Holocaust-Opfern. Hans Keilson (siehe Kapitel 2) untersuchte Kinder, die durch den Tod ihrer jüdischen Eltern zu Vollwaisen wurden. Bergmann, Kestenberg und Jucovy untersuchten die Kinder von überlebenden Holocaust-Opfern. Zwei Phänomene wurden immer deutlicher, die bevorzugt dazu führen, dass die Kinder der Holocaust-Opfer auffällige Symptome zeigen: das Unbewältigte des Traumas beim Opfer und sein Schweigen über das Geschehene, das erlittene Leid. Der israelische Holocaust-Forscher Dan Bar-On (1993) sprach von der »Last des Schweigens« und Ilany Kogan (2009) »hörte [den] stummen Schrei der Kinder«. Holocaust-Opfer, die diese beiden Phänomene (unbewältigtes Trauma, Sprachlosigkeit) aufwiesen, hatten auf ihre Kinder einen besonderen Einfluss: Sie gaben sprachlos ihr Trauma an ihre Kinder weiter. Ihre Kinder zeigten eine Vielzahl von Symptomen, die Forscher auf das unbewältigte Holocaust-Trauma zurückführten. Diese neuen Erkenntnisse führten zur Geburtsstunde der Forschung über Transgenerationale Traumatransmission. Der israelische Psychologe Natan Kellermann hat Jahrzehnte mit Kindern von Holocaust-Opfer gearbeitet und über sie geforscht. Seine frühen Arbeiten zur Transgenerationalen Traumatransmission bei diesen Kindern (Kellermann, 1999, 2001) hat er im Jahr 2011 in einem umfassenden Konzept hierzu in deutscher Sprache veröffentlicht, das heute noch als richtungsweisend gilt (Kellermann, 2011).

In der Dokumentation für den Deutschen Bundestag werden insgesamt 41 Symptome und Folgewirkungen bei der Nachfolgegeneration genannt (Wissenschaftliche Dienste WD1-3000-040/16). Sie reichen von übermäßiger Schreckhaftigkeit, erhöhter Stressanfälligkeit, vielgestaltigen Ängsten und Zwängen, Dissoziationen, Identitätsstörungen, erhebliche Probleme im Umgang mit Wut, Hass und Aggression, erhöhtes Risiko, Gewaltopfer oder Gewalttäter zu werden bis hin zu einem erhöhten Psychose-Risiko. Im Fazit wird jedoch betont, dass wissenschaftlich nicht nachgewiesen sei, dass die 41 genannten Symptome bei den Kindern von Holocaust-Opfern signifikant häufiger sind als in anderen Bevölkerungsgruppen. Weiterhin seien auch zahlreiche positive Folgewirkungen beschrieben worden wie gesteigerte Resilienzfähigkeiten, adaptive Bewältigungsfähigkeiten und Erleben positiver lebensgeschichtlicher Sinnzusammenhänge. Die Beschäftigung mit dem Leid der Eltern könne auch als »sinnstiftendes Vermächtnis für das eigene Leben positiv verarbeitet werden« (Wissenschaftliche Dienste WD1-3000-040/16, S. 16).

Angeregt durch die überwiegend israelischen Forschungen zur Transgenerationalen Traumatransmission erfolgten anschließend von deutschen Psychoanalytikern zunehmend häufig Studien zu Kindern und Enkel von deutschen Kriegsversehrten (Bode, 2004, 2009; Moré 2013; Radebold, 2012; Radebold et al., 2008; Rauwald 2020) sowie zu Kindern von deutschen Geflüchteten und Vertriebenen (Fischer et al., 2006; von der Stein, 2006).

Die von kriegsbedingter Traumatisierung betroffenen deutschen Bevölkerungsgruppen müssen hier bezüglich des Prozesses der Traumatisierung differenziert werden. Die Nachfolgegeneration wurde erst nach dem Kriegsende geboren und hat den Krieg selbst nicht erlebt. Die Trauma-Weitergabe durch ihre traumatisierten Eltern geschieht über die oben beschriebenen Wege oder Prozesse der Transgenerationalen Traumatransmission. Die Kriegskinder hingegen haben den Krieg selbst erlebt – die Bombennächte, die Flugzeugangriffe, die Panzer und Granaten, die Schutzbunker und vieles andere mehr. Sie sind also unmittelbar Betroffene der Traumatisierung. Die Kinder von Geflüchteten oder Vertriebenen haben die Flucht selbst erlebt, wenn sie da schon geboren waren, oder sie haben bei späterer Geburt über die schrecklichen Ereignisse von Flucht und Vertreibung von Familienangehörigen gehört.

Wie in den israelischen Studien an den Nachfolgegenerationen von KZ-Überlebenden und Holocaust-Verfolgten gibt es auch in der deutschen Bevölkerung keine spezifischen Syndrome, sondern eine große Vielfalt der Konstellationen und Symptome. Gemeinsam ist beiden Bevölkerungsgruppen, dass die Weitergabe des Traumas überwiegend dann erfolgt, wenn das Trauma des Betroffenen unbewältigt blieb und in der Familie nicht darüber gesprochen wurde. Die Mauer des Schweigens oder nach Bar-On (1993) »[d]ie Last des Schweigens« errichtet einen Bann und ein Tabu, die die Kommunikation, die Auseinandersetzung und die Bewältigung des Traumas verhindern. Jahrzehntelange Verdrängung, Verleugnung und »Totschweigen« erschweren die Lage; stattdessen gibt es Ahnungen, Vermutungen, Familiengeheimnisse oder verwirrende und sich widersprechende Andeutungen.

Das folgende Fallbeispiel aus der eigenen psychoanalytischen Praxis macht deutlich, wie subtil und diffus in der Familie kommuniziert wird – das Trauma aber strikt unausgesprochen bleibt. Entsprechend blieb die

Patientin jahrelang auf der Suche nach der Wahrheit und nach den Ursachen ihres Unbehagens.

Fallbeispiel

Transgenerationale Trauma-Weitergabe

Eine 55 Jahre alte Patientin sucht gezielt eine psychoanalytische Langzeitbehandlung. Sie hat bereits eine vier Jahre dauernde niederfrequente tiefenpsychologisch fundierte Psychotherapie absolviert. Ihre Therapeutin probierte mit ihr zahlreiche körpertherapeutische und hypnotherapeutische Techniken aus. Sie war vom Therapieverlauf enttäuscht. »Es hat mir nicht viel gebracht. Mir ging es nach vier Jahren nicht wesentlich besser.« Nach einer Aussprache mit der Therapeutin bestätigte diese der Patientin, dass auch sie eine gewisse Stagnation wahrnehme. Sie schlug ihr vor, eine psychoanalytische Behandlung mit einer höheren Stundenzahl zu versuchen.

Bei der Erstkonsultation klagte sie über depressive Verstimmungen, Schlafstörungen und psychovegetative Symptome verschiedener Organsysteme – Verdauungsbeschwerden, Reizblase, Schwindelzustände, Hautjucken, Kopfschmerzen sowie Rückenschmerzen. Zahlreiche Untersuchungen bei Fachärzten verschiedener Fachgebiete hätten keine organischen Ursachen für die Körpersymptome ergeben. Hauptanlass für die Vorstellung bei mir waren zwei »eigenartige Ereignisse«, die alle Ärzte ratlos und achselzuckend machten. Vor einigen Wochen habe sie ihr Mann nachts auf dem Boden des Flures liegend aufgefunden. Sie sei nicht ansprechbar gewesen und er habe gedacht, sie sei bewusstlos oder habe einen Schlaganfall. Er rief den Notarzt, der sie notfallmäßig in die Neurologische Klinik des Universitätsklinikums einwies. Es gab keine Hinweise auf einen Schlaganfall und es wurden keine Erklärungen für den »eigenartigen Zustand« gefunden. Sie wurde bald wieder ohne Beschwerden entlassen. Eineinhalb Wochen später gab es einen ähnlichen Vorfall, bei dem der Ehemann auf den Notarzt verzichtete und den Hausarzt zum Hausbesuch rief. Dieser riet der Patientin, sich doch bei einem Psychosomatik-Experten vorzustellen, vielleicht sei dies alles »psychosomatisch«.

Das Hauptanliegen für die Erstvorstellung war also die beabsichtigte diagnostische Abklärung. Als die Patientin realisierte, dass ich nicht nur Psychosomatik-Professor, sondern auch Psychoanalytiker bin, fragte sie prompt, ob sie bei mir auch eine psychoanalytische Behandlung machen könne. Ich willigte ein und schlug ihr probatorische Sitzungen bis zu einer endgültigen wechselseitigen Entscheidung vor. Ich riet ihr, auf eine vorschnelle Festlegung der zwei »eigenartigen Zustände« zu verzichten und dies nach den probatorischen Sitzungen nochmals zu thematisieren.

Die biografische Anamnese ergab kurz skizziert folgende Zusammenhänge: Die Patientin ist als Einzelkind in der Familie eines Juristen und einer Hausfrau in einer oberfränkischen Kleinstadt aufgewachsen. Der Vater hatte in der Stadt eine gutgehende Anwaltskanzlei und war eine angesehene Person in der Kleinstadt. Er stammte aus Oberfranken, während die Mutter als Vertriebene oder Geflüchtete aus Westpreußen nach Westdeutschland kam. Ihren Vater habe sie sehr respektiert und verehrt. Er sei rational distanziert, aber zuverlässig zugewandt gewesen. Mit der Mutter habe sie schon immer ein schwieriges Verhältnis gehabt. Sie habe meist das Gefühl gehabt, alles nicht richtig zu machen oder nicht gut genug zu sein. Gelobt habe sie die Mutter nie – auch nicht für ihre sehr guten Schulleistungen im Gymnasium. Sie war immer eine der Besten in der Klasse. An körperliche Nähe oder Zärtlichkeiten von der Mutter könne sie sich nicht erinnern. Sie erlebe ihre Mutter als körperfeindlich und gefühlskalt. Eine ausgeprägte Freudlosigkeit habe ihre Mutter vermittelt, so als sei das ganze Leben nur eine Qual. Sexuell aufgeklärt sei sie nicht worden. Erst als sie schon studierte, habe ihre Mutter kurze Kommentare abgegeben, sich vor Männern in Acht zu nehmen und bloß nicht schwanger zu werden. Insofern sei sie im Gymnasium in Bezug auf das männliche Geschlecht ein »Spätzünder« gewesen. Sie habe erst nach einigen Jahren im Studium den ersten Freund gehabt. Sie sei vorher auch nicht heimlich in einen Jungen verliebt gewesen. Sie habe ein unausgesprochenes Verbot der Mutter im Sinne von »Das tut man nicht« gespürt.

Ihr Abitur hat sie als eine der Besten absolviert. Sie entschied sich dann für ein Jurastudium und trat damit quasi in die Fußstapfen ihres Vaters. Er hat sie nie dazu gedrängt oder ermuntert, aber er war ein Vorbild für sie. Im ersten Jura-Staatsexamen konnte sie nicht mehr an die exzellenten Abitur-Leistungen anschließen. Die Konfrontation mit der juristischen Praxis im Referendariat hat ihr nicht gefallen. Sie konnte sich nicht vorstellen, in den Staatsdienst zu gehen. In dieser Zeit lernte sie ihren Ehemann kennen, wurde schwanger und heiratete bald. Ihr Mann verdiente gut und wollte, dass sie ganz für das Kind da ist. Um ihren Vater nicht zu enttäuschen, machte sie noch das zweite juristische Staatsexamen. Ihr Ergebnis war mittelmäßig und sie war auch wenig motiviert. Das erste Kind war eine Tochter und einige Jahre später wurde eine zweite Tochter geboren. Sie hatte oft die Hoffnung, einmal eine bessere Mutter zu sein als ihre eigene. Sie verspürte wenig Drang, als Juristin zu arbeiten und ihr Mann ermunterte sie wiederholt, bei den Kindern zu bleiben. Die Töchter entwickelten sich schulisch gut, die Gefühlsbeziehung hätte jedoch nach ihrem Empfinden inniger sein können. Sie vermisste selbst etwas und hatte das Gefühl, ihren Töchtern etwas schuldig geblieben zu sein. Eine Tochter wurde Lehrerin, gestand ihr irgendwann, lesbisch zu sein, und lebte mit einer Frau zusammen. Die andere Tochter wurde Buchhalterin, lebte relativ zurückgezogen und hatte keinen festen Partner. Sie konnte mit beiden Töchtern nicht offen reden und konnte keine vertraute Nähe herstellen. Manchmal habe sie Schuldgefühle und glaube, mit ihren Töchtern in der Erziehung etwas falsch gemacht zu haben. Vor einigen Jahren sind zuerst ihr Vater und kurze Zeit später die Mutter gestorben. Kurze Zeit nach der Beerdigung der Mutter kam es zu einem Gespräch mit der Schwester ihrer Mutter. Diese Tante erzählte ihr, dass ihre Mutter auf der Flucht vor der herannahenden russischen Armee von russischen Soldaten vergewaltigt wurde, dass sie deshalb manchmal eigenartig gewesen war und über alles nie hatte reden können.

Nach Ende der probatorischen Sitzungen war die Patientin überrascht, was sie alles über die Beziehung zu ihrer Mutter berichtete. In den vier Jahren Psychotherapie vorher habe sie nie so ausführlich darüber gesprochen. Sie sei nicht danach gefragt worden und sie habe es von sich aus nicht erzählt. Sie hatte nun große Hoffnung, dass sie mit einer Psychoanalyse auf einem guten Weg sei.

Thematisiert wurden nochmal ihre »eigenartigen Zustände« mit den Bewusstseinsstörungen. Diese wurden von mir als mögliche dissoziative Zustände gedeutet, die im Zusammenhang mit Traumatisierungen auftreten können. Die Patientin hatte anfangs zweimal pro Woche eine Therapiestunde. Die Anregung, Träume zu erinnern und in der Therapie zu berichten, nahm sie gerne auf. Sie träume häufig und dabei oft von verirrten oder im Stich gelassenen Kindern, von toten Kindern und von Verfolgungen. Sie verstand immer mehr, wie stark ihre Psyche durch das Schweigen und die Tabus ihrer Mutter geprägt worden war. Bald vermutete sie auch, dass sie bezüglich Körperfeindlichkeit und Gefühlsblockaden etwas an ihre eigenen Töchter weitergegeben haben könnte. Die lesbische Tochter habe kein Interesse an Kindern und die andere Tochter haben schon viele Jahre keinen Partner. »Ich fürchte, dass ich nie Enkelkinder haben werden«, sagte sie einmal resigniert in der Therapiestunde. Im Verlauf interessierte sie sich für psychologische Literatur über die Weitergabe von Trauma. Sie las viele Autobiografien von Holocaust-Verfolgten.

»Eigenartige Zustände« mit Bewusstseinsstörungen sind nicht mehr aufgetreten. Die depressiven Symptome waren bei Therapieende deutlich gebessert. Körpersymptome wurden seltener und führten nur noch in Ausnahmefällen zu Facharztbesuchen. Mehrmals sagte sie, es wäre doch gut für sie gewesen, schon in jüngeren Jahren eine Psychoanalyse zu machen. Vielleicht hätte sie dann das Gespräch mit ihrer Mutter suchen und die Mauer des Schweigens abbauen können. Mit dem Tod der Mutter war diese Chance vorbei. Unser Blick richtete sich dann mehr auf die Zukunft und ihre Beziehung zu den eigenen Töchtern. Könnte sie da die Impulsgeberin sein und das Gespräch suchen? Sie war sehr zwiespältig zu diesem Vorhaben und hatte regelrecht Angst davor, derartige Gespräche zu beginnen, mit den Töchtern die eigene Beziehung anzusprechen, verborgene oder unterdrückte Gefühle zuzulassen und wahrzunehmen. Mehrmals erinnerte ich sie an die Worte von William Shakespeare: »Gib Worte Deinem Schmerz. Gram, die nicht spricht, drückt das Herz, bis dass es bricht«, die aus der Tragödie »Macbeth« (zit. nach übers. Ausgabe 2015) stammen. Die Patientin konnte selbst in den traurigsten Situationen nicht weinen. Sie war immer um Fassung bemüht wie ihre Mutter und ihr rational betonter Vater. Aber sie wurde »weicher« und wagte doch Gespräche mit den beiden Töchtern, jeweils unter vier Augen. Es gab weder eine Katastrophe, noch den großen Durchbruch, aber eine Annäherung, durch die die drei Frauen etwas Neues und Wertvolles gewonnen haben.

Transgenerationale Trauma-Weitergabe bei Opfern politischer Verfolgung in der DDR

Nach dem Ende des Zweiten Weltkriegs gab es in Ost- und Westdeutschland sehr unterschiedliche Entwicklungen. Es gab amerikanische, britische, französische und sowjetische Besatzungszonen der alliierten Siegermächte. In den Gebieten der westlichen Besatzungszonen entwickelte sich mit der BRD ein demokratisches System. Auf dem Gebiet der Sowjetischen Besatzungszone entstand mit der DDR eine Diktatur. Politisch verfolgt, bedroht und bespitzelt wurden viele. Die Kerngruppe, die es besonders hart traf, wurden in nicht-öffentlichen Prozessen zu Gefängnisstrafen verurteilt; nach den von Ansgar Borbe (2010) ausgewerteten Studien waren es zwischen 200.000 und 250.000. In der Aufarbeitung des DDR-Justizunrechts wurden nach der Wende bis zum Jahr 2007 insgesamt 184.428 Anträge auf Rehabilitierung gestellt (Borbe, 2010, S. 19). Über die Verurteilten und Inhaftierten gab es Gerichtsakten und Registrierungen in den Gefängnissen, sodass in den historischen Aufarbeitungen belastbares Datenmaterial vorliegt (ebd.). Eine andere große Gruppe von Verfolgten ist retrospektiv schwerer zu erfassen – Menschen, die in sowjetische Straflager abtransportiert wurden, Zwangsumgesiedelte aus den Grenzgebieten und aus politischen Gründen Ermordete. Sie sind oft verschwunden, und die Angehörigen wussten nicht, was mit ihnen geschah.

Die politischen Häftlinge selbst, ihre Partner und ihre Kinder entwickelten gravierende Traumafolgestörungen. Bei den Kindern der Verfolgten wurden Phänomene einer Transgenerationalen Traumatransmission festgestellt. Frühzeitig nach dem Fall der Mauer, der Wende und dem Ende der DDR-Diktator begannen erste universitäre Forschergruppen in Dresden und Leipzig mit der psychologischen Erforschung der politisch Verfolgten der DDR und ihrer Nachkommen. Die Forschergruppe von Andreas Maercker von der Universität Dresden veröffentlichte bereits von 1995 an in psychologischen Fachzeitschriften und in Monografien etwa 30 umfangreiche Studien und Übersichtsarbeiten (Maercker, 1995, 1998; Maercker & Schützwohl, 1997; Maercker, 2000, 2013; Ehlers et al., 2000; Krammer et al., 2019). Maercker war selbst politisch Verfolgter der DDR. Nach Abschluss seines Medizinstudiums an der Berliner Humboldt-Universität wollte er aus der DDR fliehen. Er wurde gefangengenommen und zu zwei Jahren Gefängnis verurteilt, die er teilweise im berüchtigten Stasi-Gefängnis Hohenschönhausen zubringen musste. Kurz vor der Wende wurde er von der BRD »freigekauft« und studierte an der Freien Universität Berlin Psychologie. Er hat in Medizin und in der Psychologie promoviert und war schließlich von 1998 bis 2001 Direktor des Psychologischen Instituts an der Universität Dresden. Seit 2005 ist er Professor für Psychopathologie und Klinische Interventionen an der Universität Zürich. Von 2011 bis 2018 war er Leiter einer internationalen Experten-Gruppe der Weltgesundheitsorganisation WHO zur Revision der Internationalen statistischen Klassifikation der Krankheiten und verwandter Gesundheitsprobleme von ICD-10 zu ICD-11. Er war zuständig für sein Forschungsgebiet »Stress- und Traumafolgen-Erkrankungen«. Maercker war also aus persönlicher Betroffenheit und aufgrund seiner fachpsychologischen Trauma-

Expertise dafür prädestiniert, die wichtigsten wissenschaftlichen Beiträge zur Transgenerationalen Trauma-Weitergabe bei politisch Verfolgten der DDR zu liefern. Eine Synthese seiner fast 30-jährigen Forschungsarbeit in diesem Gebiet ist ein entsprechendes Kapitel in dem »Handbuch Psychotraumatologie«, das er gemeinsam mit Harald Freyberger und Carsten Spitzer verfasst hat. Es trägt den Titel »Traumatische Folgen der DDR-Diktatur« (Freyberger et al., 2021).

Eine Forschergruppe aus Leipzig untersuchte ehemalige Häftlinge, ihre Partner und ihre Kinder (Weißflog et al., 2010, 2014; Beer & Weißflog, 2011; Klinitzke et al., 2012; Böhm, 2014). Sie fanden übereinstimmend der Forschergruppe von Andreas Maercker auch noch 15 bis 20 Jahre nach der Haft PTBS-Raten von 40 bis 50 Prozent sowie erhöhte Ängstlichkeit und Depressivität bei den Kindern der Inhaftierten. Eindrucksvoll – wie bei Holocaust-Opfern – ist die Mauer des Schweigens, das Unausgesprochene und die kollektive Tabuisierung des Themas. Die extreme Repression des SED-Regimes und der DDR-Diktatur, die umfassende Bespitzelung durch die Stasi und die Gefahr einer eigenen Inhaftierung, falls jemand über Verfolgung oder Folter sprach, machten die Schweigemauer schier undurchdringlich. Nach der Wende und dem Fall der Mauer konnten viele Familien aus Scham und Schuld dieses Schweigen immer noch nicht durchbrechen. Es gab Kinder von Inhaftierten, die in den Interviews mit den Forschern angaben, sie hätten 30 oder 40 Jahre nach der Inhaftierung zum ersten Mal mit ihrem betroffenen Elternteil gesprochen. Die Eltern wurden damals wortlos abgeholt, wurden von der Stasi verhört und kamen dann ins Gefängnis. Die Kinder kamen oft ins Heim und es wurde ihnen nichts über den Verbleib der Eltern gesagt. Dass ein derart terroristisches System psychische Langzeitfolgen hat, ist evident und durch die ausführlichen Forschungsergebnisse in den neuen Bundesländern nach der Wende belegt. Die Bundesregierung bewilligte im Jahr 2021 insgesamt 2,4 Millionen Euro für Forschung zu »gesundheitlichen Langzeitfolgen von SED-Unrecht« (Borbe, 2010). Diese wird in einem länderübergreifenden Forschungsverbund an den Universitäten Magdeburg, Jena, Leipzig und Rostock gerade durchgeführt. Der Sprecher des Forschungsverbundes, Professor Jörg Frommer von der Universität Magdeburg, sagte dazu folgendes:

> »Überwachung, Verhöre und Zersetzung, das alles wirkt bei Betroffenen auch 30 Jahre nach dem Ende der DDR noch nach, körperlich wie seelisch… Medizinisch geht es bei diesem Personenkreis häufig nicht nur um isolierte

> einzelne Gesundheitsschäden, sondern um komplexe Mehrfacherkrankungen mit inzwischen jahrzehntelangem Verlauf. Das Spektrum reicht von Herz-Kreislauf-Erkrankungen, degenerativen Erkrankungen des Bewegungsapparats und Schmerzstörungen und endokrinen Störungen bis hin zu Krebserkrankungen. In den allermeisten Fällen sind diese somatischen Folgen kombiniert mit chronischen psychischen Folgestörungen« (Frommer, 2021, S. 1).

Dieses Statement ist weniger eine Aufarbeitung der traumatischen Vergangenheit, sondern ein Blick in die Zukunft der Betroffenen und ihre Gesundheit. Mit ersten Ergebnissen dieses Forschungsverbundes ist im Jahr 2024 zu rechnen.

Mehrere Forschergruppen haben die Forschungsergebnisse zur Transgenerationalen Trauma-Weitergabe nach politischer Verfolgung in der DDR in umfangreichen Sammelbänden zusammengestellt (Trobisch-Lütge & Bomberg, 2015; Drescher et al., 2018). Sie wurden begleitet von diversen Ausstellungen zu diesem Thema und ausführliche Diskussionsbeiträge in den Sammelbänden. Nachdem lange Zeit die Ergebnisse überwiegend in der wissenschaftlichen Literatur nachzulesen waren, soll nun die Öffentlichkeit mehr durch Ausstellungen, Rundfunk- und Fernsehsendungen und verbreitete Diskussionen in den Print-Medien die kollektive Aufarbeitung in der Bevölkerung gefördert werden.

Die Aufarbeitung der DDR-Traumatisierungen und deren transgenerationale Folgen hat erst begonnen. Sie wird sicherlich noch andauern und neue Ergebnisse ans Licht bringen. Die Auschwitz-Prozesse begannen erst 18 Jahre nach dem Ende des Zweiten Weltkriegs. Zwei Jahrzehnte war auch die Verzögerungslatenz, bis endlich die Forschungsergebnisse über das DDR-Unrecht und die Schicksale der politisch Verfolgten und Inhaftierten mehr zum Thema in der betroffenen Bevölkerung wurde. Die Mauer des Schweigens aus Scham und Schuld ist charakteristisch für Traumatisierung und die Verarbeitung von Traumata. Sie verhindert lange Zeit die Aufdeckung, die Offenlegung und die Suche nach der Wahrheit.

Transgenerationale Weitergabe von Gewalt

Die Transgenerationale Weitergabe von Gewalt ist eine der wesentlichen Wurzeln von Traumatisierung. Sie gilt für viele Formen von Gewalt – von der häuslichen Gewalt bis zu Gewalt bei Kindersoldaten, Kriegsgewalt oder Gewalterfahrungen in Gefängnissen. Die transgenerationale Weitergabe von Gewalt ist außerhalb von Kriegs- und Terrorsituationen eine der Hauptursachen für die Entstehung von menschlichem Leid und von Traumatisierung. Je nach Gewaltart ist ein hoher Prozentsatz der Gewalttäter vorher ein Gewaltopfer gewesen. Es kommt also zu einer Opfer-Täter-Transition oder einem Opfer-Täter-Transfer: aus Opfern werden Täter. Das ist der Teufelskreis der Gewaltspirale, die sich schier unaufhaltsam weiterdreht und immer wieder neu Gewaltopfer und schwere Traumatisierungen hinterlässt. Die alltägliche Gewalt in Familien, die meist häusliche Gewalt genannt wird, richtet sich bevorzugt gegen die eigenen Kinder und gegen den Ehe- oder Lebenspartner. Diese beiden Gewaltformen können einzeln oder kombiniert auftreten. Das simplifizierende Täter-Stereotyp lautet: der alkoholisierte Familienvater schlägt Ehefrau und Kinder. Die Wirklichkeit der Gewalt ist aber viel komplexer: Auch Frauen töten ihre Männer und bei den Kindstötungen sind in etwa 70 Prozent der Fälle die Mütter die Täterinnen (Csef, 2023, 2024). Bei den verschiedenen Misshandlungsformen an Kindern ist ebenfalls der Frauenanteil hoch. In einer repräsentativen Stichprobe der deutschen Bevölkerung wurden retrospektiv die Prävalenzraten von fünf Misshandlungsformen untersucht. Die Forscher (Häuser et al., 2011, S. 289) ermittelten für den Schweregrad »leicht bis extrem« die folgenden Häufigkeiten (Lebenszeitprävalenz in Prozent):

- Emotionale Misshandlung (14,9)
- Körperliche Misshandlung (12,0)
- Sexuelle Misshandlung (12,5)
- Emotionale Vernachlässigung (49.3)
- Körperliche Vernachlässigung (48,4)

Die genannten Misshandlungsformen können einzeln oder kombiniert auftreten.

In den USA erfolgten seit den 90er Jahren durch die Forschergruppe von V.J. Felitti umfangreiche Studien zur Prävalenz von belastenden Kindheitserlebnissen (*Adverse Childhood Experiences* ACE). Die weltberühmt gewordene ACE-Studie wurde im Jahr 1998 publiziert (Felitti et al., 1998). Eine Forschergruppe unter Federführung des renommierten Traumaforschers Professor Jörg Fegert der Universität Ulm hat etwa zwei Jahrzehnte später die ACE-Prävalenz an einer repräsentativen deutschen Bevölkerung untersucht. Die Stichprobe umfasste 2.531 Personen. Es wurden die folgenden zehn ACE-Typen erfasst:

- Emotionale Misshandlung
- Körperliche Misshandlung
- Sexueller Missbrauch
- Emotionale Vernachlässigung
- Körperliche Vernachlässigung
- Elterliche Scheidung/Trennung
- Häusliche Gewalt
- Alkohol- und Drogenmissbrauch (Eltern)
- Psychische Erkrankungen im Haushalt
- Inhaftierung eines Familienmitglieds

43,7 Prozent der Befragten gaben mindestens eines der oben genannten belastenden Kindheitserlebnisse an. 8,9 Prozent berichteten über vier oder mehr belastende Kindheitserlebnisse. Diese Gruppe wurde als Hochrisikogruppe identifiziert. Sie zeigte ein signifikant höheres Risiko für Depressivität, Ängstlichkeit, körperliche Aggressivität und eingeschränkte Lebenszufriedenheit (Witt et al., 2019).

Die dargestellten Ergebnisse für deutsche Verhältnisse zeigen den Umfang, das Ausmaß, die Art und den Schweregrade kindlicher Traumatisierungen. Bei einem Teil ist die Traumatisierung von der Symptomstärke her so gravierend, dass eine stationäre kinder- und jugendpsychiatrische Behandlung erforderlich wäre. Nach Einschätzungen von Jörg Fegert liegt in deutschen Fachkliniken für Kinder- und Jugendpsychiatrie der Anteil von traumatisierten Kindern und Jugendlichen bei 10 bis 30 Prozent (Fegert et al., 2013).

Aus Opfern werden Täter – Der circulus vitiosus von Gewaltspiralen

Die Begriffe »Gewaltspirale« und »Teufelskreis der Gewalt« (circulus vitiosus) werden bei allen Gewaltformen verwendet, wenn die permanente Wiederholung von Gewaltmustern beschrieben werden soll. Sie tauchen deshalb auch im Zusammenhang mit Kriegen oder sich perpetuierender Gewalt zwischen Gruppen auf, meist als politisch motivierte Gewalt in nationalen oder internationalen Beziehungen. Im Kontext dieses Buches werden diese Begriffe im Zusammenhang mit häuslicher Gewalt und Partnerschaftsgewalt verwendet. Der Titel des vorliegenden Buches mit *Trauma und Resilienz* führt jedoch oft zentral in kollektive Gewaltszenarien, wie die vorherigen Kapitel zeigen. KZ-Überlebende, Holocaust-Verfolgte, Kriegsversehrte, Geflüchtete, Vertriebene und vielgestaltige Terroropfer sind traumatisierte Menschen, die nicht durch persönliche Konflikte, sondern durch kollektive Gewaltphänomene zum Gewaltopfer wurden. Migranten, Asylanten oder Geflüchtete sind aktuell eine große Gruppe, die ein erhöhtes Risiko für Traumatisierung aufweisen. Die Transgenerationale Weitergabe von Gewalt widmet sich im engeren Sinn der häuslichen Gewalt und der Partnerschaftsgewalt. Die Weitergabe von Gewalt innerhalb einer Familie von Generation zu Generation ist dabei der Fokus. Unter dem Aspekt der Traumabewältigung geht es dann oft darum, wie der Teufelskreis der Gewalt durchbrochen werden kann oder wie das Opfer aus der Gewaltspirale herauskommt. In dieser Möglichkeit liegt ein großes Präventionspotenzial, denn wenn dies gelingt, nimmt Gewalt ab. Das Gewaltopfer muss nicht zwangsläufig zum Gewalttäter werden. Je seltener dies vorkommt, umso friedfertiger wird die Gesellschaft. Aktuell gehören die unbewältigte Gewalt und Aggression zu den großen gesellschaftlichen Herausforderungen der Gegenwart. Der Psychologie-Professor und Traum-Experte Franz Ruppert schrieb kürzlich ein Buch über die »traumatisierte Gesellschaft«. Er beschreibt traumatisierte und traumatisierende Gesellschaften und zeigt nach einem ausführlichen Kapitel über Täter-Opfer-Dynamiken Auswege und Ausstiegsmöglichkeiten aus Gewaltspiralen auf (Ruppert, 2018).

In den beiden folgenden Kapiteln wird bezüglich Gewalt-Weitergabe über mehrere Generationen differenziert, ob die Gewalt gegen Kinder wiederholt wird (wie bei Kindesmisshandlungen) oder ob ein misshandeltes Kind später Gewalt gegen den Liebes- oder Ehepartner ausübt (Partnerschaftsgewalt, im Extremfall Intimizid, also die Tötung des Liebespartners).

Transgenerationale Weitergabe von Gewalt gegen die eigenen Kinder

Menschen, die in ihrer Kindheit psychisch, körperlich oder sexuell misshandelt wurden, haben ein deutlich erhöhtes Risiko, auch eigenen Kindern irgendwann Gewalt anzutun. Die Trauma-Expertin Eva Möhler betont in ihrem Buch *Transmission von Trauma* (2020), dass 60 bis 70 Prozent der Eltern, die in ihrer eigenen Kindheit misshandelt wurden, später ihre leiblichen Kinder misshandeln. Dabei gibt es zahlreiche Konstellationen und deutliche Geschlechtsunterschiede. Mütter misshandeln anders als Väter. Ausübung von Gewalt von Vätern gegen die eigenen Kinder setzt oft später ein als die der Mütter, da sich in den meisten Familien in den ersten Lebensjahren die Mütter bevorzugt um die Kinder kümmern. Wichtig ist auch die Frage, ob beide Elternteile kindliche Opfer von Misshandlungen waren oder nur ein Teil und ob sie aktuell beide gewalttätig gegen das Kind sind oder nur ein Elternteil.

Die transgenerationale Weitergabe von Gewalt in Vater-Sohn-Beziehungen ist in ihrer Phänomenologie und in den Folgen anders als die in Mutter-Tochter-Beziehungen. Dies soll durch die beiden folgenden Fallbeispiele verdeutlicht werden.

Fallbeispiel 1

Transgenerationale Weitergabe von Gewalt in einer Vater-Sohn-Beziehung

In meine psychoanalytische Sprechstunde kam ein 35-jähriger Jurist. Er ist seit fünf Jahren verheiratet und hat einen dreijährigen Sohn. Er äußert mehrere persönliche Anliegen, weshalb er psychotherapeutische Hilfe sucht. Zum einen leide er seit mehr als zehn Jahren unter Zwangsstörungen, die bislang unbehandelt geblieben und deshalb chronifiziert seien. Zum anderen habe er bereits als Jugendlicher aggressive Fantasien und manchmal Tötungsimpulse gegen autoritär auftretende Männer gehabt. In der Jugendzeit seien sein eigener Vater und einige Lehrer Objekt seiner aggressiven Fantasien gewesen. Die Beziehung zu seinem Vater beschrieb er als sehr schlecht und konflikthaft. Der Vater sei ebenfalls Jurist und als Notar sehr erfolgreich und angesehen. Als Kind habe er ihn sehr streng erzogen und manchmal hart bestraft mit Schlägen auf den Kopf oder auf den Po. Die Mutter sei Hausfrau, eher ängstlich und dem Vater gegenüber unterwürfig. Er habe keine Geschwister. Als Einzelkind habe er die ganze Aggression des Vaters und auch seine hohen Erwartungen zu spüren bekommen. Höchstleistungen und Pflichterfüllung waren das oberste Gebot seines Vaters. Bei schlechten Schulleistungen gab es für ihn empfindliche Strafen: Taschengeldentzug, Fernsehverbot, Ausgehverbot, Beschimpfungen und Entwertungen. »Wenn du so weiter machst, landest du mal bei der Müllabfuhr!« oder »Aus dir wird eh nix!« oder »Du bist ein Versager«. Die Schulnote »befriedigend« sei für den Vater schon eine schlechte Note gewesen.

Am wohlsten fühlte er sich im Tennisverein. Er war motorisch geschickt und in dieser Sportart im Vergleich zu gleichaltrigen Mitspielern überdurchschnittlich. Er kam im Verein in die Auswahlmannschaft und durfte regelmäßig Turniere mitspielen. Den Vater interessierten seine Fähigkeiten im Tennis nicht. Lob und Anerkennung gab es dafür weder vom Vater noch von der Mutter. Die Mutter habe ihn immerhin in der Anfangszeit zum Tennisplatz gefahren und ab und zu ein Spiel angeschaut. Der Vater jedoch hat demonstrativ nie ein Spiel von ihm gesehen. Diesen interessierten überwiegend die Schulleistungen. Verprügelt wurde er wegen schlechten Schulleistungen nicht, sondern wenn er dem Vater widersprach, ungehorsam war und in der Einschätzung des Vaters zu frech. In seltenen Fällen gab es Prügel, wenn der schlecht gelaunte und gereizte Vater abends aus der Kanzlei nach Hause kam und die Mutter ihn beim Vater wegen Fehlverhaltens verpetzte. Die väterliche Tortur oder Dressur führte dazu, dass er im Abiturzeugnis einen Durchschnitt von 2,1 hatte. Er hätte gerne Medizin oder Psychologie studiert, aber mit diesem Notendurchschnitt hätte er auf Anhieb keinen Studienplatz in diesen Fächern bekommen. Nach längerem Überlegen und ständigem Zureden des Vaters begann er ein Jurastudium.

Seine Zwangssymptome behielt er wie ein Geheimnis für sich. Er konnte und wollte weder mit seiner Mutter noch mit seinem Vater darüber sprechen. Er schämte sich für seine Zwangsgedanken, konnte sie aber relativ gut »wegdrücken« oder sich ablenken. Der Schweregrad war offensichtlich nicht sehr gravierend. Die aggressiven Fantasien gegen Lehrer wechselten wiederholt das Objekt, beim Vater blieben die Zwangsgedanken relativ gleichförmig. Eine »Lieblingsfantasie« – er verwendete selbst dieses Wort – bestand darin, dass er seinen Vater mit einer Peitsche schlug. Oder er hatte »Tagträume«, dass sein Vater auf der Heimfahrt mit dem Auto einen Unfall erleidet und daran stirbt; oder dass der Vater unheilbar an Krebs erkrankt. Mit dem Studium ist er von zu Hause ausgezogen. Nun wurden die Zwänge zunehmend durch alltägliche Ängste verdrängt oder überdeckt. Alleine in einer fremden Universitätsstadt erlebte er sich oft hilflos und ohnmächtig.

Er verglich sich oft mit anderen und kam sich dabei zurückgeblieben und sehr unbeholfen und eingeschränkt vor. Schon während seiner Gymnasialzeit erlebte er sich als Einzelgänger und Außenseiter. Er hatte noch nie eine Freundin, war nur einmal in eine Klassenkameradin verliebt, traute sich aber keine Annäherung zu und hatte Angst vor Zurückweisung. In den ersten Semestern kam er sich oft sehr einsam vor. Seine Eltern besuchte er nur selten – an Ostern und Weihnachten, ab und zu in den Semesterferien. Der Vater fragte ihn meist über sein Studium aus, er antwortete brav und einsilbig. Die Zwangsgedanken waren seltener, belasteten ihn aber immer noch. Manchmal wurden sehr autoritär auftretende Juraprofessoren Objekt seiner Zwangsgedanken. Das Einzige, was ihm in der Anfangszeit des Studiums Spaß machte und einen gewissen Selbstwert vermittelte, war sein Tennisspielen, das er in der Universitätsstadt gleich zu Beginn aufnahm. Ein Manko in seiner Selbsteinschätzung war immer noch, dass er noch nie mit einer Frau geschlafen hatte und er sich im Vergleich zu Kommilitonen, die eine Freundin hatten, minderwertig fühlte. Mit 26 Jahren traute er sich eine Studentin anzusprechen, die ebenfalls Tennis spielte und auch Jura studierte. Zögerlich kam es zu ersten Begegnungen und schließlich zum ersten Geschlechtsverkehr. Für ihn war es sehr entlastend, dass sie keine Jungfrau mehr war und ihn einfühlsam in die ihm bis dahin unerschlossene Welt der Sexualität einführte.

Die Liebesbeziehung entwickelte sich für ihn in groben Zügen ganz gut. Er war weder der große Liebhaber noch sehr kundige in der Sprache der Liebe, wenn es um Liebesbekenntnisse, Komplimente oder warmherzige Gefühlszuwendungen ging. Dennoch stabilisierte sich die Beziehung. Das Paar heiratete und in seinem 32. Lebensjahr wurde ein Sohn geboren. Bereits vor der Ehe fasste er den Mut, mit seiner Freundin erstmals einem Menschen von den Zwangsgedanken und Ängsten zu erzählen. Sie empfahl ihm eine Psychotherapie, erkundigte sich im Internet und in der Fachliteratur über Zwangsstörungen. Den ersten Schritt zu einer Psychotherapie schob er jedoch hinaus. Es sei von selbst doch schon besser geworden, beschwichtigte er meistens. Beruflich war er zufrieden. Er selbst und auch seine jetzige Ehefrau haben beide die juristischen Staatsexamina bestanden. Sie arbeitete auf einer Teilzeitstelle als Verwaltungsjuristin in einer kommunalen Behörde. Er ging in eine Kanzlei und spezialisierte sich auf Arbeitsrecht. Im dritten Lebensjahr seines Sohnes bemerkte er, dass er immer nervöser und aggressiver wurde, wenn sein Sohn schrie. Das Schreien des Kindes habe ihn von Anfang an irritiert. Seine Ehefrau habe ihn meistens beruhigt, das sei normal, der Sohn habe Hunger, Blähungen oder kriege Zähne. Je aktiver der Sohn wurde, Laufen lernte und Sprechen konnte, desto mehr störte ihn das Schreien in bestimmten Situationen. Wenn der Sohn nicht schlafen wollte oder konnte, wenn er bestimmte Nahrungsmittel nicht mochte und ausspuckte oder wenn er sonst etwas getan hat, was ihm missfallen hat. Er merkte, dass er nun zunehmend aggressive Gefühle gegen seinen Sohn hatte und befürchtete, dass ihm bald die Hand ausrutscht. »Bloß nicht werden wie mein Vater« war immer öfter sein Gedanke. Er sprach mit seiner Frau und diese konnte ihn jetzt zu einer Psychotherapie ermutigen.

Nach den probatorischen Sitzungen wurden mit ihm die Therapiemöglichkeiten besprochen. Ich empfahl ihm eine psychoanalytische Gruppentherapie als Langzeitbehandlung. Einem Therapieverfahren, mit dem ich über Jahrzehnte gute Erfahrungen gemacht hatte (Csef, 1994, 2000, 2005). Nach einigem Zögern nahm er dieses Behandlungsangebot an. Für ihn war es in der analytischen Gruppe eine große Erleichterung, dass auch andere Mitpatienten unter Zwangsstörungen litten. Da ich mich jahrzehntelang wissenschaftlich mit der Behandlung von Zwangsstörungen beschäftigte, hatte ich relativ viele Zwangskranke in Behandlung.

Der Patient kam relativ leicht in den Gruppenprozess, da er aufgrund seines Jurastudiums sprachlich eloquent war und wegen seiner Tätigkeit als Jurist in einer angesehenen Kanzlei einen von den Mitpatienten anerkannten Status hatte. Nachdem andere Mitpatienten relativ offenherzig von ihren Zwängen erzählt hatten, konnte auch er erstmals vor und mit anderen darüber sprechen. Bisher waren die Ehefrau und der Analytiker die einzigen Zeugen dieses »Mankos«, wie er es nannte. In der Gruppe sprach er mehr über seine Vaterbeziehung als über seine Beziehung zum eigenen Sohn. Da er schnell gut in die Gruppe integriert war, stabilisierte sich sein psychischer Zustand und er wurde zunehmend zum Kritiker. In der Übertragung wurde ich als Gruppenleiter zunehmend zum Objekt seiner aggressiven Fantasien. »Die Gruppe bringt mir zu wenig. Vielleicht wäre doch ein anderes Therapieverfahren besser für mich gewesen«, sagte er. Oder er verbündete sich mit anderen Mitpatienten, die auch Kritik äußerten und unterstützte wortreich deren Anliegen. In dieser Phase war es für mich als Gruppenanalytiker wichtig, nicht in eine »sadistische Gegenübertragung« zu geraten, die bei der Behandlung von Zwangskranken nicht selten ist. Im weiteren Gruppenverlauf konnte er auch über seine Partnerbeziehung und darüber sprechen, was ihn an seinem Sohn manchmal nervt. Es war sehr entlastend für ihn, dass andere

Männer der Gruppe ähnliche Empfindungen von sich kannten und auch darüber sprechen konnten. Der Patient besuchte die Gruppe vier Jahre lang mit Erfolg. Er war in den vier Jahren das Gruppenmitglied, das am seltensten fehlte. Ihm war es wichtig, da und dabei zu sein. Bei Therapieende war er weitgehend symptomfrei bezüglich Angst- und Zwangssymptomen.

Fallbeispiel 2

Transgenerationale Weitergabe von Gewalt in Mutter-Tochter-Beziehungen

Die österreichisch-amerikanische Schriftstellerin Anna Mitgutsch hat in ihrem Erfolgsroman »Die Züchtigung« sehr differenziert die Weitergabe von Gewalt in drei Mutter-Tochter-Beziehungen beschrieben. In drei Generationen einer Familie wurden ähnliche Muster von Gewalt jeweils an die nächste Generation weitergegeben. Für diesen Erfolgsroman erhielt die Autorin den Brüder-Grimm-Preis und den Kulturpreis des Landes Oberösterreich. Die Erstausgabe erschien im Jahr 1985 im Claassen-Verlag. Bereits zwei Jahre später folgte eine Taschenbuch-Ausgabe im dtv-Verlag. Im Jahr 2020 wurde schließlich im btb-Verlag eine Neuauflage veröffentlicht. Die Sekundärliteratur über diesen Roman ist Jahr für Jahr umfangreicher geworden. Diese Erfolgsgeschichte weist darauf hin, dass das Thema der Gewalt unter den Frauen einer Familie über mehrere Generationen eine hohe Aktualität hat und viel Resonanz erhält.

Die lang anhaltende Rezeptionsgeschichte des Erfolgsromans von fast vier Jahrzehnten unterstreicht seine Bedeutung und Aktualität. Es ist ein sehr autobiografisch geprägter Roman, der die familiären Beziehungen und die schwierige Mutter-Tochter-Beziehung von Anna Mitgutsch reflektiert. Er enthält sehr klare, drastische und brutale Gewalthandlungen, die die Mutter an der Tochter vollstreckte. Vergleichbare explizite Gewaltexzesse hat vor Mitgutsch die bayerische Schriftstellerin Lena Christ beschrieben. Da häusliche Gewalt der rote Faden des Romans ist, kann der Romantitel »Die Züchtigung« als sehr treffend bezeichnet werden. Es geht also im Roman um familiäre Gewalt an Kindern und um Traumatisierung. Hier ist allerdings nicht der Vater der Gewalttäter – was statistisch in der Realität am häufigsten ist – sondern die eigene Mutter. Damit hat Anna Mitgutsch eine Tür aufgestoßen und ein bisheriges Tabu gebrochen: Die Mutter als Gewalttäterin. Im Roman werden vier Generationen dieser Familie beschrieben und drei Mutter-Tochter-Beziehungen. Das erschreckende und realitätsbezogene Phänomen hierzu ist die Wiederholung, der Teufelskreis, die Weitergabe von gewalttätigen Beziehungsmustern an die nächste Generation. In der Fachsprache der modernen Traumaforschung wird in diesem Kontext von »Transgenerationaler Traumatransmission« gesprochen. Anna Mitgutsch war also mit ihrem Roman eine Pionierin und ihrer Zeit weit voraus. Zum Zeitpunkt des Erscheinens ihres Romans war in der psychiatrisch-psychologischen Fachwelt der Trauma-Begriff als Diagnose noch gar nicht etabliert.

Die Ich-Erzählerin und Protagonistin – Vera, das Alter-Ego von Anna Mitgutsch – beschreibt nüchtern und realistisch die alltägliche Gewalt. Die Sprache ist sehr direkt, unmittelbar und fast sachlich. Der Leser kommt sich womöglich so vor, als läse er einen »True-Crime-Bericht« über schwere kindliche Misshandlungen. Ein bitterer Ausklang prägt die Schlussszene des Romans: Vera liest heimlich das Tagebuch ihrer eigenen Tochter und muss entsetzt feststellen, dass sie wohl keine bessere Mutter war als ihre eigene prügelnde Mutter, dass sie ebenfalls versagt hat als Mutter, nur eben etwas anders. Ihre eigene Tochter schildert sich als unglücklich und sie fühlt sich verantwortlich und schuldig für dieses Unglück. Sie hat zwar ihre eigene Tochter nicht verprügelt, wie es ihr durch die eigene Mutter widerfahren ist, aber sie hat andere Beziehungsmuster wiederholt, die ihre Tochter eben auch belastet, eingeschränkt und unglücklich gemacht haben. So ist dieser Roman ein Meisterstück über das Drama, das Sigmund Freud Wiederholungszwang nannte, andere Psychologen nennen es Teufelskreis und die moderne Traumaforschung spricht von einer Transgenerationalen Weitergabe des Traumas oder der Gewalt.

Der Roman spiegelt ein Familiendrama in einer Mehrgenerationen-Perspektive. Die Erzählstränge sind psychologisch sehr konsistent und empathisch. Vergegenwärtigt man sich die derzeit vorrangigen psychologischen Beziehungsthemen, so ist der Roman hoch aktuell: familiäre oder häusliche Gewalt, toxische Beziehungen, Weitergabe von pathologischen Beziehungsmustern oder »vererbte Gefühle«. Der Neuauflage des vor fast vierzig Jahren erstmals erschienen Buches sind zahlreiche Leser zu wünschen. Diese werden einen großen Gewinn haben, falls sie sich für Glanz und Elend von familiären Beziehungen interessieren. Das Thema der familiären Gewalt in Mutter-Tochter-Beziehungen ist bis heute in der psychologischen Forschung deutlich unterrepräsentiert. Insofern ist der Roman ein wichtiger Impuls.

Transgenerationale Weitergabe von Gewalt gegen den Liebes- oder Ehepartner (Partnerschaftsgewalt, Intimizide)

Die Weitergabe von Gewalt innerhalb der Familie kann sich nicht nur gegen die eigenen Kinder, sondern auch gegen den Liebes- oder Ehepartner richten. Dies ist ein Sonderfall der Gewalt-Weitergabe, denn das Gewaltopfer ist oft gleich alt. Die Wurzeln der Gewalt liegen oft Jahrzehnte zurück in der Kindheit oder Jugend des Täters. Und es liegt immer eine Opfer-Täter-Transition vor. Das Opfer familiärer Gewalt wird Jahre oder Jahrzehnte später selbst zum Täter familiärer Gewalt in der Form von Partnerschaftsgewalt. Die extremste Gewalteskalation in diesem Kontext ist die Tötung des Liebes- oder Ex-Partners, der Intimizid. Untersuchungen zur Partnerschaftsgewalt und zu Intimziden haben ergeben, dass – ähnlich wie bei der oben beschriebenen Kindesmisshandlung – etwa 60 bis 70 Prozent der Täter vorher in der Kindheit oder Jugend selbst Opfer von häuslicher Gewalt waren. Bei der Partnerschaftsgewalt gibt es hohe Dunkelziffern. Im Hellfeld, den bei der Polizei angezeigten Fällen, erscheint nur ein Bruchteil der tatsächlichen Fälle. Nach den Zahlen des Bundeskriminalamtes gab es in Deutschland im Jahr 2021 immerhin 143.016 angezeigte Fälle von Partnerschaftsgewalt. Davon betrafen fast 60 Prozent der Fälle einfache vorsätzliche Körperverletzung. Es kam zu 121 Intimiziden oder Partnertötungen (BKA, 2022). Experten gehen davon aus, dass nur etwa jeder dritte Fall angezeigt wird, sodass geschätzt mit etwa 450.000 Fällen von Partnerschaftsgewalt pro Jahr in Deutschland gerechnet werden muss. Informationen über die Vorgeschichte der Täter hinsichtlich selbst erlebter Gewalt, Misshandlung oder Missbrauch in der Kindheit liegen dann vor, wenn es zu einer Anklage vor Gericht kommt und im Auftrag des Gerichtes forensisch-psychiatrische Gutachten angefertigt werden.

Zwei solche Fälle, über die in den Medien sehr ausführlich jahrelang berichtet wurde, zeigen die Gewaltspirale nach häuslicher Gewalt.

Fallbeispiel 1

Multiple Traumatisierung einer Ärztin in der Kindheit und Jugend, Intimzid am Ehemann im 34. Lebensjahr

Die Lebensgeschichte von Lydia H. war schrecklich und traumatisierend. Die Eltern waren fanatische Zeugen Jehovas. In ihrem dritten Lebensjahr trennten sie sich. Sie lebte zuerst bei der Mutter, in der Pubertät zog sie zum Vater, der wieder verheiratet war.

Ihre Mutter zog oft um, hatte wechselnde Männerbeziehungen und vernachlässigte ihre Tochter. Die häufigste negative Art der Zuwendung bestand im Verprügeln – mit oder ohne Anlass. Die Konflikte und Prügeleien nahmen in ihrer Pubertät derart zu, dass sie es bei ihrer Mutter nicht mehr aushielt. Sie zog zu ihrem Vater. Dieser hatte durch seine zweite Heirat einen Stiefsohn, der mehr als doppelt so alt war wie Lydia. In ihrem 14. Lebensjahr wurde sie von diesem brutal vergewaltigt. Sie hatte bis zu ihrer ersten Gerichtsverhandlung nie mit jemandem über ihre sexuelle Traumatisierung gesprochen. In der Folgezeit entwickelte sie Trauma-Folgestörungen wie sie für sexuell traumatisierte Mädchen typisch sind: Selbstverletzungen, Essstörungen, Alkohol- und Drogenprobleme. Mit 15 Jahren stahl sie ihrem Vater Geld und kaufte sich Heroin. Sie musste auf einer U-Bahn-Toilette in Stuttgart vom Notarzt wiederbelebt werden und kam in eine psychiatrische Klinik.

Mit 17 Jahren ging sie erstmals als Prostituierte auf den Strich, um sich Geld für Drogen zu beschaffen. Dort lernte sie den mehr als 50 Jahre älteren Hermann H. als Freier kennen. Er wurde einer ihrer Stammkunden im Sexgewerbe. Von Beruf war er selbstständiger Geschäftsmann, privat war er single. Beim Kennenlernen war er fast schon 70 Jahre alt. Er bot ihr bald einen Deal an: Sie sollte nur noch ihm zu Diensten sein. Er würde für ihren Lebensunterhalt aufkommen, sie von den Drogen wegbringen und ihr helfen, eine sinnvolle Tätigkeit zu finden. Sie willigte ein und der Deal funktionierte. Sie entschied sich, das Abitur nachzumachen, Medizin zu studieren und Ärztin zu werden. All das haben die beiden miteinander geschafft. Im Jahr 2008 machte sie das praktische Jahr am Universitätsklinikum Aachen. Sie promovierte im Fachgebiet Anästhesie über nichtinvasive Beatmung und wollte Anästhesistin werden. Nun hatte sie legal Zugang zu Psychopharmaka wie Benzodiazepine oder Barbiturate und starken Schmerzmitteln wie Morphium. Der Weg zurück in die Sucht war gebahnt. Mit der Sucht kam auch die Sehnsucht nach anderen Männern. Sie machte sich auf die Suche und landete auf dem Online-Dating-Portal »Easy flirt«. Dort lernte sie Erich kennen, verliebte sich in ihn und wollte mit ihm zusammenleben. Von ihrem 85 Jahre alten Ehemann Hermann wollte sie sich daher trennen. Dieser war absolut gegen eine Trennung und versuchte sie zu erpressen und ihr zu drohen. So kam es schließlich nach einer Auseinandersetzung zum Tötungsdelikt. Lydia H. geriet in einen psychischen Ausnahmezustand und war getrieben von panischer Angst, dass ihr eifersüchtiger Ehemann durch eine Anzeige bei der Ärztekammer alles zerstören würde, was sie sich mühsam aufgebaut hatte. Sie fürchtete, dass sie wegen ihrer langjährigen Suchtanamnese und wegen ihres aktuellen Rückfalls die Approbation verlieren könnte. Am 19. Februar 2011 holte sie im Streit Morphiumspritzen, die sie im Rahmen ihrer Sucht auf Vorrat entwendet hatte, und injizierte ihrem Ehemann eine tödliche Dosis in den Oberschenkel.

Im ersten Gerichtsverfahren am Landgericht Aachen im Jahr 2012 wurde sie wegen Mordes zu lebenslanger Haft verurteilt. Ihre Verteidiger rieten ihr, in Revision beim Bundesgerichtshof zu gehen. Dieser hob das Urteil auf. Beim zweiten Prozess im Jahr 2014 wurde ihr Tötungsdelikt als Totschlag gewertet und sie erhielt eine Haftstrafe von acht Jahren. In einem dritten Prozess im Jahr 2016 wurde die Haftstrafe auf sieben Jahre und acht Monate reduziert und das Berufsverbot wurde aufgehoben. Vor Gericht wurde also auch über die Frage gestritten, ob die ärztliche Täterin nach Verbüßung der Haftstrafe noch als Ärztin tätig sein darf, ob sie Berufsverbot erhält oder nicht. Heute arbeitet Lydia H. vermutlich unter anderem Namen als Ärztin, weil der Bundesgerichtshof ihr das zubilligte.

Die juristische Aufarbeitung dieses Intimizids ist lang und spannend. Im ersten Gerichtsverfahren sah das Landgericht Aachen Mordmerkmale wie Heimtücke oder niedrige Beweggründe als gegeben an. Der Bundesgerichtshof zweifelte an dieser Einschätzung und hob das Urteil auf. Im zweiten Verfahren wurde der Intimizid als Affektdelikt und Totschlag aufgefasst. Ein drittes Verfahren wurde notwendig wegen des strittigen Berufsverbotes (Zusammenfassung nach Daniel Müller, 2018). Dieser Fall beschäftigte fünf Jahre lang intensiv die Medien. Zweimal revidierte der Bundesgerichtshof das Urteil. Erst das dritte Urteil wurde rechtskräftig.

Fallbeispiel 2

Sexueller Missbrauch eines Jungen durch Mutter-Sohn-Inzest in der Kindheit, intensive Gewaltentwicklung im Erwachsenenalter

Andreas Marquardt (geb. 1956) ist ein besonders eindrucksvolles Beispiel für einen Mann, der als Kind sexuell missbraucht wurde, in den Teufelskreis der Gewalt geriet und schließlich eine lange Gefängnisstrafe abbüßen musste. Er ist in desolaten sozialen Verhältnissen aufgewachsen. Sein Vater war gewalttätig und hat früh die Familie verlassen. Bereits vom siebten Lebensjahr an wurde er von der Mutter sexuell missbraucht. Die sexuellen Übergriffe präsentierte sie ihm quasi als »Unterricht« und sagte zu ihm: »Ich zeige dir alles. Du wirst besser sein als Papa. Die Frauen werden sich nach dir verzehren, weil du ein ganz Lieber bist.« In den ersten Jahren des Missbrauchs musste er die Mutter oral und mit Gegenständen befriedigen. Vom zwölften Lebensjahr an drängte ihn die Mutter fast täglich zum Geschlechtsverkehr. In seinem Buch (Marquardt & Lemke, 2007) kommentierte Marquardt dies wie folgt: »Sie hat mich in jede Technik eingeweiht, die es überhaupt gibt. Leider.« Der inzestuöse Beischlaf mit der Mutter wurde von dem jungen Andreas als ekelhaft erlebt: »Ich habe mich danach fast jedes Mal erbrochen.« Selbst die Großeltern, die wussten, dass der Jugendliche jede Nacht im Ehebett der Mutter schläft, tolerierten dieses Verhalten.

Mit fünfzehn Jahren kam Andreas Marquardt zum Kampfsport. Er wurde später preisgekrönter Karatekämpfer. Nach acht Jahren sexuellen Missbrauchs durch die Mutter verließ er mit 16 Jahren die gemeinsame Wohnung. Das psychische Erbe, das er aus dieser beschädigten Kindheit mitgenommen hat, war eine grenzenlose Wut auf alle Frauen und ein Frauenhass. Insofern ist es nicht verwunderlich, dass Marquardt bald im Berliner Rotlicht-Milieu landete. Aufgrund seiner Kampfsportausbildung und seiner Gewaltbereitschaft wurde er von Zuhältern als Geldeintreiber eingesetzt. Mit 25 Jahren wurde er selbst zum Zuhälter. Mit seinen Prostituierten ging er sehr brutal, skrupellos und gewalttätig um. Mit 38 Jahren wurde er wegen wiederholter schwerer Körperverletzung zu einer Gefängnisstrafe von acht Jahren verurteilt. Im Gefängnis führte er Gespräche mit mehreren Psychologen, die nicht erfolgreich verliefen. Schließlich traf er auf den Psychologen Jürgen Lemke, mit dem er eine gute Vertrauens- und Gesprächsbasis aufbaute. Mit ihm zusammen schrieb er auch im Jahr 2007 sein Buch, quasi seine Autobiografie. Die Psychotherapie mit Jürgen Lemke führte zu einem Wendepunkt im Leben von Andreas Marquardt. Er konnte sich dauerhaft vom Rotlicht-Milieu und der Gewaltszene distanzieren. Bislang ist er 15 Jahre ohne Rückfall geblieben. Er betreibt heute in Berlin ein Fitness-Studio. In diesem unterrichtet er unter anderem als Karatemeister Kinder in dieser Sportart. Er will sie stark machen, dass sie sich im Ernstfall auch wehren können und nicht ein Schicksal erleiden wie er selbst. Andreas Marquardt ist ein eindrucksvolles Beispiel, wie ein kindliches Missbrauchsopfer zum Gewalttäter werden kann. Ihm ist nach einem langen Gefängnisaufenthalt mit Therapie und Aufarbeitung eine Wandlung zur

Gewaltfreiheit hin gelungen. Andreas Marquardt hat bewiesen, dass dies möglich ist – und dies ist eine Hoffnung für alle Straftäter, die sich für eine psychotherapeutische Behandlung öffnen und auf sie einlassen.

Beide Fälle sind in der Fachliteratur ausführlich beschrieben und sowohl die Täterin Lydia H. als auch der Täter Andreas Marquardt wurden rechtskräftig verurteilt und haben hohe Haftstrafen verbüßt. Beide hatten eine Kindheit und Jugend mit ausgeprägter Traumatisierung durch ein ganzes Spektrum von psychischer, körperlicher und sexueller Gewalt. Beiden sind nach der Entlassung aus dem Gefängnis eine Resozialisierung und berufliche Wiedereingliederung gelungen. Andreas Marquardt hat seinen Leidensweg und seinen Ausstieg aus der Gewaltspirale eindrucksvoll in seiner Autobiografie beschrieben (Marquardt & Lemke, 2007).

Suizid und Transgenerationale Traumatransmission – »Suizid-Familien« und Suizide in mehreren Generationen

Der Suizid eines Menschen ist ein extrem belastendes Ereignis für die Hinterbliebenen, das langfristig erhebliche Spuren hinterlässt. Eine Folgewirkung kann die transgenerationale Weitergabe der Suizidalität sein. Die nachfolgenden Generationen verüben dann auch Suizidversuche oder vollendete Suizide. Bei dieser Weitergabe spielen genetische und epigenetische Prozesse eine wichtige Rolle. Die Prävalenz von Depressionen bei Suizidenten ist hoch und einige Formen der Depression haben eine sehr hohe genetische Disposition (Holsboer, 2009). Psychodynamische und familiensoziologische Faktoren prägen zusätzlich diese Form der Transgenerationalen Traumatransmission.

Zwei berühmte Schriftsteller und ihre Familien sind Beispiele für »Suizidfamilien«, in denen gehäuft Suizide in mehreren Generationen vorkamen. Die Familien von Thomas Mann und von Tilly Wedekind sind für dieses Thema besonders eindrucksvoll.

Suizide in der Familie von Thomas Mann – die Söhne Klaus und Michael Mann als Suizidopfer

Die Selbstzerstörung durch Suizide trat in der großen Mann-Familie sehr häufig auf: Zwei Schwestern von Thomas Mann haben sich suizidiert (Carla und Julia Mann), zwei Söhne (Klaus und Michael Mann), der Bruder von Katia Mann und die Ehefrau von Heinrich Mann. Was ebenfalls auffällt, ist die große Sprachlosigkeit und Tabuisierung zu diesem Thema. Hierzu äußerte sich Frido Mann in einem Interview wie folgt: »Offene Aussprachen gab es in der Familie nie. Depressionen, Drogen, Homosexualität, der Suizid von Klaus Mann: Das waren alles Tabus« (Mann & Michaelsen, 2008). Thomas Mann schrieb in seinem Tagebuch den denkwürdigen Satz »Jemand wie ich sollte keine Kinder haben«. In der Tat scheinen alle sechs Kinder in einem Spannungsfeld von Fluch und Segen gefangen zu sein: Zwei der drei Söhne von Thomas Mann haben sich suizidiert. Drei Kinder waren jahrzehntelang der Sucht verfallen und drogenabhängig (Erika, Klaus und Michael Mann). Zwei der Söhne (Klaus und Golo Mann) waren homosexuell und haben dies in schwierigen Verhältnissen offen gelebt – ganz anders als ihr Vater Thomas Mann, für den dieses Thema bis zum Tod ein Wechselspiel zwischen Andeuten und Verbergen war.

Klaus Mann wurde als zweites Kind und ältester Sohn von Thomas und Katia Mann am 18. November 1906 in München geboren. Seine Kindheit in der Münchner Villa im Stadtteil Bogenhausen war privilegiert. Er hatte viel Kontakt mit Kindern anderer Berühmtheiten, insbesondere mit den beiden Töchtern des bekannten Dirigenten Bruno Walter und mit den Kindern von Frank Wedekind. Bereits im 18. Lebensjahr verlobte er sich mit Pamela Wedekind, der älteren Tochter des Dramatikers Frank Wedekind. Diese Beziehung hielt jedoch nicht lange, zumal er sich bereits ein Jahr später öffentlich zu seiner Homosexualität bekannte. Klaus Mann ging gemeinsam mit seiner Schwester Erika in die deutsche Metropole Berlin, in der er in der Weimarer Republik ein sehr aufregendes Kulturleben und ein intensives Nachtleben führte. Ausgiebige Reisen führten ihn durch ganz Europa. Durch ihren aufwändigen Lebensstil machten die beiden mittlerweile »erwachsenen Kinder« Erika und Klaus Mann hohe Schulden. Erst als Thomas Mann 1929 der Literatur- Nobelpreis verliehen wurde, konnte er die Schulden dieser beiden Kinder begleichen. In den acht Jahren der Zeit zwischen 1925 und 1932 schrieb Klaus Mann in einer fast manischen Produktionsweise zahlreiche Werke: drei Romane, drei Erzählbände, zwei Reisebücher, eine Autobiografie und zwei Theaterstücke. Der älteste Sohn war sehr um die Anerkennung seines Vaters bemüht, doch diese blieb entweder ganz aus oder war sehr ambivalent.

Nach der Machtergreifung durch Adolf Hitler musste die Familie Mann wegen der jüdischen Herkunft von Katia Mann emigrieren. Es folgte die lange Zeit des Exils. Klaus Mann brachte bereits ab 1933 die Monatszeitschrift »Die Sammlung« heraus, die zur führenden Exil-Zeitschrift wurde. Heinrich Mann, Alfred Döblin, Andre Gide, Aldous Huxley, Else Lasker-Schüler und Hermann Hesse haben daran mitgearbeitet. Im September 1938 emigrierte Klaus Mann mit seinen Eltern von Frankreich in die USA. Ende 1941 trat Klaus Mann in die US-Armee ein, in der er bis September 1945 in der psychologischen Kriegsführung tätig war (»Psychological Warfare Branch«).

Ein wesentlicher Faktor des Verfalls und der psychischen Krisen von Klaus Mann war seine Drogenabhängigkeit. Dieser selbstzerstörerischen Aktivität gingen auch noch zwei seiner Geschwister nach – Erika und Michael Mann. Bei Klaus Mann begann die Morphin- und Heroinabhängigkeit bereits frühzeitig vor dem Exil, als er jahrelang durch Europa reiste und von Hotel zu Hotel zog. Schon vor der Emigration in die USA machte er zwei stationäre Entzugsbehandlungen. Psychischen Halt und mehr Struktur vermittelten Klaus Mann die Jahre der Militärzeit in der US-Armee. In dieser Zeit trat das Drogenproblem in den Hintergrund. Nach der Entlassung aus der US-Armee im September 1945 ging es jedoch rapide bergab. Es begann die Zeit des Verfalls. Zeitweise verbrachte er seine Tage im Haus der Eltern in Kalifornien. Am 11. Juli 1948 kam es im Haus der Eltern zum ersten Suizidversuch. Er schnitt sich die Pulsadern auf und drehte den Gashahn auf. Er wurde frühzeitig gefunden und ins Krankenhaus gebracht, sodass er diesen ersten Suizidversuch überlebte. Es folgten etwa zehn weitere Suizidversuche. Mit großer Besorgnis, jedoch hilflos und ohnmächtig, musste Thomas Mann diesen Verfall miterleben und zusehen. Im April 1949 reiste Klaus Mann nach Cannes. Dort starb er am 21. Mai 1949 an einer Überdosis von Alkohol und Barbituraten. Er wurde auf einem Friedhof in Cannes beigesetzt. Zur Beerdigung kam nur ein Mitglied aus der großen Mann-Familie. Die Eltern Katia und Thomas waren zu dieser Zeit sogar in Europa, blieben jedoch der Beerdigung fern. Der einzige aus der Mann-Familie, der kam, war sein jüngster Bruder Michael. Er war zu dieser Zeit bereits bekannter Musiker und spielte am offenen Grab als Bratschen-Solo ein »Largo« von Benedetto Marcello. Es ist eine bemerkenswerte Tragik oder Fügung des Schicksals, dass gerade jener Bruder, der zur Beerdigung von Klaus Mann kam, sich 27 Jahre später selbst suizidierte.

Michael Mann wurde am 21. April 1919 als das jüngste Kind von Katia und Thomas Mann in München geboren. Er besuchte zuerst das Wilhelmsgymnasium im München, wechselte jedoch wegen schulischen Schwierigkeiten und Verhaltensauffälligkeiten auf das Internat Schloss Neubeuern. Von seinem Wesen her galt er als sehr reizbar, jähzornig, überspannt und selbstzerstörerisch. Den Spitznamen »Beißer« bekam er, weil er durchaus auch andere Kinder gebissen hat. Als seine Eltern 1933 das Land verließen und ins Exil gingen, brachten sie ihn an das Züricher Konservatorium, an dem er Violinen-Unterricht bekam. Bereits mit 17 Jahren erhielt er in Zürich das erste Lehrdiplom. Aufgrund seiner Impulsivität und unkontrollierten Aggressivität war sein Gastspiel in Zürich bald zu Ende: Er ohrfeigte den Direktor des Konservatoriums, weil dieser ihm das Klavierüben während einer Pause untersagt hatte. Michael Mann musste das Züricher Konservatorium verlassen. In Zürich lernte er Gret Moser, die Tochter aus einer sehr wohlhabenden jüdischen Schweizer Familie, kennen. Im 19. Lebensjahr heiratete er Gret Moser. Schon kurze Zeit später wurde seine Ehefrau schwanger und sie emigrierten 1940 ebenfalls in die USA. Im Jahr 1940 wurde schließlich der Sohn Frido Mann geboren. Frido Mann wurde später Psychologie-Professor und Schriftsteller, lebt heute in München und kümmert sich unter anderem um den Nachlass von Thomas Mann. Aus zahlreichen Interviews wissen wir vom Sohn Frido sehr viel über die Psyche seines höchstproblematischen Vaters. Michael Mann war sehr begabt und erfolgreich. In den USA hatte er eine große Musiker-Karriere. Von 1942 bis 1947 war er Mitglied des San Francisco Philharmonic-Orchestra und wurde in die Fakultät des Musik-Konservatoriums der Stadt San Francisco aufgenommen. Für einen 23-jährigen jungen Mann war dies ein Riesenerfolg und ein erster Schritt zu einer großen Musiker-Karriere. Im San Francisco-Orchestra spielte er sechs Jahre lang.

Im Jahre 1957 – dem Höhepunkt seines musikalischen Erfolgs und im Alter von 38 Jahren – überraschte Michael Mann seine Ehefrau, seine Familie und die Umwelt mit der Entscheidung, den Musikerberuf aufzugeben. Die Motive für diesen abrupten Wechsel konnte niemand recht nachvollziehen. Wie aus einem dunklen Drang wollte er sich der Literatur widmen und studierte an der Harvard-University mit großem Erfolg Germanistik. Dieser führte dazu, dass er ab 1964 bis zu seinem Suizid Professor für deutsche Literatur an der University of California in Berkeley wurde. Die unkontrollierte Aggression jedoch blieb weiterhin sein Begleiter. Sein Sohn Frido Mann – selbst Psychologie-Professor – beschrieb in Interviews, dass sein Vater seine Ehefrau schlug und in einem Wutanfall seinen eigenen Hund tötete (Mann & Michaelsen, 2008). Michael Mann war zunehmend unzufrieden und machte den Eindruck einer großen inneren Zerrissenheit. Wie sein älterer Bruder Klaus verfiel auch er zunehmend dem Alkohol und Drogen. Aus der häufig explosiven Aggression gegen andere wurde zunehmend die Autoaggression, ein Prozess von sukzessiver Selbstzerstörung. Ein wesentlicher Auslöser für den Suizid von Michael Mann sollen die Tagebücher seines Vaters gewesen sein, die er herausgeben wollte. Er war mittlerweile Germanistik-Professor in Berkeley und hatte schon mehrere Werke über seinen Vater geschrieben. Thomas Mann hatte verfügt, dass seine Tagebücher zwanzig Jahre nach seinem Tod veröffentlicht werden dürfen. Diese Frist lief im Jahre 1975 ab. Was Michael Mann in den Tagebüchern über sich selbst und seinen Vater lesen musste, brach ihm förmlich das Genick. Er musste mit Entsetzen und Schrecken lesen, dass er ein unerwünschtes Kind war, dass sein Vater auf eine Abtreibung drängte und dass er in den Tagebüchern wiederholt von der Abneigung schrieb, die er ihm gegenüber empfand. Diese für Michael Mann unerträglichen Botschaften trieben ihn in den Suizid. Diesen vollzog er am Silvesterabend 1976/77 in Orinda in Kalifornien. Es ist vielleicht kein Zufall, dass der Suizid von Michael Mann mit der gleichen toxischen Mischung erfolgte, die auch seinem älteren Bruder Klaus Mann das Leben kostete: eine Überdosis von Alkohol und Barbituraten.

Die Suizidversuche von Tilly Wedekind und Suizide in ihrer Familie in mehreren Generationen

Tilly Wedekind (1886–1970) kam unter dem Namen Mathilde Emilie Adolfine Newes am 11. April 1886 in Graz zur Welt und war von Beruf Schauspielerin. Im Erwachsenenalter lebte sie überwiegend in Deutschland in den Städten München und Berlin. Sie war verheiratet mit dem Dramatiker Frank Wedekind und war nach dessen Tod längere Zeit Geliebte von Gottfried Benn. Die beiden »Suizid-Familien« von Thomas Mann und Tilly Wedekind kannten sich persönlich gut. Beide Familien wohnten eine Zeit lang in München in nächster Nähe. Thomas Mann und Frank Wedekind waren zu dieser Zeit in Deutschland berühmte Schriftsteller. Ihre Kinder hatten viel Kontakt miteinander und machten gemeinsam Theateraufführungen. Der Sohn Klaus Mann und die Tochter Pamela Wedekind waren sogar miteinander verlobt. Tilly Wedekind unternahm bereits in der Zeit ihres Kennenlernens mit Frank Wedekind Suizidversuche. Kurz vor Frank Wedekinds Tod im Jahr 1918 hatte das Ehepaar schwere Ehekrisen mit hoher Trennungsambivalenz. In diesen Krisenjahren unternahm Tilly Wedekind mehrere schwere Suizidversuche, die zu stationären Aufenthalten in psychiatrischen Kliniken führten. Sie überlebte ihren Mann schließlich um 52 Jahre. Im Jahr 1907 hat sich Tillys Schwester Paula sehr blutig suizidiert. Mit einem Rasiermesser öffnete sie sich die Pulsadern und schließlich schnitt sie sich die Kehle durch. Wegen des massiven Blutverlustes war sie schnell tot. Acht Jahre später brachte sich nicht minder grausam ihre Mutter um. Sie verschluckte Nähnadeln und starb daran. Im Bekanntenkreis von Tilly Wedekind gab es fast noch zehn weitere Suizide (Regnier, 2003).

»Frauenschicksale« – Suizidalität bei Mutter, Tochter und Enkelin – *Anatomie eines Suizids* von Alice Birch

Das Drama *Anatomie eines Suizids* (Uraufführung im Schauspielhaus Hamburg im Jahr 2019) widmet sich den Themen Depression und Suizid sowie der Frage, inwieweit die Eltern diese Belastung an ihre Kinder weitergeben. Die drei Protagonistinnen des Dramas sind die Frauen einer Familie aus drei Generationen, die Mutter Clara, ihre Tochter Anna und die Enkelin Bonnie. Alle drei Frauen leiden in jeweils unterschiedlichen Zeitabschnitten unter Depressionen. Zwei begehen Suizid. Auf der Bühne werden parallel drei Spielhandlungen auf verschiedenen Zeitebenen gezeigt. Diese werden durch die Zahlen 1970, 1998 und 2033 symbolisiert. Die Mutter Clara spielt in der Zeitebene 1970, ihre Tochter Anna in der von 1998 und die Enkelin spielt in der Zukunft im Jahre 2033. Die Mutter Clara hat sich bei einem Suizidversuch die Pulsadern aufgeschnitten und war stationär in einer psychiatrischen Klinik. Clara wird auf einer Geburtstagsfeier vom Geburtstagskind als »personifizierte Tragödie« bezeichnet. Sie ist hochschwanger und weiß, dass sie irgendwann durch Suizid sterben wird. Sie verspricht jedoch: »Aber noch nicht jetzt. Erst wenn das Mädchen groß ist.« Claras Tochter Anna ist depressiv und drogenabhängig. Wegen einer Überdosis hat sie ebenfalls einen Klinikaufenthalt. Ihre Tochter Bonnie ist ebenfalls depressiv, lebt in einer zerstörerischen lesbischen Beziehung und wird beruflich Ärztin in einer psychiatrischen Notaufnahme. Bonnie reflektiert über die Wiederholung von Depression und Suizid bei ihrer Mutter und ihrer Großmutter. Sie fragt sich, was wir erben und wie wir durch unsere Eltern definiert und geprägt sind. Sie will den Circulus vitiosus der destruktiven Familienveranlagung durchbrechen. Deshalb lässt sie sich sterilisieren, um damit ein Weitervererben der schicksalshaften Gene zu verhindern.

Die drei weiblichen Protagonistinnen Clara, Anna und Bonnie sind aus der Sicht einer Drei-Generationen-Perspektive fatalistisch verschränkt. Ihr genetisches Erbe, die DNA dreier Frauengenerationen, bestimmt sie schicksalshaft im Teufelskreis von Depressionen und Suizid. Dies ist aber nicht der einzige Faktor im Ursachenbündel des Suizids. Die »Anatomie des Suizids« ist viel komplexer. Das ist eine Botschaft dieses Lehrstücks. In der Suizidforschung haben die Familienforschung und die Mehrgenerationen-Perspektive zu wichtigen Erkenntnissen geführt. Schon vor hunderten Jahren war Psychiatern aufgefallen, dass sich Suizide in manchen Familien häufen und haben deshalb eine genetische Veranlagung postuliert. Durch die moderne Molekulargenetik sind mittlerweile zahlreiche Gene identifiziert, die zu dieser genetischen Disposition beitragen. In vielen Familien, in denen Suizide gehäuft vorkommen, ist das Thema Suizid oft tabuisiert. Es darf nicht darüber gesprochen werden, und es wird auch nicht darüber gesprochen.

Das Drama »Anatomie des Suizids« von Alice Birch ist hochaktuell und hat deshalb sowohl in Großbritannien als auch in Deutschland große Resonanz gefunden. Die genetische Disposition von Depression und Suizid finden darin ebenso Beachtung wie innerfamiliäre Zusammenhänge. Die Struktur und der Aufbau des Dramas, parallel drei Frauen-Generationen derselben Familie darzustellen, erscheint geradezu genial und wurde in zahlreichen Rezensionen besonders gelobt. Das Hamburger Schauspielhaus hat im Programmheft folgendes Fazit gezogen:

> »Das den weiblichen Blick fokussierende Stück ist wie eine Fuge komponiert, in dem Themen und Motive in den einzelnen Erzählungen hinterlassen und variiert werden und sich den Frauenfiguren einschreiben wie die Depression ihrer DNA, der scheinbar nicht zu entkommen ist« (Hamburger Schauspielhaus, 2019).

»Männerschicksale« – Suizidalität in drei Männergenerationen einer Familie – Der Roman *Serpentinen* von Bov Bjerg

Ein Jahr nach der Uraufführung des oben beschriebenen Dramas von Alice Birch erschien der Roman *Serpentinen* von Bov Bjerg. Der Autor stammt aus Heiningen, einem Ort am Rande der schwäbischen Alb und hat den bürgerlichen Namen Rolf Böttcher. Sein Roman ist nach *Auerhaus* der zweite Erfolgsroman des Autors. *Serpentinen* ist praktisch das männliche Analogon zu den weiblichen Mehrgenerationen-Suiziden. Der Ich-Erzähler ist ein Soziologie-Professor aus Berlin, mit einer Heimat auf der schwäbischen Alb wie der Autor selbst in der Wirklichkeit. Er macht mit seinem Sohn eine Reise in die Heimat. Der Vater will dem Sohn die Schauplätze seiner Kindheit zeigen und will die Beziehung zu ihm verbessern. Der Soziologie-Professor sieht sich selbst gefährdet: Alkoholprobleme und affektive Ausbrüche beunruhigen ihn. Er ist oft unbeherrscht und reizbar. Mit der Erziehung seines Sohnes fühlt er sich überfordert. Er will gegensteuern, um nicht zu enden wie seine Vorfahren. Da zeigt sich nämlich ein düsteres Bild. »Urgroßvater, Großvater, Vater. Ertränkt, erschossen, erhängt.« Diese Aufzählung der Suizide seiner Vorfahren bedrängt ihn und er will nicht, dass er selbst oder sein Sohn einmal ein vergleichbares Ende nehmen. Seine Herkunft lastet auf ihm wie ein böser Fluch.

Der Ich-Erzähler vermittelt die destruktiven Familienmuster und die quälende Sprachlosigkeit zwischen den Generationen. Den Suizid seines Vaters hat er selbst miterlebt. Er war mit dabei als sein toter Vater vom Strick abgenommen wurde. Das Seil wurde dann im Keller verstaut. Dies kommentiert der Ich-Erzähler mit der wiederholt gemachten Erfahrung, dass in der schwäbischen Provinz nichts weggeschmissen wird, selbst ein Selbstmordwerkzeug nicht. Man könnte schließlich den Strick nochmal brauchen. Nach dem Suizid des Vaters setzte eine furchtbare Sprachlosigkeit ein. Das Leben ging weiter, so als wäre nichts geschehen. Und niemand konnte oder wollte über das Geschehene reden. »Die Mutter ging zur Arbeit wie immer. Ich ging zur Schule wie immer. Niemand sprach davon, dass der Vater gestorben war. Jetzt nicht und in Zukunft nicht« (Bjerg, 2020, S. 57). Das Drama *Anatomie eines Suizids* von Alice Birch und der Roman *Serpentinen* von Bov Bjerg haben viele interessante Gemeinsamkeiten: Die Zeit des Entstehens, die Mehrgenerationen-Perspektive und die unerträgliche Sprachlosigkeit.

Der Suizidforscher E. Sperling berichtete von einer Bauernfamilie, in der sich seit drei Generationen die Männer mit jeweils 40 Jahren an dem gleichen Haken auf dem Dachboden erhängt haben. Wie in Trance, unter einem Bann oder einem Fluch mussten sie das Schicksal wiederholen. Es war offensichtlich schwierig, die Familie davon zu überzeugen, dass der entsprechende Haken entfernt werden sollte, um weiteres Unheil zu verhindern.

»Scheidungskinder lassen sich häufiger scheiden« – Transgenerationale Aspekte von Ehe-Scheidungen

In der Paar- und Familienforschung haben die Mehrgenerationen-Perspektive und der »transgenerationale Blick« eine lange Tradition. In den USA legten Pope und Müller in den Jahren 1976 und 1977 die ersten Studien vor, in denen die transgenerationale Transmission des Scheidungsrisikos untersucht wurden (Pope & Müller, 1976; Müller & Pope, 1977). Im Jahr 1980 wurde international die Diagnose »Posttraumatische Belastungsstörung« etabliert und die Forschung dazu war anfangs auf die belasteten Individuen zentriert und nicht auf Entwicklungsprozesse mehrerer Generationen.

In einem Buch über *Trauma und Resilienz* hat die Scheidungstransmission eine gewisse Sonderrolle. Nicht jede Scheidung ist ein Trauma. Es gibt auch wohlwollende und einvernehmliche Scheidungen. Weiterhin können Scheidungen nicht nur negative, sondern auch mögliche positive Effekte haben (Lux & Walper, 2016). Schwere Traumata wie jene nach sexuellem Missbrauch, Vergewaltigung, durch Krieg, Verfolgung oder Folter haben meist eine Täter-Opfer-Struktur. Es gibt ein Trauma-Opfer und es ist relativ eindeutig, wer das Opfer ist. Bei der Ehe-Scheidung ist dies anders. Heirat und Scheidung sind Anfangs- und Endpunkte eines langen Entwicklungsprozesses, der durch dyadische Entscheidungen geprägt ist. Es gibt nicht Opfer und Täter, sondern ein gemeinsames Scheitern. Weiterhin ist die Variabilität bei den Scheidungsfolgen wegen der großen Vielfalt von Beziehungsformen sehr groß. Die Scheidungsfolgen auf die Kinder sind geschlechtsspezifisch. Mädchen leiden unter der Scheidung anders als die Jungen und sie zeigen unterschiedliche Risikoraten bezüglich einer Scheidungstransmission. Unterschiede bestehen auch darin, ob die Kinder nach der Scheidung bei einem Elternteil leben und bei welchem, oder ob sie in einer Stieffamilie oder Patchwork-Familie aufwachsen.

Die meisten Arbeiten zur transgenerationalen Scheidungstransmission wurden in der zweiten Hälfte des vergangenen Jahrhunderts durch amerikanische Paarforscher, Psychologen und Soziologen durchgeführt. In den 80er Jahren befassten sich erstmals deutsche Soziologen mit den transgenerationalen Scheidungstransmission. Hans-Peter Heekerens fragte bereits nach den wirksamen Faktoren dieses Transmissions-Prozesses und sprach vom »Transmissions-Riemen« (Heekerens, 1987). Im selben Jahr habilitierte sich der Soziologe Andreas Diekmann zum Thema »Determination des Heiratsalters und Scheidungsrisikos« (Diekmann, 1987). Die Soziologin Heike Diefenbach hat die Ergebnisse der deutschen Studien in einer fast 300 Seiten umfassenden Monografie mit dem Titel »Intergenerationale Scheidungstransmission in Deutschland« im Jahr 2000 zusammenfassend dargestellt.

In den oben genannten Untersuchungen von Pope und Müller ist bereits vor Jahrzehnten aufgefallen, dass sich Kinder von geschiedenen Eltern ebenfalls häufiger scheiden lassen und dass das Ehescheidungsrisiko zusätzlich erhöht ist, wenn beide Elternteile geschieden sind. Die Soziologin Sonja Schulz hat die Daten aus dem dritten Familiensurvey des Deutschen Jugendinstituts (DJI) nach dieser Fragestellung ausgewertet. Dabei untersuchte sie die Daten von 6909 Ehepaaren, von denen 1218 durch Trennung oder Scheidung beendet wurden. Diese Paare verglich sie nach der Art und Dauer der Ehe ihrer Eltern. Die Ergebnisse fasste die Autorin wie folgt zusammen:

> »Nach 20 Ehejahren bestehen noch 79,8 Prozent der Ehen von Personen, die mit beiden leiblichen Eltern aufgewachsen sind, nur noch 69,4 Prozent der Ehen von Kindern geschiedener Alleinerziehender und lediglich 58,5 Prozent der Ehen von Personen, die in Scheidungsstieffamilien aufgewachsen sind« (Schulz 2009, S. 17).

Die Scheidungsquote der Nachkommen von nichtgeschiedenen Eltern betrug also 20,2 Prozent, bei jenen von geschiedenen in Stieffamilien lebenden Eltern betrug sie 41,6 Prozent. Sie war also doppelt so hoch. Ähnliche Ergebnisse ergab eine Schweizer Untersuchung von Fred Berger von der Universität Zürich, der bereits nach zwölf Ehejahren bei Scheidungskindern eine erhöhte Scheidungswahrscheinlichkeit von 60 Prozent feststellte (Berger, 2009).

Im Jahr 2023 hat die oben genannte Soziologin Sonja Schulz ihre erste 14 Jahre zurückliegende Studie mit einer wesentlich größeren Stichprobe erweitert. Durch eine Datenkumulation verschiedener deutscher Studien wertete sie die Ergebnisse von mehr als 37.000 Erst-Ehen Deutschlands aus. Hinsichtlich des erhöhten Scheidungsrisikos von Kindern aus Scheidungsfamilien (doppelt so hohes Scheidungsrisiko) wurden ihre Ergebnisse von 2009 bestätigt (Schulz, 2023). Aufgrund der jetzt viel größeren Stichprobe machte sie zusätzlich Subgruppen-Analysen und differenzierte Drittvariablen und kausale Effekte. Mit Drittvariablen beschrieb sie genetische Prädispositionen, Familienwerte oder Religiosität. Unter kausalen Effekten versteht sie direkte Wirkungen zwischen Eltern und Kind, z. B. Bindungsfaktoren, commitment, Investitionsbereitschaft für die Ehe und Scheidung als plausible Konfliktlösung (Schulz, 2023).

In einer Studie aus dem Deutschen Jugendinstitut (DJI) untersuchten die vier Autorinnen Liebesbeziehungen junger Erwachsener aus Scheidungsfamilien nach Persönlichkeitseigenschaften, Beziehungsqualität und Konfliktverhalten. Die Scheidungskinder berichteten in ihrer aktuellen Beziehung eine geringere Beziehungskompetenz und mehr Partnerschaftskonflikte. In dyadischen Analysen wurde auch die erlebte Beziehungsqualität der Partner von Scheidungskindern untersucht. Diese erlebten einen geringeren Selbstwert, eine höhere Explosivität, mehr Ambivalenzen und weniger Beziehungszufriedenheit (Beckh et al., 2013).

Für die transgenerationale Scheidungstransmission sind natürlich über das Scheidungsrisiko hinaus andere Transmissions-Qualitäten wichtig, die in den obigen Kapiteln dieses Buches genannt wurden, z. B. Aggressionsformen und Partnerschaftsgewalt. Scheidungskinder, deren Eltern sich wegen häufiger Partnerschaftsgewalt haben scheiden lassen, haben oft auch die Tendenz zu Streitehen. Die Bereitschaft zu psychischer oder körperlicher Gewalt in der Ehe kann ebenfalls weitervererbt werden.

Wie geschieht Traumatransmission? Was ist der »Transmissions-Riemen«?

Die Frage nach den Übertragungseffekten oder Transmissionsfaktoren prägen von Anfang an die Forschungsrichtung der Transgenerationalen Traumatransmission. Schon bevor die Trauma-Weitergabe zum Hauptgegenstand wurde, waren es die Vorreiter der Scheidungstransmission, die solche Effekte oder Mechanismen untersuchten. Der oben erwähnte Soziologe Hans-Peter Heekerens führte dafür den Begriff »Transmissions-Riemen« ein. Er nannte 6 Faktoren, die die Transmissionseffekte bestimmen: Lernen am Modell, ökonomische Deprivation, reduzierte soziale Kontrolle, höhere Scheidungsbereitschaft, mangelndes Commitment und spezifische Persönlichkeitsmerkmale (Heekerens, 1987). Dieses Konzept wurde aus einer soziologischen Perspektive entwickelt, sodass es nicht verwunderlich ist, dass genetische, epigenetische und neurobiologische Faktoren fehlen. Die moderne Trauma- und Resilienzforschung verfolgt hingegen einen interdisziplinären Ansatz mehrerer relevanter Fachdisziplinen. Die Transmissionsmechanismen wurden von Natan Kellermann (2001, 2011) und von Heide Glaesmer et al., (2011) ausgearbeitet. Beide Forschergruppen differenzierten übereinstimmend die folgenden vier Hauptfaktoren der Transgenerationalen Traumatransmission:

- Biologische Faktoren (genetische und epigenetische Faktoren, neurobiologische Faktoren, Prägungen der frühen Kindheit und die damit verbundene Hirnreifung)
- Intrapsychische Faktoren, die Kellermann im psychoanalytischen Modell erklärt, z. B. mangelnde emotionale Traumaverarbeitung, Verdrängungsmechanismen, unbewusste Weitergabe von Wünschen und Erwartungen der Eltern an die Kinder, gestörte Empathie-Entwicklung, verzerrte Wahrnehmung von Emotionen wie Wut, Trauer und Angst, unbewusste Identifikationsprozesse.
- Soziale Faktoren (Lernen am Modell, Erziehungseffekte, wechselseitige Abhängigkeiten und Verstrickungen, kollektiver Umgang mit dem Trauma – offen versus tabuisiert und verschwiegen)
- Familiäre Faktoren – Effekte des Familiensystems (desorganisierte Bindungsstile, wechselseitige übertriebene Verpflichtungsgefühle von Eltern und Kindern, Verstrickung in Schuld und Verantwortung, sekundäre Traumatisierung der Kinder, wenn sie direkt und indirekt Traumafolgen der Eltern miterleben, z. B. Flashbacks, Dissoziationen, Panikzustände, psychotische Dekompensationen; häufig sind double-bind-Kommunikationsstile in der Familie, Eltern-Kind-Rollendiffusionen, unsichtbare Loyalitäten, Parentifizierungsprozesse bei den Kindern).

Dieses Vier-Faktoren-Modell hat viel Akzeptanz und Verbreitung gefunden. Natan Kellerman nennt das Konzept eine »integrative Transmissionstheorie«. Sie ist über viele Jahre durch intensiven Austausch von Trauma-Experten gut operationalisiert und überzeugend.

8 Trauma-Reaktivierung und Reviktimisierung

Im Langzeitverlauf von Traumata gibt es zwei Phänomene, die eine Wiederkehr des Traumas oder eine Wiederholung bereits erlebter Traumatisierungen (Reviktimisierung) beschreiben. Bei der Trauma-Reaktivierung gab es bereits eine Phase der Remission oder weitgehende Symptomfreiheit. Durch einen spezifischen Auslöser (Trigger) wird dann das Trauma reaktiviert und die früher erlebten Symptome einer Posttraumatischen Belastungsstörung können wieder auftreten. Die Trauma-Reaktivierung unterscheidet sich von einer Late-onset-PTBS dadurch, dass sich bei der letzteren die Traumafolgestörung erst relativ spät manifestiert. Die Trauma-Reaktivierung ist überwiegend ein Phänomen im höheren Lebensalter und taucht im Kontext mit Posttraumatischen Belastungsstörungen in diesem Zeitraum auf, kann aber prinzipiell in jedem Lebensalter vorkommen. In der Übersicht von Sandra Straßmair (2013) wird betont, dass Trauma-Reaktivierungen im Alter überwiegend auf Traumata durch sexuelle Gewalt oder Kriegstraumata zurückzuführen sind, die meist schon Jahrzehnte zurückliegen. Dass dies erst im hohen Alter geschieht, führen Experten auf erhöhte neurobiologische Vulnerabilitäten im Alter zurück (Tagay et al., 2009). Der Psychoanalytiker Gereon Heuft (1999, 2004) plädiert für eine »differentielle Psychotraumatologie«, die in den unterschiedlichen psychodynamischen Prozessen das »Hauptprädilektionsalter psychischer Traumatisierungen über den Lebenslauf« (Heuft, 2004, S. 29) berücksichtigt.

Trauma-Reaktivierung nach sexueller Traumatisierung

Nach sexueller Traumatisierung gibt es verschiedene Verlaufsformen. Es kann unmittelbar in der Folgezeit nach dem sexuellen Missbrauch oder der Vergewaltigung zu Trauma-Folgestörungen kommen, oft in Form einer

Posttraumatischen Belastungsstörung. Wird diese gar nicht oder nicht erfolgreich behandelt, kann sie chronisch bis ins Alter verlaufen. In klinischen Einrichtungen der Psychiatrie, Psychotherapie oder Psychosomatik ist unter Traumapatienten der Anteil groß, der jahrzehntelang mit keinem Menschen über ihre sexuelle Traumatisierung gesprochen hat und nie zuvor psychotherapeutische Hilfe gesucht hat. Die Trauma-Reaktivierung muss von der Late-onset-PTBS (delayed-onset PTSD, verzögerte PTBS) unterschieden werden, bei der Symptome der PTBS erst Jahre oder Jahrzehnte später auftauchen. Eine Trauma-Reaktivierung kann in jedem Lebensalter erfolgen, ist aber im hohen Alter am häufigsten. Sie ist dann eine Herausforderung für die Betroffenen und das Pflegepersonal in Alten- und Pflegeheimen. Insgesamt ist die Fachliteratur über Reaktivierung sexueller Traumata bei Frauen im höheren Alter nicht umfangreich. Ausführliche und sehr eindrucksvolle Einblicke in die Langzeitverläufe von sexuellem Missbrauch bei Frauen gewähren uns die Werke und Biografien von sexuell missbrauchten Schriftstellerinnen, die sich Jahre bis Jahrzehnte später suizidiert haben. In dieser Hinsicht bekannt geworden sind die Schicksale von Virginia Woolf, Brigitte Schwaiger und Nelly Arcan.

Im Folgenden wird eine Trauma-Reaktivierung nach einer Vergewaltigung beschrieben. Das Opfer – die Gefängnispsychologin Susanne Preusker – wurde in der JVA im Jahr 2009 als Geisel genommen und stundenlang vergewaltigt. Anschließend entwickelte sie eine Posttraumatische Belastungsstörung und wurde erfolgreich behandelt. Bereits nach dem Ereignis erhielt diese besondere Art der Vergewaltigung eine sehr hohe Aufmerksamkeit in den Medien. Im Jahr 2011 schrieb Susanne Preusker ein Buch über ihr sexuelles Trauma. Neun Jahre nach der Vergewaltigung wurde ein Film darüber gedreht. Sie sah den Film und brachte sich danach um. Vermutlich war das Wiedererleben des Traumas durch den Film der Trigger für eine akute Trauma-Reaktivierung, die suizidal endete. Der Verlauf dieses tragischen Schicksals wird wie folgt als Fallbeispiel ausführlicher beschrieben (nach Vorlage aus Csef, 2022b, S. 99–105).

Fallbeispiel

PTBS nach Vergewaltigung, Trauma-Reaktivierung, Suizid

Am 7. April 2009 wurde die Psychologin Susanne Preusker von dem Gefängnisinsassen Rudolf K. in der JVA Straubing als Geisel genommen und sieben Stunden lang vergewaltigt. Sie hatte den Täter mehr als vier Jahre regelmäßig sozialtherapeutisch behandelt. Rudolf K. saß seit 30 Jahren wegen Mord, Mordversuch und Vergewaltigung im Gefängnis. Bereits 15 Jahre zuvor hatte er schon einmal mit einem anderen Gefangenen gemeinsam eine Geiselnahme während seiner Untersuchungshaft unternommen. Damals überwältigten sie einen Justizvollzugsbeamten. Susanne Preusker kannte Rudolf K. durch die vorhandenen Akten und durch zahlreiche Gespräche sehr gut. Sie hat ihm sogar eine positive Verlaufsprognose zugebilligt.

Susanne Preusker hatte erfolgreich ein Studium der Humanwissenschaften abgeschlossen und war zuerst als Psychologin in einer psychiatrischen Klinik tätig, später in verschiedenen Justizvollzugsanstalten. Von 2004 an war sie in der JVA Straubing tätig, die als das »Hochsicherheitsgefängnis« Bayerns gilt. Dort baute sie eine sozialtherapeutische Abteilung für männliche Sexualstraftäter auf und leitete dieselbe. Es schien fast so, als habe sie eine Glückssträhne: beruflicher Erfolg, ihr Sohn David machte gerade das Abitur und mit ihrem Lebensgefährten war in zehn Tagen die Hochzeit geplant.

Nach der Geiselnahme und Vergewaltigung war alles anders. Die sehr selbstbewusste, leistungsfähige und starke Frau, die Susanne Preusker bisher war, existierte nicht mehr: Sie war krank und hatte viele Symptome einer Posttraumatischen Belastungsstörung. Im Vordergrund standen Panikattacken und Angstzustände sowie erhebliche Schreck- und Impulsreaktionen, wenn durch Sinneswahrnehmungen Bilder von der Vergewaltigung getriggert wurden. Die Traumaforschung nennt diese Intrusionen und Flashbacks. Susanne Preusker war jetzt Opfer, obwohl sie sich intuitiv sehr gegen dieses Wort wehrte. Gleichwohl kehrte sich die Rolle um: Nun war sie nicht mehr die Therapeutin, sondern die Hilfesuchende, die von einer anderen Psychotherapeutin Hilfe erhoffte. Lange war sie krankgeschrieben und bald stellte sich heraus, dass sie in ihrem alten Beruf als Gefängnispsychologin nicht mehr arbeiten konnte. Sie versuchte, das Erlebte zu verarbeiten und neue Lebensperspektiven zu entwickeln. In einem Buch schrieb sie ihre Geiselnahme und Vergewaltigung nieder. Zehn Monate nach der Geiselnahme begann vor der Ersten Großen Strafkammer des Landgerichts Regensburg der Prozess gegen den Täter Rudolf K.

Susanne Preusker trat dabei als Nebenklägerin auf. Sie hatte eigentlich vor, in der Verhandlung nicht öffentlich auszusagen. Erneut überraschte sie der Täter Rudolf K.: Er beantragt über seinen Anwalt den Ausschluss der Öffentlichkeit, damit seine Intimsphäre geschützt sei. Der Richter wollte dieses Ansinnen ablehnen, hätte es aber nur gekonnt, wenn Susanne Preusker bereit gewesen wäre, auch öffentlich auszusagen. Nach einer kurzen Verhandlungspause hat sie sich dazu durchgerungen, dies zu tun und damit dem Täter die öffentliche Konfrontation nicht zu ersparen. Dies war für sie ein großes Wagnis, das sie wie eine große Bewährungsprobe durchstand. Als sie dem Täter gegenübertrat, schaute sie ihn solange an, bis er wegsah. Dieser stumme Austausch der Blicke ohne jegliche Worte war wie ein Kampf: Wer hält dem Blick des anderen länger stand? Irgendwann blickte der Täter zu Boden. Susanne Preusker hatte einen großen Sieg errungen und schrieb später in ihrem Buch, dass diese intensive innere Auseinandersetzung zu Prozessbeginn bei ihr zu einer großen inneren Wandlung geführt habe. Sie konnte sich ein Stück weit aus ihrer Opferrolle befreien und fühlte sich durch ihre Selbstbehauptung deutlich in ihrem Selbstwert gestärkt. Im Mai 2010 wurde Rudolf K. vom Gericht schließlich zu einer Freiheitsstrafe von 13 Jahren und neun Monaten verurteilt und seine Unterbringung in der Sicherungsverwahrung angeordnet. Insofern ist eine Freilassung des Täters nach verbüßter Strafe sehr unwahrscheinlich. Die Festlegung der Sicherungsverwahrung entlastete Susanne Preusker. Etwa ein Jahr nach dem Urteil veröffentlichte sie in der Zeitschrift *Focus* einen Appell, der überwiegend an Richter, die Justiz und Beamte des Strafvollzugs gerichtet ist: Sie fordert: »Lasst sie niemals frei!« (2011) und warnte vor zu viel Naivität und Optimismus bezüglich der Therapierbarkeit von Sexualstraftätern.

Etwa eineinhalb Jahre nach dem Prozess erschien ihr Buch, in dem sie ihr Trauma zu verarbeiten versucht. In diesem Buch ist ein »Brief an den Täter« öffentlich abgedruckt, von dem Susanne Preusker wollte, dass er Rudolf K. zugestellt wird. Er enthält die Botschaft, dass er ihr viel Leid zugefügt habe und sich ihr Leben durch seine Taten radikal verändert habe, dass es ihm aber nicht gelungen sei, sie letztlich zu zerstören. Dieses Dokument mutet an wie eine »trotzige Selbstbehauptung«. Es erinnert an das erste Buch, das von einem traumatisierten KZ-Opfer geschrieben wurde. Es stammt von dem Wiener Psychotherapeuten Viktor Emil Frankl, der wegen seiner jüdischen Herkunft im KZ war und dieses überlebte. Der Titel seines Buches lautet *...trotzdem Ja zum Leben sagen* (2018). Diese Worte stammen aus dem sogenannten Buchenwald-Lied.

Das Buch von Susanne Preusker diente als Vorlage zu einem gleichnamigen Film, der Anfang 2018 fertiggestellt wurde. Der Film wurde von dem erfolgreichen Regisseur Christian Görlitz gedreht, mit der hervorragenden

Schauspielerin Bibiana Beglau in der Hauptrolle der Susanne Preusker. Die Besprechungen dieses Films sind durchweg sehr positiv. Arno Frank schrieb im *Spiegel*: »Meisterhaft – und an der Grenze des Erträglichen« (2018). Er sah in dem Film vier Dramen meisterhaft verwoben: ein Gefängnisdrama, das Gerichtsdrama, das Psychodrama und das Beziehungsdrama. »Bleischwer und verstörend« beschrieb die Journalistin Laura Hertreiter (2018) den Film. Die Erstausstrahlung des Films erfolgte im September 2018 auf Arte, etwa zwei Monate später in der ARD. Beachtung fand dieser Film auch im Ausland. Die Journalistin Viola Schenz setzte in ihrem Beitrag in der *Neuen Zürcher Zeitung* große Hoffnungen in diesen Film: »Vielleicht kann dieser Film endlich für die Empörung sorgen, die ihr Schicksal verdient. Bei Gladbeck und München war das auch der Fall« (Schenz, 2018). Sie schätzt den Film als ein »exzellentes Gewalt- und Gerichtsdrama« ein. Unerträglich findet sie die »Inkompetenz, ja fast mutwillige Ignoranz der Gefängnisleitung und des SEK«. Anfang Februar 2018 hat Susanne Preusker noch gemeinsam mit dem Regisseur Christian Görlitz den Film »Sieben Stunden« angesehen. Sie fand ihn sehr gut und gelungen. Als der Film Monate später im Fernsehen gezeigt wurde, lebte sie nicht mehr. Sie hat sich am 13. Februar 2018 das Leben genommen. Es ist kein Abschiedsbrief bekannt und in den Medien wird über die Beweggründe für diesen Suizid gerätselt. Manche Beobachter vermuten, der Film habe zu einer Reaktivierung des Traumas geführt. »Ihr Trauma trieb sie in den Tod« (Bennefeld-Kersten, 2018; Debski, 2018) – diese Formulierung findet sich in zwei ausführlichen Medienberichten über Susanne Preusker. Ob sie zutreffen, wird wohl das Rätsel und Geheimnis von Susanne Preusker bleiben.

Reaktivierung von Kriegstraumata im höheren Lebensalter

Die erste repräsentative Studie zur Epidemiologie der Posttraumatischen Belastungsstörungen in Deutschland erfolgte durch eine Forschungskooperation der Universität Zürich (Andreas Maercker, Simon Forstmeier, B. Wagner, 2008) und der Universität Leipzig (Heide Glaesmer, Elmar Brähler). Die Stichprobe bestand aus 2426 Personen. Für die spezifischen Analysen erfolgte eine Unterteilung in drei Alterskohorten (junge Erwachsene: 14 bis 29 Jahre, mittelalte Erwachsene: 30 bis 59 Jahre und Ältere: 60 bis 95 Jahre). Für traumatische Ereignisse wurden Lebenszeitprävalenzen ermittelt, für die Erfassung der PTBS waren es

Einmonatsprävalenzen. Die Forscher unterschieden kriegsbedingte und zivile Traumata. Bei den Kriegsbedingten Traumata differenzierten sie in Kriegshandlungen, ausgebombt im Krieg, Heimatvertrieben und Gefangenschaft/Geiselname. Bei den vier erstgenannten Kriegstraumata lag für die Kohorte der Älteren die Lebenszeitprävalenz zwischen 20 und 24 Prozent. Im Vergleich dazu lag die Lebenszeitprävalenz der jungen Erwachsenen für Vergewaltigung bei 1,05 Prozent und für sexuellen Missbrauch bis zum 14. Lebensjahr bei 1,32 Prozent. Im Vergleich sind also die vier genannten Kriegstraumata bei den Älteren etwa 20-mal so hoch wie die sexuellen Traumata der jungen Kohorte. Diese Daten belegten erstmals für die deutsche Bevölkerung eine ausgesprochen hohe Rate von Kriegstraumata. Große Unterschiede hinsichtlich der Alterskohorten ergaben sich auch bei der Einmonatsprävalenz für das Vollbild der PTBS. Die junge Kohorte zeigte 1,31 Prozent, die ältere 3,44 Prozent. Diese Daten beweisen, dass die größte Häufigkeit von PTBS in Deutschland bei den älteren Menschen liegt und dass es überwiegend Kriegstraumata sind und keine zivilen Traumata. Ein anderes Bild zeigt sich in den Psychotherapie-Praxen. Dort sind mit einer PTBS-Diagnose überwiegend junge Frauen mit zivilen Traumata vertreten. Die PTBS bei älteren Menschen mit Kriegstraumata zeigt sich heute überwiegend in den Pflegeeinrichtungen wie Alten- und Pflegeheimen sowie in der ambulanten Pflege. In den Medien kursieren Titel wie »Kriegs-Traumata: Der Zweite Weltkrieg tobt in deutschen Altenheimen« (*Die Welt*, 2.10.2013).

Innerhalb der Psychotherapie hat es längere Zeit gebraucht, bis Psychotherapeuten sich eingehender mit kriegstraumatisierten älteren Menschen beschäftigten. Besonders die Experten für Alterspsychotherapie, die regelmäßig in der Fachzeitschrift »Psychotherapie im Alter« publizieren, lieferten dazu sehr aufschlussreiche Beiträge. Der Psychoanalytiker Hartmut Radebold von der Universität Kassel hat dieses Problemfeld zu seinem Spezialgebiet erkoren und zahlreiche Beiträge in Büchern und Fachzeitschriften beigetragen (Radebold, 2007, 2012; Radebold et al., 2008). In einer sehr informativen Übersichtsarbeit stellte er die wichtigsten Opferzahlen des Zweiten Weltkrieges zusammen (Radebold, 2007, S. 77):

- Von den etwa 18 Millionen deutschen Soldaten kamen ca. 5,3 Millionen ums Leben. Von den Männern der Geburtsjahre 1910 bis 1925 starben 34 Prozent.
- Etwa eine Million Zivilisten starben durch Bombenhagel oder während der Flucht und Vertreibung.

- Die Gefallenen und Vermissten hinterließen mehr als 1,7 Millionen Witwen und fast 2,5 Millionen Halb- oder Vollwaisen.
- Etwa 14 Millionen Deutsche verloren ihre Heimat und irrten als Vertriebene oder Geflüchtete durch das verwüstete Nachkriegsdeutschland.
- Im Frühjahr 1947 befanden sich noch 2,3 Millionen deutsche Kriegsgefangene in Lagern der Alliierten und 900.000 in sowjetischen Lagern.
- Die Gesamtzahl der vergewaltigten deutschen Frauen wird auf 1,9 Millionen geschätzt; davon geschahen die meisten in den ehemaligen deutschen Ostgebieten, in Berlin und in der sowjetischen Besatzungszone, überwiegend durch russische Soldaten.

Diese Daten belegen das ungeheure Traumatisierunspotenzial. Die oben genannte hervorragende epidemiologische Studie von Maercker et al. (2008) belegt 60 Jahre nach dem Ende des Zweiten Weltkrieges genau diese Manifestationen der Traumata aus der Sicht der modernen Traumaforschung.

Hartmut Radebold (2007) führt die hohen PTBS-Raten bei älteren Menschen überwiegend auf Trauma-Reaktivierungen und Re-Traumatisierungen zurück. Die Traumasymptome flackern oft nach einem jahrzehntelangen weitgehend symptomfreien Intervall wieder auf.

Kriegstraumatisierte: Fallbeispiel 1

Schwere Kriegstraumatisierung im 18. Lebensjahr, Zwangsstörung als Traumafolge, Symptomremission durch Psychotherapie, Trauma-Reaktivierung durch schweren Unfall

In meine psychoanalytische Praxis kam ein 59 Jahre alter Professor der Germanistik. Er wurde mir von einem niedergelassenen Psychoanalytiker zugewiesen, der diesen Professor vor Jahren sechs Jahre lang erfolgreich in einer Langzeitpsychoanalyse behandelt hat. Der Patient war dann jahrelang symptomfrei, bis er einen schweren Bergunfall erlitt. Er war leidenschaftlicher Bergsteiger mit sehr langer Klettererfahrung. Bei einer Klettertour in einer Gruppe des Deutschen Alpenvereins ist er abgestürzt und war schwer verletzt. Den Bergführer, der ihn am Seil gesichert hat, hat er mit in den Tod gerissen. Das haben ihm die Angehörigen aber verschwiegen.

Er war bewusstlos und wurde mit einem Hubschrauber in ein österreichisches Krankenhaus geflogen, dort notoperiert und lag wochenlang in einer Gratwanderung zwischen Leben und Tod auf der Intensivstation. Er hatte zahlreiche Knochenbrüche, ein schweres Schädel-Hirn-Trauma, mehrere Verletzungen der inneren Organe, insbesondere der Lunge. Er konnte sich an nichts von dem Unfall erinnern. Seine Ehefrau und Kinder besuchten ihn regelmäßig im Krankenhaus in Österreich und fuhren wochenlang den weiten Weg.

Der überweisende Kollege hatte mich vorab telefonisch über die Zusammenhänge informiert. Er konnte den Patienten selbst nicht mehr behandeln, weil er gerade seine Praxis aus Altersgründen aufgab. Er berichtete mir ausführlich über die Traumatisierungen des Patienten und die bizarren Zwangssymptome. Bei der Erstkonsultation war der Patient geordnet und mitteilsam, etwas misstrauisch und abtastend. Bei ihm seien jetzt die Dämonen zurückgekehrt, sagte er. Seit dem jungen Erwachsenenalter habe er fürchterliche Zwangssymptome, die sein Leben, seine bürgerliche Existenz und seine Hochschulkarriere bedrohen würden. Relativ sachlich und fast emotionslos schilderte er die Vorgänge, fast so, als wäre er Zeuge bei einer Gerichtsverhandlung. Angefangen habe alles im Krieg als 18-Jähriger. Oder doch schon früher. Denn er sei in einer sehr konservativ-protestantischen Familie aufgewachsen. Sein Vater war Pfarrer und er hatte noch drei Geschwister. Er wurde streng religiös erzogen, es gab gemeinsame Gebete und Bibellesungen und er musste regelmäßig in die Gottesdienste. Da stand sein Vater auf der Kanzel und verkündete »das Wort«. Er fügte sich gehorsam und fast unterwürfig in die väterlichen Gebote und Verbote.

Ein großer Konflikt war die Entdeckung der eigenen Sexualität und die Selbstbefriedigung. Die Masturbation war für ihn mit großen Schuldgefühlen verbunden. Er glaubte, dass es eine Sünde sei und dass er dafür bestraft werden würde. Mit seinen Eltern konnte er über diese Themen nicht sprechen, er sei auch nie sexuell aufgeklärt worden. Offen verliebt sei er in der Jugendzeit nie gewesen und er habe keine Freundin gehabt. Er behielt seine sexuellen Probleme für sich, hatte jeweils nach der Selbstbefriedigung ein schlechtes Gewissen und bat Gott um Vergebung. In seiner Vorstellung war Gott ein strenger und strafender Gott. Im Alltagsleben des Schulbetriebes war er ein strebsamer, unauffälliger und guter Schüler. So wie ihn der Vater haben wollte. Mit 18 Jahren absolvierte er erfolgreich das Abitur – da tobte schon der Zweite Weltkrieg. Er wurde zum Wehrdienst eingezogen und war bald an der russischen Front. Schon in den ersten Monaten hatte er eine erste Schussverletzung, die nach einem Lazarettaufenthalt weitgehend geheilt war und es ging zurück an die Front. Die Kämpfe an der Ostfront wurden immer brutaler und zunehmend wurden Kameraden von Granaten oder Bomben zerfetzt. Er hatte nur noch Angst, panische Todesangst. Im Schützengraben betete er oft zu Gott, und flehte ihn an, ihn am Leben zu lassen. Eines Tages kam ihm in seiner seelischen Not der Gedanke, er könnte Gott durch einen Schwur oder Eid für sich gewinnen. So schwor er im Gebet, wenn Gott ihn am Leben lasse, würde er sich nie mehr selbstbefriedigen. An der Ostfront im Schützengraben mit panischer Todesangst stellte sich dieses Problem ohnehin nicht. Er wurde ein weiteres Mal schwer verletzt, verlor viel Blut, überlebte knapp und wurde dann als schwer Kriegsverletzter in die Heimat geflogen. Er erholte sich von der Kriegsverletzung und erlebte in der Heimat die Wirren der Nachkriegszeit.

Sobald es ging, begann er ein Germanistik-Studium – das war schon immer seine Wunschvorstellung. Je besser es ihm insgesamt ging, desto mehr kam wieder der Wunsch nach Selbstbefriedigung. Ein heftiger Kampf tobte in ihm. Er hatte geschworen, »es« nicht mehr zu tun. Und er fürchtete die Strafe Gottes, falls er dieses Versprechen nicht einhält. Er konnte der Versuchung nicht widerstehen. Nach den ersten Selbstbefriedigungen bekam er plötzlich Zwangsgedanken, er könnte junge Mädchen vergewaltigen oder umbringen. Es waren keine konkreten ihm bekannte Mädchen, sondern Fantasiegestalten. Aber die Möglichkeit des sexuellen Übergriffs war für ihn real und bedrohlich. Er versuchte, diese Gedanken wegzuschieben oder loszuwerden, versuchte sich abzulenken. Es half nichts. Er flehte in seinen Gebeten zu Gott um Verzeihung und Vergebung – aber er antwortete nicht, er gab ihm kein Zeichen. Und die Zwangsgedanken bedrohten ihn unvermindert. Die ganzen Konflikte musste er mit sich allein ausmachen. Er lebte in einer Pension in der Universitätsstadt, später in einem Studentenwohnheim. Mit seinen Eltern konnte er nicht über seine Probleme reden und so quälte er sich durchs Studium. Eines Tages kam er ins Gespräch mit einer Kommilitonin, die auch Germanistik studierte und die ihm gefiel. Im Nachhinein glaubt er, nicht er habe sie, sondern sie habe ihn erobert. Er sei viel zu verklemmt gewesen. Als sie sich körperlich näherkamen, spürte er, dass sie sexuell erfahren war und er nicht. Ihm hat das in seiner Misere eher geholfen. Sie wurden ein Paar, haben geheiratet und bekamen zwei Söhne. Die Lebensumstände änderten sich, aber die Zwänge blieben. Nach dem Staatsexamen hat er sich für eine Universitätslaufbahn entschieden. Seiner Ehefrau deutete er die verschwiegenen Zwangssymptome an und diese drängte ihn zu einer Psychotherapie. Die ersten Therapieversuche scheiterten oder wurden von ihm abgebrochen. Schließlich machte er in der Universitätsstadt eine Langzeitpsychoanalyse. Diese brachte eine deutliche Besserung. Er machte in seinem Erwachsenenalter drei längere Psychotherapien, die dritte bei dem Psychoanalytiker, der ihn schließlich an mich überwies. Jahrelang fühlte er sich weitgehend befreit. Er war zwar in vielfacher Hinsicht zwanghaft in alltäglichen Dingen, hatte aber nicht mehr diese qualvollen Tötungs- und Vergewaltigungsfantasien. Nach dem Unfall waren diese wieder da. Und es waren in groben Zügen dieselben Zwangsfantasien wie vor fast 40 Jahren. Er war zerknirscht und verzweifelt. Ich versuchte, ihn zu ermutigen, dass er es doch schon mehrmals geschafft hatte, die Dämonen und die Zwänge loszuwerden. Er zeigte sich anfangs sehr misstrauisch, widerborstig und zweifelnd. Nachdem ich mich gerade über Zwangsstörungen habilitiert hatte, waren mir die aktuellen Therapiekonzepte vertraut, auch die Möglichkeiten der neueren Psychopharmaka in Form der Serotonin-Wiederaufnahme-Hemmer. Davon wollte er nichts wissen. Er wollte seine altbewährten Medikamente, die er vor 20 Jahren bereits einnahm und die heute als obsolet galten. Eine empfohlene stationäre Behandlung in einer auf Zwangserkrankungen spezialisierten Psychotherapie-Klinik lehnte er ebenfalls ab. Dann konfrontierte er mich bald mit dem Vorschlag, er könnte sich bei der Polizei vergewissern, ob er nicht doch ein Vergewaltigungs- oder Tötungsdelikt begangen haben könnte. Das konnte ich ihm ausreden. Er hatte weiterhin die Fantasie, wir sollten ein Komitee der berühmtesten 20 Psychiater Europas einberufen, um die Schwere seiner Störung und seiner Gefährlichkeit einzuschätzen. Ich führte ihm vor Augen, bei wie vielen Koryphäen unseres Fachgebietes er schon als Patient war. Die Anfangsphase der Therapie war für mich als Analytiker sehr herausfordernd. Ich fühlte mich selbst bedroht durch seine Widerstände, Ablehnungen und aggressiven Vorschläge. In einer Supervisionsgruppe besprach ich den schwierigen Fall. Die meisten ermutigten mich zu Besonnenheit, Durchhaltevermögen und Fortsetzung der analytischen Arbeit. Ich solle nicht in eine sadistische Gegenübertragung geraten, war die einhellige Meinung in der Supervision. Ich beherzigte diese Empfehlungen und überstand die herausfordernde Anfangsphase. Der Patient wurde gelassener und entspannter, zeigte immer mehr seinen hintergründigen Humor und sein Leidenszustand wurde erträglicher für ihn. Ich sagte ihm oft: Herr…, das kennen sie doch schon Jahrzehnte, das ist nichts

Neues, da passiert nichts. Ich versicherte ihm immer öfter lachend, dass ich keine Sorge hätte, dass er etwas Schlimmes anstellt. Ich verschrieb ihm regelmäßig seine Wunsch-Psychopharmaka und versuchte, ihn zu stabilisieren. Ich hatte bei ihm oft die Fantasie »Raus aus der Opferrolle« und sprach mit ihm über die psychologischen Erkenntnisse zur Selbstwirksamkeit. Er wurde immer vertrauter und verriet mir immer mehr von seinen »Sicherungsmechanismen«. Wie er seine Ehefrau mit einspannte, dass er nichts Schlimmes tun kann. Was er tun kann, wenn zwei junge Schulmädchen an der Tür klingeln und für eine humanitäre Organisation Geld sammeln, ihn mit ihren Sammelbüchsen in der Hand und leuchtenden Augen anschauen – und er muss die Zwangsgedanken vertreiben, er könne sie ins Haus zerren und vergewaltigen. Dann lieber die Ehefrau rufen und fragen, ob sie das passende Kleingeld hat. Immer häufiger konnte er auch über solche Situationen lachen.

Als die Zwangssymptome im Therapieverlauf immer weniger bedrohlich wurden, war es ihm auch möglich, über den Beginn der Zwänge zu sprechen: Jetzt tauchten die Kriegstraumata auf, die er in den bisherigen Therapiestunden wie unter Verschluss gehalten hatte. Seine nackte Todesangst, die Verwundungen und schließlich der Pakt mit Gott. Die Wurzeln hierzu lagen in seiner streng religiösen und repressiven Erziehung. Darin war Selbstbefriedigung eine Sünde. Sein Vater selbst hatte als Pfarrer im Konfirmandenunterricht Masturbation als etwas Schlechtes angeprangert. Nicht direkt als Sünde, sondern als etwas, das man lieber lassen sollte. Unter Klassenkameraden hörte er auch das Gerücht, Selbstbefriedigung mache Rückenmarksschäden. Mit diesen religiösen Vorstellungen waren die Wurzeln seines Kriegs-Paktes mit Gott geschaffen. Die Zwangsgedanken erlebte er als Strafe Gottes. All das war mit starken Schuld- und Schamgefühlen verbunden. Bald wurde die Brücke vom Kriegstrauma zur Auslösung seiner erneuten Traumatisierung im 59. Lebensjahr durch den Bergunfall geschlagen. Jetzt war er wieder verwundet, lag im Koma, war schwer verletzt. Es war eine innere Verbindung zum Kriegstrauma und in der Traumatheorie eine Trauma-Reaktivierung. Je besser es dem Patienten im Therapieverlauf ging, umso mehr tauchten narzisstische Phänomene in der Therapie auf. Ich als Analytiker spürte dies zuerst in Gegenübertragungsgefühlen, die mit Neid und Selbstwert zu tun hatten. Der Patient sprach immer mehr über seine beruflichen Erfolge, was ihm offensichtlich gutgetan hat. Er hatte bereits vorher an einer anderen Universität einen Lehrstuhl für Germanistik. Durch den Wechsel konnte er bei den Berufungsverhandlungen einige Vorteile erringen. In seinem Fachgebiet war er sehr angesehen, er war DFG-Gutachter, einige seiner Bücher wurden Standardwerke mit hohen Auflagen, er war Herausgeber zahlreicher Buchreihen und Gutachter für viele Fachzeitschriften; alles Dinge, die sich ein Universitätsprofessor nur erträumen kann. Ich bemerkte, dass ich mich immer wieder mit ihm verglichen habe. Was er schon alles erreicht hatte und ich nicht. Er hätte vom Alter her mein Vater sein können. Er stand am erfolgreichen Ende seiner Professorenlaufbahn, ich gerade am Anfang. Und doch waren wir beide Professoren an derselben Universität. Aus mir nicht erklärlichen Gründen gab es immer wieder Rückfälle, in denen die Vergewaltigungs- und Tötungsfantasien schlimmer wurden. Wiederum tauchte die Fantasie auf, eine ganz große Psychiater-Versammlung sollte sich um ihn kümmern, ihn explorieren, untersuchen und seine Zwänge einschätzen und seine Gefährlichkeit evaluieren. Wie groß das Restrisiko sei, dass er doch in der Lage sein könnte, Kinder zu vergewaltigen und zu töten. Diesmal war er weniger bescheiden als bei der ersten derartigen Fantasie einer Beurteilung von außen. Damals sollten es die 20 berühmtesten Psychiater Europas sein. Jetzt sollten es alle Psychiater der ganzen Welt sein. Ich war beruhigt, dass diese Größenfantasien sehr schnell wieder verschwanden. In der Fantasie, andere Experten einzubeziehen, drückte er natürlich auch Zweifel an meiner fachlichen Kompetenz aus. Ich habe dies so gedeutet und angesprochen. Er hat wie so oft mit klugen, humorvollen Kommentaren beschwichtigt.

Nach vier Jahren psychoanalytischer Behandlung ging es ihm deutlich besser. Die bekannten Zwangssymptome tauchten noch auf, aber immer seltener und milder. Gedanklich beschäftigte er sich mit seiner Emeritierung. Dies wurde ausgelöst durch einige seiner Fachkollegen, die ihn darauf hinwiesen, dass doch bald eine Berufungskommission für seine Nachfolge gegründet werden müsse. Durch seinen außergewöhnlichen Erfolg war für ihn der Beruf als Universitätsprofessor und Lehrstuhlinhaber ein großer psychischer Stabilisator. Da die Psychoanalyse bereits vier Jahr andauerte und es ihm relativ gut ging, thematisierte ich die Frage, wann wir die Therapie beenden sollten. Er reagierte empört und meinte, dass ich ihn bis über die Emeritierung hinweg begleiten sollte. Der Verlust seiner Position könne ihm mehr zusetzen, als ich es ahnen könnte. Wir vereinbarten eine Fortsetzung mit reduzierter Stundenzahl. Er überstand die Emeritierung gut und lästerte viel über seine Kollegen. Den Nachfolger, den die Berufungskommission auf den ersten Listenplatz setzte, hätte er nicht genommen. Da wären in seinen Augen unter den Bewerbern bessere Kandidaten gewesen. War dies ein letztes narzisstisches Aufbäumen zum Thema »gut genug sein« oder »besser sein«? In seinem Alltag änderte sich nicht viel. Von morgens bis abends las er Fachliteratur, schrieb weiterhin Bücher und Artikel für Fachzeitschriften, war weiterhin ehrenamtlich als Gutachter tätig und besuchte Kongresse. Er war stolz, dass er weiterhin gefragt war in der Fachwelt und dass er unvermindert Einladungen zu Vorträgen oder zur Mitarbeit an Büchern bekam. Seine Ehefrau machte ihm manchmal Vorwürfe, weil sie glaubte, er habe jetzt mehr Zeit für sie und die Familie. Diese Hoffnung hat sich nicht erfüllt. Erneut wurde von mir ein mögliches Therapieende thematisiert. Darauf antwortete der Patient mit dem Wunsch, auch in Zukunft die Medikamente von mir verschrieben zu bekommen und er wolle die Rezepte persönlich abholen und dann noch ein Gespräch mit mir führen. Ich ließ mich auf diesen »Handel« ein und sah den Patienten jahrelang noch alle zwei bis drei Monate. Ich hatte mit ihm so viel erlebt und war offensichtlich neugierig, wie es mit ihm weiterging. Er erhielt weiterhin die Medikamente, die er jetzt fast 30 Jahre lang in derselben Dosis nahm. Änderungen bei den Medikamenten lehnte er immer strikt ab. Er kam lange Zeit mit einem Taxi zur Therapie. In den letzten Jahren war er zunehmend gebrechlich und gehbehindert. Nun brachte ihn einer seiner Söhne mit dem Auto und er brauchte zuerst einen Rollator, dann einen Rollstuhl. Er schrieb immer noch deutschsprachige oder englischsprachige Artikel. Vorträge und Kongressbesuche wagte er nicht mehr. Der Aufwand zum persönlichen Treffen war sehr groß. Ich schlug ihm deshalb vor, dass ich ihm in Zukunft die Rezepte mit der Post schicke würde und wir ab und zu telefonieren könnten. Mit dieser Lösung war er einverstanden. In seinen letzten Lebensjahren hatten wir keinen Kontakt mehr. Nun durfte der Hausarzt ihm die Psychopharmaka verordnen. Der Patient ist 93 Jahre alt geworden.

Kriegstraumatisierte: Fallbeispiel 2

Trauma-Reaktivierung eines Kriegstraumatisierten im 90. Lebensjahr

Das folgende Fallbeispiel stammt aus der häuslichen Pflege und ist ein Supervisions-Fall. Es handelt von einem 90-Jährigen, der vom 17. Lebensjahr an kriegstraumatisiert war und viele Jahrzehnte keine gravierenden Traumafolgestörungen zeigte. Der Patient ist in Rumänien (Siebenbürgen) in einer deutschsprachigen Familie aufgewachsen. Im Jahr 1941 wurde er im Alter von 17 Jahren von der deutschen Wehrmacht zwangsrekrutiert und sofort an der Ostfront eingesetzt. Er erlebte vier Jahre lang zahlreiche lebensbedrohliche Situationen. Durch Artilleriebeschuss, Bombenhagel oder Granaten wurden viele seiner Kameraden neben ihm getötet. Am Schluss war er im Jahr 1945 im Kampf um Budapest. Die deutschen Soldaten zogen sich auf die dortige Burg zurück. Die russische Armee hatte sie eingekesselt und monatelang beschossen. Es war der Winter 1944/1945. Sie hatten schon lange nichts mehr zu essen und hungerten. Kurz vor der Kapitulation haben sie ihre Pferde geschlachtet und das rohe und gefrorene Pferdefleisch gegessen. Tausende deutsche Soldaten sind in diesen Monaten in Budapest gestorben. Er geriet dann in russische Gefangenschaft und war in mehreren sowjetischen Lagern östlich des Urals. Viele seiner Kameraden sind dort verhungert oder an Krankheiten wie Typhus oder Tuberkulose gestorben. Er überlebte und kam vollkommen allein und abgemagert – nur mit einem Rucksack und ein paar Kleidungsstücken – nach Bayern.

Er war erst 23 Jahre alt und doch schon ein »gebrochener Mann«. In einem kleinen mittelfränkischen Dorf konnte er als Knecht auf einem Bauernhof arbeiten. Er verliebte sich in eine acht Jahre jüngere Frau dieses Dorfes. Sie wurde bald schwanger. Sie heirateten und er wurde Vater von vier Kindern. Über die Kriegszeit wollte er nicht sprechen. Auch über seine Familie und die rumänische Heimat nicht. Seine Geschwister waren gefallen oder gestorben. Seine Mutter lebte auch nicht mehr. Erst im Verlauf von Jahren bekam er Kontakt mit einigen Verwandten, die aber in anderen Bundesländern wohnten. Von ihnen erfuhr er, dass sein Vater allein in Rumänien lebte. Ein Verwandter von ihm hatte in den 60er Jahren bereits ein Auto, er selbst nicht. Dieser Verwandte fuhr regelmäßig nach Rumänien, besuchte auch den Vater des Patienten und forderte ihn auf, ihn einmal auf einer Rumänienreise zu begleiten. Er wollte das nicht und lehnte ab. Mit seiner Ehefrau führte er eine fast symbiotische Beziehung. Sie waren 64 Jahre ein Ehepaar und waren fast nie getrennt unterwegs. Sie haben all die Jahre fast alle Tage in ihrem Ehebett geschlafen. Urlaub konnten sie sich nicht leisten und er war überhaupt nicht reisefreudig. Psychische Erkrankungen, die mit dem Kriegstrauma in Verbindung gebracht werden könnten, sind nicht aufgetreten. Im 90. Lebensjahr wurde er zunehmend gebrechlich und bettlägerig. Er bekam eine häusliche Pflege und einen ambulanten Pflegedienst. Der Verlust aller früheren Aktivitäten und die Bindung ans Bett fiel ihm schwer. Bald berichtete er über Schlafprobleme und

Alpträume. Irgendwann fing er nachts fürchterlich an zu schreien. Meistens rief er um Hilfe und schrie immer wieder »Feuer, Feuer!«. Zwischendurch schrie er auch schwer verständliche Worte. Der Hausarzt verordnete Schlaf- und Beruhigungsmittel, später Morphium. Durch Morphium-Pflaster wurde das nächtliche Schreien noch schlimmer. Da er auf einem Bauernhof und einem großen Grundstück mit freistehendem Wohnhaus lebte, beschwerte sich keiner der Nachbarn über das nächtliche Schreien, das durchaus außerhalb des Hauses hörbar war. In einem Mietshaus in der Stadt wäre eine häusliche Pflege wohl nicht mehr möglich gewesen und ein Heimaufenthalt erfolgt. Irgendwann war der Patient so geschwächt, dass er schließlich zu Hause im Kreise der Familie starb. Seine Ehefrau überlebte ihn um sechs Jahre.

Reviktimisierung von Gewaltopfern

Trauma-Reaktivierung und Reviktimisierung sind zwei Phänomene, die zeigen, wie im Langzeitverlauf das Trauma bei derselben Person wiederholt wird. Beide Begriffe haben wesentliche Gemeinsamkeiten und Unterschiede. Bei der Trauma-Reaktivierung besteht ein längeres symptomfreies Intervall und es wird bei allen Formen von Traumata verwendet, vor allem bei Holocaust-Traumatisierten und Kriegstraumatisierten. Der Reviktimisierungs-Begriff wird bevorzugt bei Gewaltphänomenen angewandt und zwar bei allen Subtypen – sexueller Missbrauch, psychische und körperliche Gewalt, emotionale Vernachlässigung. Reviktimisierung ist der Gegenpol zur Opfer-Täter-Transition, die bereits im Kapitel »Transgenerationale Traumatransmission« beschrieben wurde. Die Parole der Reviktimisierung lautet »Einmal Opfer – immer wieder Opfer«, die der Opfer-Täter-Transition lautet »Aus Opfern werden Täter«. Beide Phänomene sind zwei Seiten derselben Medaille der Weitergabe oder Fortsetzung von Gewalt. Es sind zwei Spielarten der möglichen Gewaltspiralen. Bei der Reviktimisierung können die vier differenzierten Gewaltformen variieren – das Opfer bleibt aber Opfer. Beispielsweise kann eine Frau, die als Kind innerhalb der Familie sexuell missbraucht wurde, im Jugendalter eine Vergewaltigung erleiden und in zwei gescheiterten Ehen Opfer von körperlicher Gewalt werden. Ein wichtiger Faktor bei der Reviktimisierung sind die geschlechtsspezifischen Unterschiede. Die Forschung ist hier noch nicht weit fortgeschritten und hat viele »leere Felder« oder »blinde Flecken«. Es gibt beispielsweise nur wenige Reviktimisierungs-Studien mit männlichen Stichproben. Bockers und Knaevelsrud (2011) gaben in ihrer Übersichtsarbeit einen Überblick über die neun größten internationalen Reviktimisierungs-Studien. Alle bezogen sich auf weibliche Stichproben. Eine Forschergruppe aus der Klinischen Psychologie der Universität Bielefeld (Frank Neuner, Lioba Langer, Claudia Catani, Christian Konkol, 2021), die jahrelang intensiv über Reviktimisierung forscht, hat erstmals eine Studie zur Reviktimisierung von Männern gemacht. Die Rekrutierung der kleinen Stichprobe war sehr schwierig. Die Forscher betonen, dass bei Männern sowohl die Wiederholung der Opfer-Erfahrung (Reviktimisierung) als auch die Opfer-Täter-Zyklen (Opfer-Täter-Transition) vorkommen. »Es zeigte sich jedoch ein Trend. Emotionale Gewalterfahrungen in der Kindheit scheinen eher mit erneuten Opfererfahrungen im Erwachsenenalter assoziiert zu sein und sexuelle Gewalterfahrungen in der Kindheit waren mit der Ausübung von Gewalt im Erwachsenenalter assoziiert« (Langer, 2021, S. 111). Der Zugang zu männlichen Gewaltzyklen geschieht bislang in der Forschung überwiegend in der Täter-Perspektive und wird bevorzugt in der Forensischen Psychiatrie untersucht. Die männlichen Täter sitzen oft im Gefängnis und dort wird dann untersucht, inwieweit sie in der Kindheit selbst Opfer von Gewalt waren (Dudeck, 2006, 2012). In der Allgemeinbevölkerung männliche Stichproben zu rekrutieren, die über ihre kindliche Opfererfahrungen berichten, war bislang schwierig, weil hier wohl große Tabus und Schamgefühle den Zugang erschweren. Dies zeigt sich im Erwachsenenalter auch bei der Partnerschaftsgewalt. Hier ist die Anzeigebereitschaft von männlichen Gewaltopfern deutlich geringer als bei Frauen. In Dunkelfeldbefragungen ist die Prävalenz männlicher Opfer von Partnerschaftsgewalt deshalb deutlich höher als in den Hellfeld-Daten der Polizeilichen Kriminalstatistik (PKS). Dies haben kürzlich veröffentlichte Ergebnisse einer Umfrage des Landeskriminalamtes Nordrhein-Westfalen ergeben, die u. a. dezidiert nach Partnerschaftsgewalt gefragt hat (LKA-NRW, 2020). Dort sind die Lebenszeitprävalenzen für erlebte Partnerschaftsgewalt im Geschlechterverhältnis weiblich bei 13,9 Prozent und männlich bei 7,4 Prozent, also in groben Zügen etwa 2:1. In der PKS-Statistik zur Partnerschaftsgewalt ist der Relation bezüglich Opferstatus weiblich etwa 80 Prozent, männlich 20 Prozent zugeordnet. Also eine Relation von 4:1. Dies bedeutet in groben Zügen, dass im Dunkelfeld der Anteil männlicher Gewaltopfer doppelt so hoch ist wie im Hellfeld (angezeigte Fälle in der PKS).

»Einmal Opfer – immer wieder Opfer« – die Wiederholung der Opfererfahrung als Reviktimisierung

Das Hauptthema bei der Reviktimisierung von Gewalt ist in der bisherigen Forschung die Wiederholung von Gewalt bei Frauen, die als Kind sexuell missbraucht wurden. Dass dieses Phänomen existiert und hochrelevant ist, ist durch fast alle Studien eindeutig belegt. Je nach Stichprobe und Gewaltart im Verlauf gibt es in internationalen Studien eine Reviktimisierungsrate zwischen 10 und 70 Prozent (Brockers & Knaevelsrud, 2011). Die Psychoanalytiker Wolfgang Wöller und Johannes Kruse fassten bereits im Jahr 1997 auf der DGPT-Jahrestagung in Kassel die Ergebnisse hierzu zusammen: 28 Prozent der Gewaltopfer waren schon früher Gewaltopfer, meistens in der Kindheit. Frauen, die als Kind häusliche Gewalt erlebt haben, haben ein um 600 Prozent höheres Risiko, später in einer Ehe durch den Partner körperlich misshandelt zu werden (Wöller & Kruse, 2000). Diese erschreckenden Daten sind durch die Ergebnisse der Forschung zur Reviktimisierung in den folgenden 25 Jahren im Prinzip bestätigt worden (Langer, 2021). Die Befundlage ist heute etwas differenzierter. Man untersuchte die verschiedenen Gewaltformen (sexueller Missbrauch, psychische und körperliche Misshandlung, emotionale Vernachlässigung) nach ihren Reviktimisierungsraten und den Variationen im Wechsel des Gewalttypus (Langer & Neuner, 2022). Auch die geschlechtsspezifischen Aspekte wurden vermehrt diskutiert. Brockers und Knaevelsrud (2011) stellten bereits fest, dass die meisten Reviktimisierungs-Studien beim weiblichen Geschlecht und bei Studentinnen durchgeführt wurden, die in der Kindheit sexuellen Missbrauch erlebt haben. Sie forderten deshalb bereits vor mehr als zehn Jahren, dass »Studien zu nicht-sexueller Traumatisierung sowie Untersuchungen an männlichen und nicht-akademischen Populationen wünschenswert« wären (Brockers & Knaevelsrud, 2011, S. 397). Genau diese Forschungs-Desiderate bestehen heute noch. Zwei der genannten drei Desiderate wurden partiell wissenschaftlich verfolgt – nicht-sexuell Traumatisierte (Langer & Neuner, 2022) sowie nicht-akademische Populationen (vgl. Langer, 2021). Das hartnäckigste Forschungsdesiderat zur Reviktimisierung sind Studien und größeren Stichproben bei männlichen Gewaltopfern.

An zwei Fallbeispielen sollen Charakteristika der Reviktimisierung verdeutlicht werden. Wie in der Forschung betreffen die ausgewählten Beispiele ebenfalls weibliche Gewaltopfer. Die männlichen Gewaltopfer, die nach kindlicher Gewalterfahrung im Erwachsenenalter wieder Opfer von Gewalt werden, tauchen in der ambulanten Psychotherapie selten auf. In den Gefängnissen sitzen hingegen viele Männer, die als Kind Gewaltopfer waren und später Gewalttäter wurden (Dudeck, 2006, 2012). Diese sehen wir aber selten in der ambulanten Psychotherapie. Sie beschäftigen die Forensischen Psychiater und Gefängnispsychologen.

Fallbeispiel 1

Sexueller Missbrauch in der Kindheit, Reviktimisierung in Heimen, später Opfer von Partnerschaftsgewalt

In meine psychoanalytische Praxis kam nach Empfehlung eines Psychiaters eine 30 Jahre alte Frau, die stationär in einer psychiatrischen Klinik längere Zeit behandelt wurde. Es sei ein komplexes Krankheitsbild: Hauptdiagnosen seien eine Borderline-Persönlichkeitsstörung und eine Posttraumatische Belastungsstörung. Der Schweregrad der Störung sei dadurch kompliziert, dass zusätzlich Alkoholprobleme und Essstörungen immer wieder die Symptomatik erschweren.

Die schon bei der Überweisung genannten Diagnosen und die Krankheitsanamnese stimmten mich nicht optimistisch. Der mit mir befreundete Psychiater bedrängte mich, doch einen Behandlungsversuch zu wagen, er würde mir dies zutrauen, nachdem ich doch schon lange mit traumatisierten Patienten und Persönlichkeitsstörungen Erfahrung hätte. Er hätte schon andere Psychoanalytiker angefragt, die aber nicht bereit waren, diese Patientin zu übernehmen. Das war kein guter – aber doch ehrlicher – Auftakt. Ich sagte zu und war in der Erstkonsultation positiv überrascht. Die Patientin wirkte im Kontakt sehr offen und zugänglich. Sie sprach ausführlich und geordnet über den Verlauf ihrer Krankengeschichte, berichtete schon im Erstgespräch über die Traumatisierungen ihrer Kindheit und brachte bereits Kopien von Entlassungsberichten aus psychiatrischen Kliniken mit. Sie berichtete, dass sie die längste Zeit ihrer Kindheit und Jugend in Heimen zugebracht habe. Sie habe in den verschiedenen Heimen vom Fachpersonal, zu dem sie eine gute Beziehung hatte, einiges über ihr Leben erfahren. Eigene Erinnerungen habe sie dazu nicht. Sie erfuhr, dass beide Eltern Alkoholiker waren, der Vater zusätzlich gewalttätig. Irgendwann habe das Jugendamt sie wegen Kindeswohlgefährdung aus der Familie herausgeholt und in einem Kinderheim untergebracht. Ihre leiblichen

Eltern habe sie nie wieder gesehen und habe keine Erinnerung an sie. Ihr sei später erzählt worden, dass sich die Eltern getrennt hätten, die Mutter habe sich »zu Tode gesoffen« und der Vater habe sich suizidiert. Familienangehörige habe sie nicht oder kenne zumindest keine. Sie sei Einzelkind gewesen. Onkel oder Tanten habe sie keine kennengelernt. Weder eine Familie noch ein Familienangehörige gab es in ihrem Leben. Sie sei vollkommen allein auf sich gestellt.

In ihrer Kindheit und Jugend hatte sie immer nur mit professionellen Betreuern in Heimen zu tun. Sie sei in verschiedenen Heimen gewesen und könne sich an vieles nicht mehr erinnern. Vom zwölften Lebensjahr an sei sie in einem katholischen Kinderheim gewesen, das für ältere Kinder auch eine Schule und ein Gymnasium hatte. An diese Zeit könne sie sich am meisten erinnern. Das katholische Heim wurde von Nonnen geführt und sie habe daran auch durchaus viele positive Erinnerungen. Zu einigen Nonnen hatte sie eine gute Vertrauensbeziehung und diese hätten ihr viel geholfen. Zwei Nonnen hätten sie sehr geprägt. Die eine weckte ihr Interesse für Literatur, die andere brachte ihr das Klavierspielen bei. Klassische Musik sei für sie bis heute das, was ihr Freude und Ausgleich verschaffe. Wenn sie Ärger oder Probleme habe, setze sie sich ans Klavier und spiele Bach oder Beethoven, manchmal auch Mozart. Das seien ihre drei Lieblingskomponisten. Trotz aller positiven Erlebnisse in dieser Institution gab es für sie zwei traumatisierende Ereignisse. Das eine war ein sexueller Missbrauch durch einen Priester, der im Internat die Gottesdienste hielt. Es war wiederholter Missbrauch mit Geschlechtsverkehr. Er habe ihr »nachher« immer gedroht, was ihr alles Schlimmes passieren würde, wenn sie mit jemandem darüber rede. Das andere war der Suizid ihrer Klavierlehrerin. Dieser erregte im Heim und im Gymnasium großes Aufsehen, weil sich diese Nonne in einer Kapelle am Altar die Blutadern mit einem Rasiermesser aufgeschnitten hatte und in einer riesigen Blutlache tot aufgefunden wurde. Sie hatte die Leiche selbst nicht gesehen, aber die Schilderungen der Mitschüler hatten sie sehr schockiert. Sie besuchte trotz aller Widerfahrnisse das Gymnasium und bestand das Abitur mit durchschnittlichen Noten.

Sie vollendete das 18. Lebensjahr und erfuhr, dass nun nicht mehr das Jugendamt über sie wache und fühlte sich allein, verlassen und im Stich gelassen. Sie bekam Adressen, wo sie Hilfe bekommen könne. Die Volljährigkeit war eine gravierende Zäsur in ihrem Leben. Sie ging zwar zu einigen der angebotenen Kontakt- und Hilfsangebote, entschloss sich dann aber, ihr Leben selbst in die Hand zu nehmen. Sie jobbte als Bedienung und wohnte allein in einem möblierten Zimmer in einer Wohngemeinschaft. Sie wechselte die Jobs, es gab immer wieder Angebote. In der Universitätsstadt waren Bedienungen gesucht. Sie bediente bevorzugt in Kneipen oder Lokalen, in denen überwiegend Studenten verkehrten. Die Vielfalt der Begegnungen machte ihr Spaß. Es dauerte nicht lange, bis sie Einladungen oder Begegnungswünsche von Gästen erhielt. Sie war anfangs sehr reserviert und lehnte diese Avancen ab. Irgendwann wurde sie zugänglicher. Sie war zwar sexuell nicht unerfahren, aber die bisherigen sexuellen Erlebnisse der Kindheit und Jugend waren durch Missbrauch geprägt. Sobald sich ein junger Mann ihr näherte, und wenn er noch so sympathisch war, bekam sie Angst.

So lebte sie längere Zeit in einer erheblichen Ambivalenz. Sie war äußerlich attraktiv und bekam viele Angebote, aber sie traute sich nicht. Irgendwann sprang sie über ihren Schatten und ließ sich auf eine sexuelle Begegnung ein. Es war für sie weder schön noch berauschend, noch schlimm. Sie beobachtete sich dabei selbst, war auf verschiedenen Ebenen, Beobachterin, Erlebende, Ergriffene, Denkende. Nun war es geschehen, aber nach einigen weiteren Begegnungen war die Beziehung wieder zu Ende. Nicht dramatisch, aber irritierend. Sie spürte, dass die Sphäre des Erotischen und Sexuellen wohl für sie ein schwieriges Terrain sein werden. Der nächste Partner war ein Student, ein gutaussehender »Draufgänger«, der sie vergewaltigte und den sie nie wieder sah. Ihn bei der Polizei anzuzeigen, hätte sie sich nie getraut. Nun hatte sie erst mal genug von Männern, war wieder reservierter und ablehnender und machte ihren Job. Dann lernte sie in ihrem Lokal einen Gast kennen, der ab und zu auf dem Klavier spielte, das in diesem Lokal stand. Manchmal spielte da ein vom Lokal beauftragter Pianist, manchmal spielten auf dem Klavier auch Stammgäste. Der Mann, der sie durch sein Klavierspiel faszinierte, wurde später ihr Ehemann. Er war ein selbstständiger Immobilienkaufmann, der mit seinen Kumpels in die Kneipe ging, um seine Abende zu verbringen. Er war ledig und hatte keine Partnerin, stammte aus einem guten Elternhaus, seine Mutter war Lehrerin, sein Vater Arzt. Sie verliebte sich in ihn und sie wurden ein Paar. Er machte ihr einen Heiratsantrag und sie nahm ihn an. Sexuell verstand sie sich gut mit ihm. Bald wurde sie schwanger und gebar einen Sohn. Das Eheglück, das anfangs groß schien, wurde getrübt, als sie wahrnahm, dass er weiterhin viele Abende in der Kneipe verbrachte, während sie allein zu Hause beim Sohn war. Immer häufiger kam er spät abends betrunken nach

Hause. Sie war frustriert und hat zunehmend auch Alkohol getrunken. Sie kannte das bisher in ihrem Leben gar nicht. Sie hatte mehr als 20 Jahre vollkommen ohne Alkohol gelebt. In ihrem Frust merkte sie, dass ein Glas Sekt oder zwei Gläser Wein ihr Befinden kurzzeitig verbesserten. Sie nahm auch an Gewicht zu, bezeichnete sich selbst als »Frustfresserin«. Die Kombination aus seelischem Frust, Alkoholkonsum und Fressattacken führten zu einer Gewichtszunahme von mehr als 25 kg.

Nun kamen die Versuche des Gegensteuerns. Sie fühlte sich »zu fett« und »hässlich« und wollte abnehmen. Sie entwickelte eine bulimische Essstörung mit Binge-eating, Fressattacken und selbstinduziertem Erbrechen. In ihrer ehelichen Beziehung ging es bergab. Ihr Mann verbrachte immer mehr Zeit in Lokalen und kam betrunken zurück. Irgendwann machte sie ihm Vorwürfe und er hat sie im betrunkenen Zustand zum ersten Mal geschlagen. Nun waren die Schleusen geöffnet und die Gewalt so nah. Er schlug sie immer öfter. Sie ertrug es. Verbarg ihre blauen Flecken und trug Schminke auf, um die blauen Augenringe zu kaschieren. Unerwartet klingelte die Polizei und verhaftete ihren Ehemann. Er wurde wegen mehreren Betrugsdelikte angeklagt und wurde zu einer mehrjährigen Haftstrafe verurteilt. Nun war sie mit dem Sohn allein. Die Abwärtsspirale ging weiter – sie trank immer mehr Alkohol und ihre Essstörung wurde schlimmer. Immer häufiger hatte sie Fressattacken und Erbrechen. Im Verlauf wurde sie zunehmend depressiv. Die Abwärtsbewegung ging so lange, bis schließlich ihr Hausarzt sie in die psychiatrische Klinik einwies.

Nach den probatorischen Sitzungen beantragte ich eine Langzeitpsychoanalyse, die im Gutachterverfahren genehmigt wurde. In der ersten Therapiephase war die Patientin immer pünktlich, hat nie einen Termin versäumt oder verschoben. In der äußeren Erscheinung war sie immer modisch gekleidet und geschminkt. Meistens trug sie ganz schwarze Kleidung. Entweder als Kostüm oder schwarzen Rock und Pullover. Die langen brünetten Haare trug sie offen. Sie war offensichtlich zwanghaft bemüht, einen guten Eindruck zu machen, blieb dabei für mich aber geheimnisvoll und rätselhaft. Ich zweifelte bereits etwas an den Diagnosen »Borderline-Persönlichkeitsstörung und Posttraumatische Belastungsstörung«. Sie hatte aktuell keine Flashbacks und keine Dissoziationen. Mit ihrem kleinen Sohn führte sie als alleinerziehende Mutter ein Leben auf Sparflamme. Seit der Klinikbehandlung hatte sie ihre Essstörung ganz gut unter Kontrolle. Sie hatte Normalgewicht und berichtete zu Therapiebeginn, dass sie keine Fressattacken mit anschließendem Erbrechen mehr habe.

Ich traute dem Frieden nicht. Denn sie wirkte viel »harmloser«, als man es nach den Klinikberichten vermuten könnte. Sie erzählte von ihren Plänen, von den Bedienungsjobs in der Gastronomie wegzukommen, ihres Sohnes wegen. Die wenigen Freundinnen, die sie hatte, unterstützten sie. Nun sollte der Sohn in den Kindergarten kommen und sie wollte einen Teilzeit-Job tagsüber annehmen, wenn der Sohn im Kindergarten ist. Sie erhielt über einen Stammkunden, der in der Mercedes-Niederlassung der Stadt arbeitete, ein Job-Angebot, dort am Empfang zu arbeiten. Das passte zu ihrem Outfit mit ihren bevorzugten schwarzen Kostümen. Bisher hatte sie mir verschwiegen, dass sie ihren Führerschein verloren hat, weil sie alkoholisiert Auto fuhr und von der Polizei erwischt wurde. Bei der ersten MPU sei sie »durchgefallen«. Sie äußerte den Wunsch, dass ich ihr etwas für die nächste Untersuchung beim TÜV schreibe, das für sie nützlich wäre. Ich war irritiert und wusste nicht, was ich hätte schreiben sollen. Sie erzählte mir, dass sie noch einen Nebenjob habe, den sie praktischerweise in Heimarbeit machen könne, wenn der Sohn schläft. Sie repariere Schmuck für ein Schmuckgeschäft, dessen Inhaber sie ebenfalls früher im Lokal kennengelernt habe. Es sei kein hochwertiger Goldschmuck, meist Silberschmuck oder Modeschmuck. Im katholischen Internat sei sie bei feinmotorischen Bastelarbeiten immer sehr geschickt gewesen. So könne sie sich relativ einfach etwas dazuverdienen. Sie gehe einmal wöchentlich in das Geschäft, bringe die reparierten Stücke zurück und hole die neuen. Nun lüftete sie auch das Geheimnis ihres größten Wunschtraumes: Sie wolle auch einen großen schwarzen Mercedes fahren. Es müsse kein neuer sein, aber was Repräsentatives. Sie erzählte mehr von Mercedes-Typen als mir lieb war. Durch ihre guten Beziehungen in der Mercedes-Niederlassung werde sie bald etwas Lukratives und für sie finanziell Erschwingliches finden.

In meinem Gegenübertragungsgefühl spürte ich Unmut und Unzufriedenheit, auch Unbehagen. Ich hatte das Gefühl, dass sie der therapeutische Prozess zu sehr an der Oberfläche bewegt und in der Tiefe destruktivere Mächte schlummern oder schon aktiv sind. Borderline, Alkoholismus und Essstörungen sind sehr autodestruktive psychische Krankheiten; und dann noch die Frage der Posttraumatischen Belastungsstörung. Was war aktuell aus den multiplen Traumata geworden, die alle mit destruktiver Gewalt zu tun hatten? Meine Versuche, Träume in den therapeutischen Prozess einzubeziehen, waren nicht sehr fruchtbar. Sie erzählte ab und zu von Alpträumen und Verfolgungsträumen. Ihre Bereitschaft oder Fähigkeit zu emotionaler Ausgestaltung der Traumbilder oder zu Assoziationen waren gering. Sie wirkte oft zwanghaft und emotionslos, rational aber geheimnisvoll. Im Verlauf hatte ich irgendwann die Ahnung, dass sie wieder Alkohol trinken könnte. Ich fragte sie vorsichtig, sie verneinte. Dann hatte ich erstmals den Eindruck, sie sei leicht alkoholisiert zur Therapie gekommen. Sie verneinte wieder meine Vermutung. Daraufhin kam es vor, dass sie aus beruflichen Gründen oder wegen Krankheiten oder Arztbesuchen ihres Sohne Psychotherapie-Termine absagte oder verschieben wollte. Dann rief sie mich an und berichtete am Telefon von Suizidgedanken. Ich nahm mit dem Hausarzt und dem behandelnden Psychiater Kontakt auf und wir waren übereinstimmend der Auffassung, dass eine notfallmäßige Zwangseinweisung in eine psychiatrische Klinik notwendig ist, schon wegen der potenziellen Kindeswohlgefährdung. Ein erweiterter Suizid wäre ein wohl sehr tragisches Ende gewesen. Mit diesem Schritt war die psychoanalytische Behandlung beendet. Sie war wohl nicht erfolgreich. Die Patientin meldete sich nicht wieder. Es blieben viele Fragen offen. Das Geheimnisvolle und Rätselhafte, das ich immer ahnte, hatte sich kurz in seiner destruktiven Macht gezeigt.

Nach den Ergebnissen der bisherigen Reviktimisierungs-Forschung ist dieser Verlauf der geschilderten Patientin typisch und die häufigste Variante: Eine Frau wird als Kind sexuell missbraucht, wird später Opfer weiterer sexueller Gewalt (Vergewaltigung) und wird schließlich in der Partnerbeziehung Opfer von körperlicher Gewalt. Das folgende Fallbeispiel zeigt einen ähnlichen Verlauf.

Fallbeispiel 2

Sexueller Missbrauch in der Kindheit, Reviktimisierung als Prostituierte, Opfer-Täter-Transition zur Täterin von sexuellem Missbrauch an einem Jungen

Im kürzlich erschienenen Buch »Von seelischer Selbstvergiftung und Hasskonserven« von der Trauma-Expertin Barbara Gründler (2019) befindet sich ein Kapitel über die Posttraumatische Belastungsstörung mit einem ausführlichen Fallbeispiel zur Opfer-Täter-Transition (S. 84–95).

Sie beschreibt darin Frau S., die nach wiederholtem sexuellem Missbrauch durch den eigenen Vater (Inzest) eine Posttraumatische Belastungsstörung entwickelte, jahrelang als Prostituierte arbeitete und schließlich als Alkoholikerin arbeitslos wurde. In ihrer gelebten Sexualität wurde sie in zweierlei Hinsicht zur Täterin. Sie lebte ihre Aggressionen an Freiern aus und sie missbrauchte als erwachsene Frau einen kleinen Jungen sexuell. Es ist also ein komplexer Fall von Reviktimisierungen durch verschiedene Gewaltformen und eine Opfer-Täter-Transition.

Frau S. wird als 42-jährige Frau beschrieben, die durch eine kräftige Statur und betont selbstbewusstes Auftreten auffällt. Nach der Anamnese wurde sie vom sechsten Lebensjahr an regelmäßig vom Vater sexuell missbraucht und dabei gefilmt. Da sie dies nach Jahren nicht mehr ertrug, ging sie freiwillig in ein Heim. Als Jugendliche beging sie zwei Suizidversuche. Anschließend verdiente sie jahrelang ihren Lebensunterhalt durch Prostitution. Danach machte sie eine Ausbildung als Schneiderin und arbeitete einige Jahre in diesem Beruf, bis sie schließlich wegen ihrer Alkoholabhängigkeit arbeitslos wurde und blieb. Sie lebt von Sozialhilfe, blieb ledig und kinderlos.

Ihre chronisch verlaufende Komplexe Posttraumatische Belastungsstörung zeigt sich über viele Jahre durch starke Schmerzzustände, Todesangst, Panikanfälle, Amnesien, Dissoziationen, ausgeprägte Schreckhaftigkeit, Hypervigilanz und Hyperarousal. Oft verfolgen sie Erinnerungen an den sexuellen Missbrauch durch den Vater; Intrusionen, Flashbacks und nächtliche Alpträume. Wenn sie nachts durch Alpträume erwacht, hat sie manchmal das zwanghafte Bedürfnis, sich die Videos anzusehen, die ihr Vater vom Missbrauch angefertigt hat und die sich in ihrem Besitz befinden. Danach muss sie sich oft übergeben.

Im Sozialverhalten ist sie leicht reizbar und fühlt sich schnell provoziert. Ihre Aggression kann dann sehr schnell impulsiv herausbrechen und sich in intensiven Wut- und Hassgefühlen äußern. Sie strahlt diese zugspitzte Aggressionsbereitschaft nonverbal aus, das Gegenüber spürt, dass sie schnell zum »wütenden und wilden Tier« (Gründler, 2019, S. 92) werden kann. Unterstrichen wird diese Aggressionsbereitschaft durch ihre kräftige Statur und ihre körperliche Anspannung. Jeder spürt, dass sich diese Frau vehement wehren kann. Vermutlich hat sie als Prostituierte den harten Umgang mit Männern gelernt. Die Autorin spricht hinsichtlich der Aggression von Wiederholungszwang und »Identifikation mit dem Aggressor« (ebd., S. 94).

Im sexuellen Bereich hatte sie als Prostituierte keine Skrupel, zu Freiern aggressiv zu sein. Ganz anders war ihre psychische Verarbeitung des sexuellen Missbrauchs eines kleinen Jungen. Neugier trieb sie dazu, sie wollte den Reiz und die geheimnisvolle Lust des Täters spüren. Danach hatte sie tiefe Scham- und Schuldgefühle.

Die Entwicklung vom Opfer zum Täter nach einer sexuellen Traumatisierung ist nach Fischer und Riedesser (2009) eine häufige Reaktionsform auf das eigene Trauma. Zu einer Problemlösung und Befreiung führt sie nicht, vielmehr fühlte sich die spätere Täterin Frau S. weiterhin im Trauma gefangen. Nach dem Verlust ihres Arbeitsplatzes war sie immer mehr frustriert, gereizt und extrem unzufrieden. Ihre Abhängigkeit von der Sozialhilfe erlebte sie als Kränkung und Demütigung. Ihre Schamgefühle wehrte sie durch Ressentiments, Neid- und Hassgefühle ab. Sie fühlte sich zunehmend benachteiligt und ausgestoßen. Ihr Alkoholkonsum nahm stetig zu. Ihre Wut- und Hassgefühle steigerten sich und fanden nun in der Faszination für politisch motivierter Gewalt ein neues Ventil. Sie wurde aktives Mitglied der rechtsradikalen Partei NPD, gegen die zwei Parteiverbotsverfahren liefen und die 2023 umbenannt wurde. Nun war sie unter Gleichgesinnten, die ähnlich wütend und hassend waren wie sie. Ihre Ressentiments, Wut- und Hassgefühle fanden nun in Migranten und Asylanden neue Opfer.

Frau S. erlebte nach ihrem sexuellen Missbrauch in der Kindheit eine Fortsetzung sexueller Gewalt als Prostituierte. Büttner, Tschöke und Gleixner (2021) diskutierten kürzlich in *Trauma & Gewalt* inwieweit Sexarbeit und Prostitution als Reviktimisierung aufzufassen sind. Es kommt wohl sehr auf das »Wie« und die Begleitumstände an. Außergewöhnlich sind im angeführten Beispiel die Opfer-Täter-Transition durch sexuellen Missbrauch an einem Jungen und der spätere Gewalt-Shift in Richtung politisch motivierter Gewalt.

Reviktimisierungen bei aufsehenserregenden Missbrauchsskandalen mit mehreren schwerkriminellen Tätern – Kriminologische Herausforderungen

In Deutschland gab es in den letzten Jahrzehnten aufsehenerregende Missbrauchsskandale, die über viele Jahre gingen und einen größeren Täterkreis aufwiesen. Ausgangssituation war meist der sexuelle Missbrauch eines Kindes durch die Eltern. Diese haben dann ihr eigenes Kind anderen Tätern überlassen, oft gegen Geld im Sinne von Zwangsprostitution. Bei den Gerichtsverhandlungen wurden oft mehr als 50 Straftaten festgestellt, die alle an ein und demselben Kind verübt wurden. In den Prozessen wurde meist eine außergewöhnliche Brutalität und Grausamkeit deutlich, die alle Prozessbeteiligten, die Medien und die Öffentlichkeit erschütterten. Im Rahmen der polizeilichen Ermittlungen wurden oft weitere Tatverdächtige identifiziert und weitere Prozesse folgten. Derartige Missbrauchsskandale gab es in Sonneberg (Thüringen), Flachslanden (Mittelfranken), Staufen (Baden-Württemberg) und kürzlich in Goslar, Salzgitter und Braunschweig (Niedersachsen). Die beiden letztgenannten Missbrauchsskandale werden näher beschrieben, da sie die Dynamik der Reviktimisierung, Opfer-Täter-Transitionen und Extremtraumatisierungen beleuchten. Das Skandalöse dabei sind nicht nur die extrem grausamen und brutalen Verbrechen an den betroffenen Kindern. In beiden Fällen wurde von den zuständigen Gerichten ein erhebliches Versagen der Polizei, der Jugendämter und der Justiz festgestellt. Die Versäumnisse, Fehler und das Versagen dieser Institutionen hatten in beiden Fällen das Martyrium des Opfers wesentlich verlängert.

Fallbeispiel 1

Missbrauchsskandal von Staufen – Jahrelanger sexueller Missbrauch eines sieben Jahre alten Jungen durch viele Täter, leibliche Mutter als wesentliche Mittäterin, Opfer-Täter-Transition beim vorbestraften Haupttäter

Der Missbrauchsfall von Staufen ist ein besonders drastisches Beispiel für Reviktimisierung und Opfer-Täter-Transition. Die besondere Herausforderung in der Analyse liegt darin, dass die leibliche Mutter Berrin T. wesentliche Mittäterin war und dass der männliche Haupttäter Christian L. in der Kindheit selbst Opfer von sexueller und körperlicher Gewalt war. Er war zudem durch mehrere Sexualdelikte und andere Straftaten mit Gefängnisstrafen ein deutlich vorbestrafter Wiederholungstäter. Möglich wurde die lange Serie von abscheulichen Verbrechen durch das erhebliche Versagen des zuständigen Jugendamtes, der Polizei und der involvierten Gerichte. Es handelte sich um einen polizei- und gerichtsbekannten Wiederholungstäter von Sexualdelikten mit erkannter Wiederholungsgefahr, der erhebliche Bewährungsauflagen hatte. Diese wurden weder hinreichend genug kontrolliert, noch wurden bekanntgewordene Verstöße geahndet. Der mehrfach vorbestrafte Sexualstraftäter hielt sich nicht an die Bewährungsauflagen und die Kontrollbehörden hatten auffallend »blinde Flecke«. Bemerkenswert ist auch die Tatsache, dass, während die Missbrauchsserie verübt wurde, bei den Jugendämtern und der Polizei Anzeigen mit deutlichen Verdachtsmomenten auf den sexuellen Missbrauch eingingen. Die Straftaten wurden zwischen Februar 2015 und September 2017 verübt. Frühzeitig riefen die Klassenlehrerin des Opfers beim Freiburger Jugendamt an und teilte den Missbrauchsverdacht an. Es erfolgte keine Reaktion. Dann rief der Rektor der Schule an. Keine Reaktion. Bereits Anfang 2016 – also zu Beginn der Missbrauchsserie informierte das FBI die Freiburger Staatsanwaltschaft über kriminelle Aktivitäten auf einer internationalen Pädophilen-Plattform. Die Ermittler identifizierten als mutmaßlichen Täter sogar den bereits vorbestraften Christian L. Auch dieser Vorgang blieb ohne Konsequenz. So wurden weitere eineinhalb Jahre abscheuliche Verbrechen an dem mittlerweile achtjährigen Jungen begangen. Hätten die drei beteiligten Institutionen – Jugendamt, Polizei, Justiz – nur annähernd adäquat reagiert, wäre dem Opfer dieses lange Martyrium erspart geblieben.

Der Prozess gegen die beiden Haupttäter – die Mutter Berrin T. und der vorbestrafte Christian L. – begann im März 2018. Berrin T. war damals 48 Jahre alt, Christian L. war neun Jahre jünger und 39 Jahre alt. Beide waren arbeitslos und lebten von Sozialhilfe. Sie hatten sich bei der »Tafel« kennengelernt. Was im Gerichtssaal zur Sprache kam und auf Videos zu sehen war, schockierte nicht nur die meisten Prozessbeteiligten und Zuschauer – auch die deutsche Öffentlichkeit und ausländische Medien waren erschüttert und empört. Die Anklageschrift der Freiburger Staatsanwalt umfasste mehr als 100 Seiten. Die Verlesung derselben durch die beiden Staatsanwälte, die als Duett die lange Liste der Verbrechen vorlasen, dauerte fast zwei Stunden. Die Anklageschrift enthielt 58 einzelne Straftaten, die den beiden Haupttätern vorgeworfen wurden. Zusammengefasst waren es folgende Strafdelikte: gemeinschaftlich begangener sexueller Missbrauch von Kindern, Vergewaltigung, Freiheitsberaubung, schwerer Menschenhandel, schwere Zwangsprostitution sowie Herstellung, Verbreitung, Erwerb und Besitz von Kinderpornografie. Es gab zwei Opfer: ein dreijähriges Mädchen, Tochter einer Freundin von Berrin T., und ihren siebenjährigen Sohn. Das Mädchen wurde nur kurze Zeit missbraucht, anschließend ausschließlich der Junge. Dieser wurde sehr intensiv missbraucht und traumatisiert – mehr als zwei Jahre lang und regelmäßig etwa zweimal pro Woche. Die Mutter war bei vielen Misshandlungen dabei, vergewaltigte selbst ihren Sohn, anschließend der Sexualstraftäter Christian L. Dieser hatte einschlägige Vorerfahrungen im Anfertigen von Videos von Vergewaltigungen. Der Junge wurde also immer wieder gequält, erniedrigt, vergewaltigt und dabei von den Tätern gefilmt. Die Beweislage war im Prozess nicht schwierig: es gab zahlreiche Videos – die alles zeigten, die abscheulichen Misshandlungen und Vergewaltigungen, das Opfer und die Täter. Die Täter haben auch die ihnen zu Last gelegten Taten sowohl bei der Polizei als auch im Gerichtssaal gestanden. Bald gingen Berrin T. und Christian L. auf den Vorschlag des vorbestraften Sexualverbrechers ein, nicht nur die Videos zu verkaufen, sondern auch den Jungen als »Sexualobjekt« an pädophile Freier. Christian L. hatte jahrelange Vorerfahrungen in den pädophilen Netzwerken und übernahm die Planung und Führung. Die Mutter des Jungen machte alles mit. Trotz der gerichtlich verhängten Kontaktverbote zog Christian L. bei Berrin T. in die Wohnung ein, ließ sich von dem Jungen als »Papa« anreden und die Mutter selbst nannte ihren Sohn zynisch »Papas kleine Hure«. Der Junge wurde also zur regelmäßigen Einnahmequelle und damit zur Zwangsprostitution missbraucht. Bei den polizeilichen Ermittlungen wurden weitere mutmaßliche Straftäter identifiziert, die alle den Sohn von Berrin T. wiederholt und brutal sexuell missbrauchten. Es folgten sechs weitere Prozesse gegen die anderen Täter, die fast alle wegen Sexualdelikten vorbestraft waren und an dem Jungen so lange und so schwere Sexualstraftaten begangen haben, dass sie schließlich Freiheitsstrafen von je fast zehn Jahren bekamen. Nur einer der sechs Mittäter kam aus dem Freiburger Raum. Zwei wohnten in Schleswig-Holstein, einer war Stabsfeldwebel bei der Bundeswehr, zwei Täter kamen aus der Schweiz und Spanien. Dieses Netzwerk von Kriminellen konnte jahrelang den Jungen regelmäßig missbrauchen – auch deshalb weil die zuständigen Behörden versagten.

Im Prozessverlauf und in den Medien war das Behördenversagen überaus deutlich, sodass zwei Aufarbeitungskommissionen gebildet wurden, die unabhängig voneinander die Vorgänge aufklären sollten. Die eine Arbeitsgruppe bestand aus Mitarbeitern des Jugendamtes, der Oberlandesgerichtes (OLG) Karlsruhe und des Amtsgerichtes Freiburg. Die zweite Arbeitsgruppe wurde durch das Land Baden-Württemberg initiiert und bestand aus Mitarbeitern des Innen-, Justiz- und Sozialministeriums. In den Abschlussberichten wurden die Versäumnisse bestätigt und bedauert. Sie haben das Opfer – den siebenjährigen Jungen – nicht geschützt, obwohl sie dazu prinzipiell in der Lage gewesen wären. Verantwortung hat letztlich keiner übernommen. Der »blinde Fleck«, die Verleugnung und Verdrängung blieben. Die Aufarbeitungskommissionen haben die Mängel und Versäumnisse festgestellt und benannt. Personelle Konsequenzen der

Verantwortlichen blieben aus. Das Benennen der Verantwortlichen oder Schuldigen auf Behördenebene blieb aus. Stattdessen werden auf Fortbildungen in Zukunft einige Erkenntnisse aus der Arbeit der Aufarbeitungskommissionen berichtet. Der bekannte Trauma-Experte Peter Riedesser sprach in diesem Zusammenhang von einer »professionellen Trauma-Blindheit«.

Im Prozess des Freiburger Landgerichts gegen die beiden Hauptverdächtigen ergingen im August 2018 die Urteile. Die Mutter Berrin T. wurde zu zwölfeinhalb Jahren Gefängnis verurteilt, der vorbestrafte Christian T. zu zwölf Jahren Gefängnis. Wegen seiner vielen Vorstrafen wurde er als Wiederholungstäter jetzt als gefährlich und rückfallsgefährdet eingeschätzt und eine Sicherungsverwahrung angeordnet.

Im Freiburger Prozess wurde im Gerichtssaal ausführlich über die Kindheit und Jugend von Christian T. gesprochen, die letztlich eine Opfer-Täter-Transition belegt. Er war früher selbst Opfer von Gewalt und sexuellem Missbrauch. Er sei nach Angaben seiner Mutter selbst durch eine Vergewaltigung gezeugt worden. Seine Mutter sei in einer Pflegefamilie aufgewachsen und sei dort sexuell missbraucht worden. Sein eigener Stiefvater sei gewalttätig gewesen. Aufenthalte bei Pflegeeltern, Kinderheime und ambulante Betreuung in der Kinder- und Jugendpsychiatrie hätten seinen weiteren Lebensweg geprägt. Im Alter von sechs bis neun Jahren sei er oft von einem Onkel (Bruder des gewalttätigen Stiefvaters) sexuell missbraucht. Bereits als Jugendlicher stand er mehrmals vor dem Jugendrichter, bis er schließlich nach wiederholten Straftaten wegen Betrug und Hehlerei zu einer Jugendhaft von eineinhalb Jahren verurteilt wurde. Mit 26 Jahren wurde er wegen Besitz von Kinderpornografie zu einer Haftstrafe von einem Jahr auf Bewährung verurteilt. Im Alter von 30 Jahren missbrauchte er ein 13 Jahre altes Mädchen sexuell. Er erhielt im Jahr 2000 deshalb eine Gefängnisstrafe von vier Jahren. Schon damals wurden die Rückfallgefahr und die Möglichkeit einer Sicherungsverwahrung diskutiert, aber nicht angeordnet. Im Februar 2014 wurde er aus der Haft entlassen und wurde in das Rehabilitationsprogramm KURS aufgenommen (KURS steht für »Konzeption zum Umgang mit besonders rückfallgefährdeten Sexualstraftätern«). Bereits ein Jahr später wurde er rückfällig und missbrauchte ein dreijähriges Mädchen. Für diese Straftat wurde er schließlich im Prozess im Jahr 2018 mitangeklagt. Diese lange negative Entwicklung mit einer zunehmend kriminellen Eskalation zeigt den besorgniserregenden Prozess einer gravierenden Opfer-Täter-Transition.

Reviktimisierungen und Opfer-Täter-Transitionen tauchen oft gemeinsam auf. Die Reviktimisierung beleuchtet die Opfer-Seite, die Opfer-Täter-Transition die Täter-Seite. Beide Phänomene belegen die oft ungeheure Destruktivität von Gewaltspiralen.

Der Missbrauchsfall von Staufen hat selbst für Experten eine fast unvorstellbare Monstrosität. Professor Jörg Fegert, einer der renommiertesten Trauma- und Missbrauchsexperten Deutschlands, kommentierte die Missbrauchsserie wie folgt: »Dieser Fall ist in seiner kriminellen Grausamkeit einmalig« (Fegert, 2018). Das Landeskriminalamt Baden-Württemberg nannte dieses Verbrechen als schwerwiegendsten Fall des sexuellen Kindesmissbrauchs, den die Polizei dieses Bundeslandes je bearbeitet hat.

Ein weiterer Fall aus der jüngsten Kriminalgeschichte Deutschlands wird im nächsten Kapitel betrachtet und ist ähnlich komplex und grausam – und er ist vermutlich noch nicht abgeschlossen. Es laufen noch weitere Ermittlungsverfahren – es gibt aber bereits drei verurteilte Täter. Die bisherige Haupttäterin ist wiederum die Mutter des Opfers.

Fallbeispiel 2

Missbrauchsfall Goslar, Salzgitter, Braunschweig – Reviktimisierung eines weiblichen Opfers von sexuellem Kindesmissbrauch bis ins Erwachsenenalter

Das Missbrauchsopfer – in den Medien Josefine R. genannt – ist die Tochter von Ramona R. (Mutter) und die Stieftochter von Thorsten R. Die junge Frau ist jetzt 25 Jahre alt, die Mutter 53 Jahre, der Stiefvater 57 Jahre. Als Mittäterin ist Miriam A. (heute 29 Jahre alt), eine Freundin von Josefine R. bekannt. Sie wurde im Juli 2022 vom Landgericht Braunschweig zu sechseinhalb Jahren Gefängnis verurteilt. Etwa ein Jahr später wurden von demselben Gericht die Mutter zu dreizehneinhalb Jahren und der Stiefvater zu neuneinhalb Jahren Gefängnis verurteilt. Der Mutter wurden für 18 Straftaten, der Freundin für 13 Straftaten und der Stiefvater für sechs Taten bestraft. Hauptdelikt war jeweils schwere Vergewaltigung. Das Opfer war zum Zeitpunkt der sexuellen Gewalt bereits volljährig. Das Opfer war durch frühere kindliche sexuelle Traumatisierungen und durch schwere psychische Erkrankungen extrem abhängig, gehorsam und hörig. Die drei sadistischen Täter nutzten dies schamlos aus. Josefine wurde bereits im vierten Lebensjahr von ihrem leiblichen Vater sexuell missbraucht. Die

Eltern trennten sich und Josefine blieb bei ihrer Mutter. Diese war lieblos, gewalttätig und dressierte über die Jahre ihre Tochter zu einer gehorsamen Untergebenen. Die Mutter heiratete später Thorsten R., der als Stiefvater Josefine ebenfalls als Objekt degradierte.

Josefine entwickelte Angstzustände, Depressionen und eine Posttraumatische Belastungsstörung. Wegen ihrer psychischen Erkrankungen war sie mehrmals in stationärer psychiatrischer Behandlung in der Fachklinik Liebenburg im Landkreis Goslar. Dort lernte sie im Dezember 2020 die spätere Täterin Miriam A. aus Salzgitter kennen, die sich mit ihr in der Klinik als Mitpatientin ein Zimmer teilte. Miriam A. hatte die Diagnosen Borderline-Persönlichkeitsstörung und Essstörungen. Sie hatte ausgeprägte sadistische Züge und erhebliche manipulative Fähigkeiten. Bald war es ihr Ziel, die gefügige und hilflose Josefine zu ihrem Objekt und Besitz zu machen. Nach der Klinikentlassung ist Miriam in Josefines Wohnung mit eingezogen und präsentierte sich nach außen als hilfreiche Freundin. Sie entwarf aber heimlich ein sadistisches Programm zur totalen Unterwerfung von Josefine. Ihre Schritte – wie ein Drehbuch – protokollierte sie in einem Tagebuch, auf dem eine Peitsche und Handschellen den Buchdeckel markierten. Es kam zu Gewalttaten und Vergewaltigungen. Ob dritte Personen dabei beteiligt waren, ist bis heute unklar. Einen Teil der Verbrechen hat Miriam auf Video aufgenommen. Irgendwann tauchte Josefine in einem bedauernswert schlechten Zustand bei dem Psychiater der Klinik auf, zu dem sie Vertrauen hatte. Sie war vollkommen abgemagert, hatte eine Glatze und sogar die Augenbrauen waren abrasiert. Auf dem Rücken waren mit Rasierklingen die Worte »Hure«, »Unfall« und »Fehler« eingeritzt. Zweimal hat die Polizei sie befreit – einmal fanden sie die Polizisten mit Handschellen an den Heizkörper gefesselt vor. Im Herbst 2021 befahl Miriam ihrem Opfer Josefine, alle Briefe, Dokumente und Beweismittel zu vernichten. Josefine jedoch brachte alle Beweismittel zu ihrem Psychiater, der diese der Polizei übergab. Es waren das Tagebuch (Drehbuch der Verbrechen), Kabelbinder, ein blutverschmierter Slip und Videos, die die Vergewaltigungen von Miriam an Josefine zeigten. Um in Sicherheit zu sein, flüchtete Josefine in die psychiatrische Klinik Liebenburg. Dort hatte Miriam Hausverbot. Diese hielt sich aber nicht daran, verkleidete sich, trug eine Perücke und drang heimlich in die Klinik ein. Sie versuchte, Josefine im Patientenzimmer mit einer Weinflasche zu erschlagen und würgte sie. Mitpatienten hörten die Schreie und retteten sie. Miriam wurde verhaftet und kam in Untersuchungshaft. Im Prozess wurde sie mit den Beweismitteln konfrontiert und ihr wurde im Einvernehmen mit der Staatsanwaltschaft ein Deal angeboten. Wenn sie die Taten gestehe, blieben Josefine die peinlichen Aussagen und Befragungen vor Gericht erspart. Sie bekäme dafür eine niedrigere Strafe von maximal sechseinhalb Jahren. Miriam legte ein Geständnis ab und erhielt im Urteil dieses Strafmaß. Im Rahmen der Ermittlungen gerieten immer mehr die Eltern von Josefine in den Fokus. Sie wurden ebenfalls angeklagt und im Juni 2023 verurteilt. Die Berichterstattung in den Medien ist bei diesem Prozess spärlicher, da noch weitere Ermittlungsverfahren laufen. Die Eltern wurden wegen gemeinschaftlicher Vergewaltigung und gefährlicher Körperverletzung verurteilt. Die Eltern schwiegen, legten kein Geständnis ab, die Verteidiger versuchten, die Glaubwürdigkeit des Opfers anzuzweifeln. Ein vom Gericht in Auftrag gegebenes psychologisches Glaubwürdigkeitsgutachten sprach jedoch eindeutig für das Opfer und gegen die Eltern. Bei den weiteren Ermittlungen wird vermutet, dass es vielleicht einen organisierten Missbrauchsring mit weiteren Tätern gibt, evtl. Gruppenvergewaltigungen und Zwangsprostitution. Dieser grausame und brutale Fall ist deshalb vermutlich noch nicht abgeschlossen. In der Kriminalserie »Tatort Niedersachsen« sind die Straftaten zwischen Miriam A. und Josefine R. ausführlich dokumentiert (Westermann & Schiebold, 2022). Ihr Fall erschien in der Buchform als Episode 45 mit dem Titel »Sklavin, Hure, Nutztier«. Eine Zusammenfassung erschien in der Salzgitter Zeitung unter demselben Titel (Westermann, 2023).

Die Mutter erhielt von den drei bisher verurteilten Tätern die höchste Strafe: dreizehneinhalb Jahre Gefängnis und Sicherungsverwahrung. Sie sei auch in Zukunft ein sehr hohes Sicherheitsrisiko und sei besonders rückfallgefährdet. Nach Verbüßung der Gefängnisstrafe kann sie also nicht entlassen werden. Sie muss erneut begutachtet werden und kommt nur frei, wenn der Gutachter keine Rückfallgefahr mehr sieht.

Gemeinsamkeiten der beschriebenen Reviktimisierungsfälle

Diese beiden Missbrauchsfälle (Staufen und Goslar/Salzgitter/Braunschweig) unterscheiden sich wesentlich von den beiden vorher beschriebenen Reviktimisierungsfällen aus der psychotherapeutischen Praxis. Allen vier Beispielen ist gemeinsam, dass das Opfer in der Kindheit sexuell missbraucht wurde. Bei den Psychotherapie-Fällen aus der Praxis erfolgte keine

Anzeige und es gab keine Gerichtsverhandlungen. Es waren individuelle Einzelschicksale.

Bei den Missbrauchsfällen von Staufen und Goslar/Salzgitter/Braunschweig handelte es sich im öffentlich lange und umfassend in den Medien diskutierte schwere Verbrechen. Die Falldarstellungen sind hier wie eine Gerichtsreportage nach Recherche und Auswertung von hunderten Presseberichten. Im Fall von Staufen wurden 8 Haupttäter verurteilt und der Fall scheint weitgehend aufgeklärt und abgeschlossen. Im anderen Fall (Goslar/Salzgitter/Braunschweig) wurden bislang drei Haupttäter verurteilt. Es gibt jedoch weitere Ermittlungen und die bislang ermittelnde Kriminalpolizei wurde von der Staatsanwaltschaft und vom Gericht heftig kritisiert. Die übergeordneten Polizeibehörden haben deshalb die weiteren Ermittlungen der Kriminalpolizei in einem anderen Standort übertragen.

Die elf bislang Verurteilten dieser beiden Fälle erhielten sehr hohe Gefängnisstrafen, meistens mehr als zehn Jahre. Dies verdeutlicht die Schwere und Grausamkeit der Verbrechen und die Vielzahl der begangenen Straftaten an ein und demselben Opfer. Bemerkenswert ist die Tatsache, dass in beiden Fällen die Mutter eine sehr aktive und sadistische Täterin war, die das eigene Kind misshandelte oder vergewaltigte. Die beiden Mütter erhielten die höchsten Gefängnisstrafen aller in beiden Fällen elf Verurteilten. In Staufen erhielt die Mutter eine zwölfeinhalb Jahre dauernde Gefängnisstrafe, im anderen Fall waren es dreizehneinhalb Jahre Gefängnis plus Sicherungsverwahrung.

Im Missbrauchsfall von Staufen wurden acht Haupttäter angeklagt und zu hohen Haftstrafen verurteilt. Dieser Fall ist deshalb so monströs, weil der männliche Haupttäter Christian L. ein vorbestrafter Sexualstraftäter war. Er hatte einschlägige Verbindungen zu pädosexuellen oder pädophilen Netzwerken und zu Internetforen für Kinderpornografie. Die Produktion und der Verkauf von Kinderpornografie gehörten ebenso zum »Geschäftsmodell« der beiden Haupttäter (Mutter und ihr Lebensgefährte Christian L.) wie die Zwangsprostitution des siebenjährigen Sohnes. Die Sexualstraftäter in diesem Fall waren überwiegend pädophil strukturiert.

Im Missbrauchsfall Goslar/Salzgitter/Braunschweig besteht eine deutlich andere Konstellation. Das Opfer wurde zwar auch in der Kindheit sexuell missbraucht; es war ein Inzest durch den eigenen Vater. Die in den Gerichtsverhandlungen von 2022 und 2023 am Landgericht Braunschweig verurteilten Straftaten wurden jedoch im Erwachsenenalter des Opfers begangen. Es handelt sich hier also um eine »klassische« Reviktimisierung.

Die erwachsene Frau, die als Kind sexuell missbraucht wurde, wird jetzt wieder Opfer von sexueller Gewalt. Die Dynamik der sexuellen Gewalt ist aber eine ganz andere als die im Missbrauchsfall von Staufen. Pädophile Motive spielen hier keine Rolle. Es geht mehr um die destruktive Dynamik von sadomasochistischen Beziehungen unter Erwachsenen. Die sexuellen Handlungen waren aber nicht einvernehmlich, sondern erfolgten durch massive Gewaltanwendung. Dass sich Opfer und Haupttäterin zufällig in einer psychiatrischen Klinik kennengelernt haben, weil sie dort gemeinsam in einem Patientenzimmer untergebracht waren, erscheint wie eine Ironie des Schicksals. Miriam A. hatte die Diagnose einer Borderline-Persönlichkeitsstörung und war sehr manipulativ und sadistisch. Josefine R. hatte ausgeprägte masochistische Züge. Die Sadistin Miriam A. erkannte sehr schnell Josefine R. als unterwürfiges, fügsames und gehorsames Opfer. So konnte sich in dem Patientenzimmer eine höchst pathologisch-destruktive Beziehung entwickeln, ohne dass die Ärzte und das Pflegepersonal der psychiatrischen Klinik dies ahnten oder wahrgenommen haben. Als beide junge Frauen entlassen wurden und Miriam A. in die Wohnung von Josefine R. einzog, war das weitere Unheil besiegelt.

Pädophilie und Sadomasochismus sind Phänomene der Sexualpathologie, die viel Leid bei den Opfern erzeugen können. Die psychisch kranken Sexualstraftäter brauchen lebendige Opfer für ihre perversen Handlungen. Sie finden sie meistens unter den Opfern von sexuellem Missbrauch in der Kindheit. Sie waren Opfer und werden wieder Opfer. Das ist der perverse Kreislauf, der oft viel zu spät erkannt und durchbrochen wird. Diese Verbrechen sind das dunkelste Kapitel der Reviktimisierung.

Fazit

Die Phänomene Reviktimisierung, Opfer-Täter-Transition und Transgenerationale Traumatransmission berühren zentral die Themen des vorliegenden Buches: *Trauma und Resilienz*. Reviktimisierung und Opfer-Täter-Transition beschreiben sehr langfristige Prozesse, die über Jahrzehnte erst wirksam werden. In zahlreichen der oben beschriebenen Fallbeispiele ist dies deutlich geworden. Diese Langzeitentwicklungen sind aber nicht zwangsläufig. Nicht jeder traumatisierte Mensch entwickelt eine Posttraumatische Belastungsstörung oder eine andere Traumafolgestörung. Nicht jedes Traumaopfer wird wieder zum Opfer. Und nicht jedes Opfer wird zum Täter. Es ist ein Wechselspiel von vielen protektiven Resilienzfaktoren und von Risikofaktoren. Je resilienter ein traumatisierter Mensch bereits ist oder im Verarbeitungsprozess wird, desto geringer ist das Risiko der Reviktimisierung oder der Wandlung vom Opfer zum Täter. Im Kapitel 4 wurden die relevanten Resilienzfaktoren ausführlich beschrieben. Genau diese Faktoren können dazu beitragen, dass ein Traumaopfer nicht wieder zum Opfer wird oder dass Opfer zu Tätern werden. Genau darin liegt das große langfristige Präventionspotenzial der Resilienz. Eine hohe Resilienz kann Reviktimisierung, Opfer-Täter-Transition und Transgenerationale Traumatransmission verhindern.

9 Psychoanalyse, Trauma, Gene, Epigenetik und frühkindliche Prägung

Im Kapitel »Transgenerationale Traumatransmission« (Kapitel 7) wurde wiederholt auf die Forschungsergebnisse der Epigenetik hingewiesen, da diese bei der Weitergabe von Traumafolgen an Nachfolgegenerationen eine zentrale Rolle spielen. Manche Psychoanalytiker sahen eine gewisse Zeit die Genetik als »Festlegung« durch die genetischen Anlagen und damit als Gegenpol zur Psychogenese und Psychodynamik. Die Grundsatzdiskussion von Anlage versus Umwelt oder des Nature-Nurture-Diskurs gelingt jedoch nicht mit einem Entweder-oder-Prinzip, sondern sie erfordern ein Sowohl-als-auch-Prinzip. In den letzten zwei Jahrzehnten gab es international zahlreiche Psychoanalytiker, die sich mit großer Offenheit dem noch recht jungen Forschungsgebiet der Epigenetik widmeten. Meistens waren es jene, die sich auch für Neurobiologie und Hirnforschung interessierten – denn beide Forschungsrichtungen haben viele Gemeinsamkeiten. In Deutschland waren es vor allem Psychoanalytiker wie Manfred Cierpka, Bernhard Strauß und Cord Benecke oder die Psychoanalytikerinnen Marianne Leuzinger-Bohleber und Anna Buchheim. Mittlerweile hat die Epigenetik Eingang in die Lehrbücher der Psychoanalyse gefunden. In vielen Fachbüchern zur psychoanalytischen Traumaforschung finden sich Kapitel zur Epigenetik, z. B. im *Handbuch der Psychotraumatologie* von Seidler et al. (2021). Im Lehrbuch *Psychosomatik – neurobiologisch fundiert und evidenzbasiert* von Egle et al. (2020), an dem auch Psychoanalytiker mitgearbeitet haben, findet der Leser mehrere Kapitel zur Epigenetik: »Stress und Epigenetik« von Elisabeth Binder, »Stress, Depression und Telomerbiologie« von Sonja Entringer et al. sowie »Frühe Programmierung von Gesundheit und Krankheit« von Christine Heim et al. Ein sehr innovatives und bedeutsames Phänomen für die Psychoanalyse sind die positiven epigenetischen Veränderungen durch Psychotherapie. Erfolgreiche Psychotherapien verändern die Gene in eine positive Richtung. Darüber wird in diesem Kapitel ebenfalls berichtet. Die wichtigen neuen Erkenntnisse der Epigenetik werden also in der Psychoanalyse immer mehr rezipiert und integriert. Neuere psychoanalytische Lehrbücher enthalten deshalb immer mehr eigene Kapitel über Epigenetik.

Der Biologe und Wissenschaftsjournalist Peter Spork schrieb mehrere sehr anschauliche Bücher über die Ergebnisse der Epigenetik. Sein erstes Epigenetik-Buch erschien im Jahr 2011, liegt in mehreren Auflagen vor und wurde in zahlreiche Sprachen übersetzt. Es trägt den Titel *Der zweite Code. Epigenetik oder: wie wir unser Erbgut steuern können*. Spork gibt ein eigenes Online-Magazin mit dem Titel *Erbe & Umwelt* heraus sowie den Newsletter *Epigenetik*. In seinem Buch sieht er in der Epigenetik ein großes Veränderungspotenzial:

> »Die Epigenetik macht uns neue Hoffnung, dass auch wir uns verwandeln können, dass wir Macht über unser Erbgut haben. Das Potential für ein gesundes, langes Leben und für eine einnehmende Persönlichkeit steckt höchstwahrscheinlich in den Genen der meisten Menschen. Man muss nur den Weg finden, es abzurufen« (Spork, 2011, S. 9).

Zehn Jahre später hat die renommierte Neuroepigenetikerin Isabelle Mansuy genau diese Hoffnung und positive Einschätzung bekräftigt (siehe unten, Abschnitt »Wir können unsere Gene steuern!«).

Im Jahr 2017 folgte Sporks zweites Epigenetik-Buch mit dem Titel *Gesundheit ist kein Zufall. Wie das Leben unsere Gene prägt. Die neuesten Erkenntnisse der Epigenetik*.

Was ist Epigenetik?

Die Epigenetik ist ein relativ neues Forschungsgebiet der Biologie und Genetik, das zeigt, wie wir Menschen unser Erbgut aktiv verändern können. Die Wechselwirkungen zwischen Genen, Erleben und Verhalten sind bidirektional – sie gehen in beide Richtungen. Die Gene beeinflussen unser Erleben und Verhalten. Wir können aber durch unser Erleben und Verhalten auch die Gene verändern. Dabei wird nicht der jeweilige individuell einmalige DNA-Bauplan verändert, sondern einzelne Gene werden aktiviert oder deaktiviert, sie werden an- oder abgeschaltet. Die Veränderungen der

Funktionsweise der Gene können negativ und gesundheitsschädlich sein (z.B. durch Trauma, Stress oder Gewalt) oder sie können positiv und gesundheitsfördernd sein (Resilienz, Selbstwirksamkeit, Bewältigungsfähigkeiten, positive Effekte durch Psychotherapie). Für das Spannungsfeld von Trauma und Resilienz haben deshalb epigenetische Prozesse eine Schlüsselfunktion. Diese große Bedeutsamkeit spiegelt sich in dem Standardwerk der Mitarbeiter des renommierten Leibniz-Instituts für Resilienzforschung (Gilan et al., 2021). Das Kapitel über Gene und Epigenetik ist in diesem Buch eines der umfangreichsten.

Der Begriff »Epigenese« wurde erstmals im 4. Jahrhundert v. Chr. von Aristoteles verwendet. Der griechische Philosoph beobachtete die Entwicklung von Hühnerembryos und schrieb darüber in seinem Werk *Die Entstehung der Tiere.* Der Epigenese-Begriff ist dann Hunderte von Jahren in Vergessenheit geraten. Im 17. und 18. Jahrhundert wurde er von Jean-Baptiste de Lamarck – einem Gegenspieler von Charles Darwin – aufgegriffen. In der neueren Wissenschaftsgeschichte war es in den 1940er Jahren der britische Genetiker Conrad Waddington, der den Begriff Epigenetik neu einführte. Er war seiner Zeit weit voraus, denn als er seine Theorien zur Epigenetik entwickelte, was der Bauplan der DNA noch nicht entschlüsselt. Waddington hatte die Vision, den Zusammenhang von Genen, Erleben und Verhalten zu erkunden. Im Jahr 1953 wurde schließlich die Struktur des genetischen Codes in Form der DNA-Doppelhelix durch James Watson und Francis Crick entdeckt. Sie erhielten dafür im Jahr 1962 den Nobelpreis für Medizin. Es dauerte noch lange, bis die molekularbiologischen Nachweismethoden entwickelt waren, die zeigen konnten, wie die lokale Aktivität von Genen modifiziert wird, wie also Gene an- oder abgeschaltet werden. Diese Prozesse sind das Hauptthema der Epigenetik.

Epigenetische Wirkmechanismen

Die bisherige epigenetische Forschung hat drei grundlegende Wirkmechanismen identifizieren können, die die Genmodifikation umsetzen:

- Die Histon-Modifikation (kleine Moleküle, die die Kondensation des DNA-Stranges verändern; lockere oder feste Wicklung des DNA-Stranges beeinflussen die Lesbarkeit der Gene)
- Methylierung (Methylgruppen können Gene an- oder abschalten)

- RNA-vermittelte Mechanismen (Gentranskription und Gentranslation werden verändert)

Die drei genannten Wirkmechanismen interagieren gemeinsam in einem komplexen Zusammenspiel und regulieren damit die Genaktivität.

Risikoreiche Genvarianten

Die meisten psychischen Merkmale und die Entstehung psychischer Erkrankungen können nicht auf ein spezifisches Gen zurückgeführt werden, sondern entstehen durch das Zusammenwirken vieler Gene. In den letzten Jahrzehnten wurden drei Gene entschlüsselt, die für sich allein ein signifikant höheres Risiko mit sich bringen – es geht um Gene bezüglich Depression, Gewaltbereitschaft und ADHS. In der Umgangssprache haben diese drei Gene als »Trübsinn-Gen«, »Gewaltspiralen-Gen« und »Zappelphilipp-Gen« Verbreitung gefunden.

Die beiden Varianten des Serotonintransporter-Gens (5-HTT-Gen)

Eine Forschergruppe der Universität Würzburg (Lesch et al., 1996) fand heraus, dass das Gen für den Serotonin-Transporter in zwei Varianten vorkommt, einer kurzen und einer langen Variante. Serotonin ist ein wichtiger Neurotransmitter, der bei der Entstehung der Depression eine wichtige Rolle spielt. Lesch et al. (1996) konnten nachweisen, dass die kurze Gen-Variante die betroffenen Menschen unzufriedener werden lässt und anfälliger für Depression. Die Träger der langen Gen-Variante hingegen sind stabiler in ihrer Stimmung und haben einen gewissen Schutz vor Depressionen. Eine internationale Forschergruppe um Avshalom Caspi (King's College London) und Terrie Moffitt (Duke University, USA) wertete die Daten einer großen neuseeländischen Studie aus, die an einer umfangreichen Stichprobe von mehr als 1000 Probanden durchgeführt wurde. Diese wichtige Studie ging als *Dunedin Multidisciplinary Health and Development Study* in die genetische Forschung ein (Caspi et al., 2003). Sie bestätigten die früheren Ergebnisse von Lesch et al. (1996).

Das »Gewaltspiralen-Gen« (Monoaminoxidase A)

Dieselbe Forschergruppe von Avshalom Caspi und Terrie Moffitt untersuchte in ihrer Dunedin-Studie zusätzlich zwei Genvarianten für die Monoaminoxidase A. Sie konnten nachweisen, dass Männer mit der weniger aktiven Genvariante eine deutlich erhöhte Aggressions- und Gewaltbereitschaft zeigen. Dieses Risiko ist besonders hoch bei Männern, die in ihrer Kindheit misshandelt oder missbraucht wurden. Sie sind stressempfindlicher und impulsiver. In der Studie von Caspi et al. (2002) waren die traumatisierten Männer mit wenig aktiver MAO-A-Variante neunmal so häufig kriminell oder gewalttätig als die Vergleichsgruppe.

Das »Zappelphilipp-Gen« GIT1

Das Aufmerksamkeits-Hyperaktivitäts-Syndrom (ADHS) wird vermutlich wesentlich durch den Defekt des Gens GIT1 (ARF-GTPase-aktivierendes Protein 1) ausgelöst. Eine koreanische Forschergruppe fand hierzu erste Nachweise (Won et al., 2011).

In den beiden letzten Jahrzehnten sind die Nachweise der drei oben genannten Gen-Varianten gelungen, die ein signifikant höheres Risiko für Depression, Gewaltbereitschaft oder ADHS mitbedingen. Diese drei Beispiele sind paradigmatisch für das Zusammenspiel von Genen einerseits, psychischen Merkmalen und psychischen Erkrankungen andererseits. Die Jahrhunderte währende Nature-Nurture-Diskussion hat damit eine grundlegend neue Dimension erhalten.

Löwenzahnkinder und Orchideenkinder – komplexe Interaktionen von Epigenetik und Umwelt

Die Entwicklungspsychologen Thomas Boyce und Jelena Obradovic von der University of British Columbia in Kanada machten mit einer großen Stichprobe von Vorschulkindern innovative Stress-Expositionen und untersuchten die Kinder im Verlauf auf mehreren Ebenen. Die untersuchten 338 Kinder waren zum Untersuchungszeitpunkt fünf oder sechs Jahre alt. Ihre Herkunftsfamilien wurden dahingehend eingeschätzt, ob sie schwierige und psychosozial auffällige Familien oder liebevoll-fürsorgliche Familien waren. Die Stress-Exposition der Kinder bestand aus einer Kombination von körperlichen Stressoren (konzentrierter Zitronensaft auf die Zunge), geistig-mentale Stressoren (Zahlen merken), sozialen Stressoren (Vieraugengespräch mit fremden Personen) sowie emotionalen Stressoren (Anschauen eines angsterregenden Films mit Gewittern). Zur Evaluation der Stress-Reaktion erfolgten Verhaltensbeobachtungen sowie Interviews mit den Eltern und Erziehern. Auf der biologischen Ebene wurden Stresshormone (z. B. Cortisol) durch Speichelproben gemessen. Der Gruppenvergleich hinsichtlich Herkunftsfamilie und Stressreaktion zeigte ein sehr komplexes Bild. In beiden Gruppen der Herkunftsfamilien gab es sensible und robuste Kinder sowie große oder geringe Verhaltensauffälligkeiten. Die Studie legt nahe, dass die Umwelt die genetische Anlage modifiziert und dass es je nach Herkunftsfamilie beide Merkmale (Stressreaktion, Verhaltensauffälligkeiten) gab (Obradovic et al., 2010).

Für die robusten Kinder wählten die Forscher den Begriff »Löwenzahnkinder« und für die sensiblen Kinder den Begriff »Orchideenkinder«. Diese beiden Metaphern haben eine sehr große Verbreitung in der Resilienz-Literatur gewonnen. Die Löwenzahnkinder haben eine hohe Resilienz, sind robust und haben eine große psychische Widerstandsfähigkeit. Der Entwicklungspsychologe Thomas Boyce hat seine jahrzehntelangen Resilienz-Forschungen in einem Buch zusammengefasst, das im Jahr 2019 in deutscher Übersetzung erschien. Es trägt den Titel: *Orchidee oder Löwenzahn? Warum Menschen so unterschiedlich sind und wie sich alle gut entwickeln können*. Der Löwenzahn ist zum Symbol für Resilienz geworden. In dem hier vorliegenden Buch wurde in Absprache von Verlag und Autor schließlich ein Löwenzahn-Motiv gewählt, das das Buch-Cover ziert. Selbst in widrigsten Umgebungsbedingungen kann der Löwenzahn wachsen – in schmalen Spalten zwischen Steinen oder im ausgetrockneten und rissigen Boden. Jeder Hobbygärtner wird mit dieser robusten Pflanze seine Erfahrungen gemacht haben.

Wie Stress, Affekte und Emotionen die Gene verändern

Die Verbindung von Epigenetik und Stressforschung ist eines der innovativsten und bedeutsamsten Gebiete zum Zusammenhang von Trauma und Resilienz. Chronischer und überwältigender Stress oder Traumata bilden die Belastungsseite, Resilienz und Möglichkeiten der Stressbewältigung verkörpern die Gegenseite. In diesem Wechselspiel entscheidet sich, ob jemand nach Extrembelastungen, Traumata oder Schicksalsschlägen krank wird oder gesund bleibt. Gerade wegen dieser Schlüsselfunktion war die Stressforschung für Epigenetik-Forscher besonders interessant. Epigenetik, Hirnforschung und Neurobiologie sind die bedeutsamen Grundlagenwissenschaften für diese komplexen Zusammenhänge. Die Hirnforscher Gerhard Roth und Nicole Strüber (2018, S. 164–176) differenzierten sechs »psychoneuronale Grundsysteme«, die die menschliche Psyche und die Entwicklung der Persönlichkeit prägen:

- Das Stressverarbeitungssystem
- Das Beruhigungssystem
- Das Belohnungssystem
- Das Impulshemmungssystem
- Das Bindungssystem
- Das System der Realitäts- und Risikobewertung

Für den Zusammenhang von Stress und Epigenetik sind das Stressverarbeitungssystem und das Bindungssystem von zentraler Bedeutung. Beide Systeme sind eng mit der Emotions- und Affektregulation verschränkt.

Im Stressverarbeitungssystem werden in der Resilienz- und Trauma-Forschung überwiegend drei Stresshormone untersucht: Die Katecholamine Adrenalin und Noradrenalin sowie das Stresshormon Cortisol. Alle drei Stresshormone werden als Reaktion auf Stressimpulse von außen über die Zentralen des Zwischenhirns Thalamus-Hypothalamus und Hypophyse im Gehirn aktiviert. Die letztere stimuliert die Produktion von Adrenalin und Noradrenalin im Nebennierenmark und von Cortisol in der Nebennierenrinde. Die Katecholamine Adrenalin und Noradrenalin sind die schnelle Stressantwort, die eine Aktivierung des Organismus bewirkt (z. B. erhöhte Herzfrequenz, Blutdruckanstieg, forcierte Atmung). Die langsamere Stressantwort über das Cortisol verläuft in zwei Phasen:

In der ersten Phase erfolgt die Aktivierung: das Gehirn wird mit Energie versorgt, die verfügbaren Handlungssysteme werden aktiviert. In der zweiten Phase erfolgt eine Feedback-Hemmung, die das Ende der Stressreaktion bewirkt (Strüber, 2019, S. 38–45).

In diesem vereinfacht dargestellten Verlauf gibt es viele Variationen. Bei Menschen mit einem schon früh gestörten Stressverarbeitungssystem kann die Beendigung der Stressreaktion gestört sein. Im langfristigen Verlauf gibt es dann zwei Varianten: eine langfristige Cortisol-Überfunktion oder ein langfristige Cortisol-Unterfunktion. Beide Varianten sind dysfunktional für das Gehirn und nachgeordnete neuroendokrine Systeme. Sie können deshalb zu wesentlichen Funktionsstörungen oder psychischen Erkrankungen führen (Strüber, 2019, S. 46–57).

Im oben ausgeführten Abschnitt über »Risikoreiche Genvarianten«

wurde über die Kurz- und Lang-Version des Serotonin-Transporter-Gens (5HTT-Gen) referiert. In diesem Kontext wurde auch die wichtige *Dunedin Multidisciplinary Health and Development Study* erwähnt, die in Neuseeland zu diesem Thema durchgeführt wurde. Die Originalarbeit trägt den Titel *Influence of life stress on depression: moderation by a polymorphism in the 5-HTT gene* (Caspi et al., 2003). Die Probanden, die die vorteilhafte lange Variante des Gens in doppelter Ausprägung hatten, entwickelten in 17 Prozent der Fälle eine Depression. Die Probanden, die die ungünstige kurze Variante des Gens hatten, hatten mehr als doppelt so häufig eine Depression entwickelt (43 Prozent). Die Forscher zogen aus ihren Ergebnissen den Schluss, dass Menschen mit der günstigen Variante von zwei langen 5-HTT-Genen bei Schicksalsschlägen besser geschützt sind und deutlich seltener Depressionen entwickeln (Caspi et al., 2003).

Die bisherigen Studien zu Stress und Epigenetik bezogen sich meist auf das Stresshormon Cortisol. Dies hat sicherlich eine besondere Bedeutung. Aber es ist nur ein Stresshormon in einem riesigen »Konzert« von vielen neuroendokrinen Substanzen, die durch Stress aktiviert werden und auf das Gehirn wirken. Stressforscher, die sich mehr mit den Grundlagen der biologischen Stressantwort befassen, betonen, dass die Konzentration auf Cortisol zu »kurzsichtig« sei. Mittlerweile seien deutlich mehr als 100 höchst wirksame Substanzen identifiziert, die in der komplexen Stressantwort auf äußere Stressreize hin wirksam werden und das Gehirn und das endokrine System wesentlich beeinflussen. Im deutschsprachigen Standardwerk zur biologischen Stressforschung *Mensch im Stress* (Rensing et al., 2006) wird ein »neuroendokrines Netzwerk« beschrieben, in dem mehr als 100 wirksame Substanzen beschrieben werden, z. B. Angiotensin, Aldosteron, Vasopressin, Schilddrüsenhormone, Wachstumshormone, Prolaktin, Oxytocin, Cholecystokinin, Interleukine, Prostaglandine. In diesem »Orchester« spielen viele Akteure aus den biologischen Gruppen der Neurotransmitter, Neuropeptide, Neurohormone, Signalsubstanzen und Cytokinen (Rensing et al., 2006, S. 182–184).

Um die Jahrhundertwende wurden von Vincent Felitti und seiner Forschergruppe zahlreiche Publikationen veröffentlicht, die die langfristigen gesundheitlichen Folgen von frühkindlichem Stress untersucht haben. Diese Forschung hat große gesundheitspolitische Relevanz (Felitti et al., 2002; Egle et al., 2002). In der für die weitere Forschung sehr einflussreichen ACE-Studie (ACE steht für *Adverse Childhood Experiences*) wurden über 17.000 erwachsene Amerikaner untersucht. Erhoben wurde ihr aktueller Gesundheitszustand und die oft mehr als 50 Jahre zurückliegenden Kindheitsbelastungen. Felitti et al. (2002) konnten zeigen, dass Kindheitstraumata oder schwere kindliche Belastungen Jahrzehnte später hoch signifikant zu mehr körperlichen Erkrankungen wie Herz-Kreislauf-Erkrankungen, Schlaganfällen, Typ-2-Diabetes, obstruktiven Lungenerkrankungen oder zu gehäuften Gewaltverbrechen führten. Psychische Erkrankungen wie Depressionen, Angststörungen, Persönlichkeitsstörungen, Suchterkrankungen und Suizidalität waren ebenfalls signifikant häufiger. Die Ergebnisse der ACE-Studie waren richtungsweisend für die allgemeine Gesundheitsforschung und wurden in zahlreichen Ländern jahrelang bezüglich möglicher Prävention diskutiert.

»Wir können unsere Gene steuern!« (Isabelle Mansuy)

Die in Frankreich geborene Genetikerin Isabelle Mansuy zählt zu den renommierten und einflussreichsten Genforschern Europas. Sie hat eine Doppelprofessur an der ETH Zürich und an der Universität Zürich und ist offiziell Professorin für Neuroepigenetik. Ihr Spezialgebiet ist die epigenetische Weitergabe von Kindheitstraumata. Wegen ihrer Fokussierung auf die Trauma-Weitergabe ist sie für das vorliegende Buch *Trauma und Resilienz* besonders wichtig. Seit 20 Jahren forscht sie in experimentellen Tierversuchen zur Transgenerationalen Traumatransmission. Sie hat mit ihrer Forschergruppe ein Mausmodell für Kindheitstraumata entwickelt. Für ihre epigenetischen Forschungen hat sie zahlreiche hochangesehene Wissenschaftspreise und Auszeichnungen erhalten. Ihre Forschungsergebnisse hat sie kürzlich in einem Buch zusammengefasst. Sie hat es gemeinsam mit dem Psychotherapeuten Jean-Michel Gurret und der Journalistin Alix Lefief-Delcourt geschrieben. Der Titel lautet: *Wir können unsere Gene steuern! Die Chancen der Epigenetik für ein gesundes und glückliches Leben* (2020). Die Sprache des Buchtitels und das Ausrufezeichen signalisieren eine gewisse Hoffnung. Ihre Botschaft ist nämlich, dass wir unseren Genen nicht hilflos ausgeliefert sind und dass das menschliche Genom kein unabwendbares Schicksal ist. Vielmehr plädiert sie dafür, dass der Prozess der epigenetischen Weitervererbung von Traumata umkehrbar ist. Sie zeigt überzeugend, dass psychische Erkrankungen, die durch epigenetische Prozesse weitervererbt wurden, durch Psychotherapie geheilt werden können und sich dann die epigenetischen Veränderungen wieder zurückbilden oder normalisieren. Ebenso hoffnungsvoll ist sie bezüglich der Erfolge von Psychotherapie nach Kindheitstraumata. Schädliche Prozesse im Gehirn und im Hormonsystem können durch Psychotherapie wieder behoben werden. Das letzte Drittel ihres Buches widmet sie – ebenfalls optimistisch – den positiven Möglichkeiten des Gegensteuerns. Das Kapitel ist überschrieben mit dem Titel »Auf dem Weg zu einer neuen, gesunden Lebensweise«. Sie zeigt auf, dass wir durch günstige Ernährungsweisen unser Epigenom verbessern können. Großen positiven Einfluss auf das Epigenom sieht sie durch Freundschaften und tragfähige familiäre Beziehungen. Musik, Meditation und körperliche Aktivität lobt sie ebenfalls als gesundheitsfördernde Faktoren, die auch über positive epigenetische Prozesse wirksam werden.

Kurz nach Erscheinen ihres Buches fasste sie in einem Interview ihre Erkenntnisse wie folgt zusammen:

> »Es ist wahrscheinlich, dass Menschen, die beispielsweise ein schweres Kindheitstrauma erlebt haben, bestimmte Symptome an ihre Nachkommen weitergeben. Bei Mäusen konnten wir nachweisen, dass die Symptome der Kindheitstraumata bis in die fünfte Generation weitervererbt wurden. Und auch bei Menschen gibt es ähnliche Studien. Hat jemand eine extreme Hungersnot oder Gewalt erlebt, leiden dessen Nachkommen vermehrt an Übergewicht, Krebs und Depressionen. Trotzdem können wir nicht hundertprozentig sagen, dass es genau die epigenetischen Prozesse sind, die dafür verantwortlich sind. Außerdem können die Effekte des Traumas wahrscheinlich auch korrigiert werden. Sonst würden wir ja alle wegen der beiden Weltkriege unter Depressionen leiden« (Mansuy & Zollner, 2021).

Sehr zuversichtlich ist sie bezüglich der positiven Effekte von Psychotherapie, die über epigenetische Prozesse auf den Körper des Patienten wirken. Dies ist ein sehr innovativer Kontext für die Psychotherapie. Durch Sprache und hilfreiche Interaktionen werden epigenetische Prozesse im Patienten aktiviert, die sich langfristig und positiv auf seinen Körper auswirken können.

> »Ich glaube, die Psychotherapie bezieht die Epigenetik ein, ohne es zu wissen. Sie arbeitet ja genau daran, dass das Umfeld, Selbstwertgefühl und die Selbstreflexion ihrer Patienten verbessert werden. Und diese Prozesse haben dann auch einen direkten positiven Einfluss auf die Epigenome im Körper« (Mansuy & Zollner, 2021).

Chronischer Stress – verkürzte Telomere und reduzierte Lebenszeit

Telomere sind die »Polkappen« oder Endzonen von Chromosomen. Sie haben wichtige Funktionen und gelten als Biomarker für Langlebigkeit oder für das Altern. Vereinfacht lässt sich sagen: wer kurze Telomere hat, dessen Lebenszeit ist kürzer, sein Körper altert und stirbt früher – und er ist anfälliger für bestimmte Krankheiten. Umgekehrt sind lange Telomere ein Schutzfaktor und versprechen ein längeres Leben.

Die australisch-amerikanische Molekularbiologin Elizabeth Blackburn gilt als die renommierteste Telomer-Expertin. Die jetzt 75 Jahre alte Forscherin hat jahrzehntelang mit ihrer Forschergruppe die grundlegenden Forschungen über die Telomere durchgeführt. Für diese Leistung wurde sie im Jahr 2009 gemeinsam mit Carol Greidler und Jack Szostak mit dem Nobelpreis für Medizin ausgezeichnet. Das Time-Magazin zählte sie im Jahr 2007 zu den »100 einflussreichsten Persönlichkeiten der Welt«. Gemeinsam mit ihrer Forscherkollegin Elissa Epel veröffentlichte Elizabeth Blackburn eine Synthese ihrer jahrzehntelangen Forschungsarbeit. Das Buch *Die Entschlüsselung des Alterns. Der Telomer-Effekt* erschien in deutscher Übersetzung zuerst im Mosaikverlag, später als Taschenbuch im Goldmann-Verlag (Blackburn & Epel, 2019).

Blackburn charakterisierte in einem Interview mit der »Berliner Morgenpost« die Telomere wie folgt:

> »Telomere sind die Schutzkappen unserer Chromosomen, ähnlich der Plastikkappen bei Schnürsenkeln. Sie sorgen dafür, dass die DNA-Bänder nicht ausfransen, und beschützen so das genetische Material. In jahrelanger Forschung haben wir herausgefunden, dass sich Telomere bei jeder Zellteilung ein bisschen verkürzen. Das wirkt sich direkt auf unseren Alterungsprozess aus. Durch verkürzte Telomere kann sich unser Gewebe nicht mehr auffüllen. Bei einer kritischen Länge stoppt die Teilung der Zelle für immer – die Zelle vergreist« (Blackburn & Fröhlich 2017).

Die Forschergruppe von Blackburn hat bereits vor Jahrzehnten herausgefunden, dass chronischer Stress die Telomere verkürzt. Sie machten Studien an Müttern von chronisch kranken Kindern oder an Frauen, die ihre pflegebedürftigen oder dementen Eltern zu Hause pflegten und unter chronischen Stress litten. Diese Frauen hatten signifikant kürzere Telomere.

Nach der Nobelpreis-Verleihung für die Telomer-Forschung im Jahr 2009 verfolgten zahlreiche Studien die Folgen von kindlichem Missbrauch, Misshandlung und Gewalt auf die Telomerlänge. Eine Darstellung dieser Vielzahl von Studien könnte ein eigenes umfangreiches Buchkapitel füllen. Stellvertretend wird deshalb eine neuere sehr fundierte und aussagekräftige Meta-Analyse zu diesem Thema referiert. Forscher der Harvard University, der Stanford University und der University of Washington publizierten diese Studie im Jahr 2020 im renommierten Journal »Psychological Bulletin«. Sie werteten 79 Studien mit etwa 116.000 Teilnehmern aus. Die einbezogenen Studien untersuchten Kinder, die schon früh im Leben durch Missbrauch, Misshandlung oder Gewalt traumatisiert waren. Die Spätfolgen wurden auf drei Ebenen erhoben: psychische Auffälligkeiten in der frühen Pubertät, Zellalterung als Ausdruck der Telomerlänge und Gehirnstruktur (Dicke der Hirnrinde). Die Gesamtauswertung zeigte, dass eine kindliche Traumaexposition zu Spätfolgen auf allen der drei untersuchten Ebenen führte (Colich et al., 2020).

Pränataler Stress und Fetale Programmierung

Der Stress, den Schwangere erleben, prägt das kindliche Stresssystem. Nicht so sehr der alltägliche Stress, sondern erhebliche oder außergewöhnliche Stressbelastungen während der Schwangerschaft sind besonders wirksam. Krieg, Terror, Flucht, Umweltkatastrophen, Gewalt in der Schwangerschaft, schwere Partnerschaftskonflikte, Trennungen oder schwere Krankheiten sind Schicksalsschläge, die die Schwangere selbst und das werdende Kind im Mutterleib besonders beeinträchtigen. Der pränatale Stress der Schwangeren und die Prägung des fetalen und später postnatalen kindlichen Stresssystems sind ein wesentlicher Bestandteil der Fetalen Programmierung. Ein weiterer Faktor ist die Fetale Programmierung durch die mütterliche Ernährung. Das Konzept der Fetalen Programmierung postuliert, dass die Weichen für Gesundheit und Krankheit im Mutterleib gestellt werden. Sowohl in Tierstudien als auch in Humanstudien konnte nachgewiesen werden, dass die Stressbelastung der Mutter während der Schwangerschaft zu erheblichen neuroendokrinen und immunologischen Veränderungen beim Fetus führen, die sich bereits beim Neugeborenen und Säugling bald in Verhaltensauffälligkeiten zeigen (Entringer et al., 2016; Heim et al., 2020; Entringer, 2022). Die stressbelasteten Kinder stellen sich für die Eltern bald als

»Problemkinder« dar: Sie sind leicht reizbar, quengeln und schreien mehr als andere Kinder, sind ängstlicher und sehr emotional und haben oft Stillprobleme oder kindliche Essstörungen (Strüber, 2019, S. 134).

Ein weiterer Stress-Effekt zeigt sich bei der Telomerlänge. Es besteht eine hochsignifikante Korrelation zwischen der Stressbelastung der Schwangeren und der zum Zeitpunkt der Geburt im Nabelschnurblut gemessenen Telomerlänge: je mehr Stress, desto kürzer die Telomere (Entringer, 2022). Dieser Effekt bleibt sehr lange wirksam. Im obigen Abschnitt über die Telomere wurde bereits dargelegt, dass verkürzte Telomere zu einem erhöhten Krankheitsrisiko für altersbedingte Krankheiten und zu einer deutlich niedrigen Lebenszeit führen. Die Weitergabe der Stressfolgen geschieht im hohen Maße durch epigenetische Prozesse. Die drei oben genannten Mechanismen der Epigenetik sind auch im Kontext der Fetalen Programmierung wirksam (Methylierung, Histone, mRNA). Elisabeth Binder, eine der führenden deutschen Experten für Epigenetik und Direktorin des Max-Planck-Instituts für Psychiatrie in München, hat diese Zusammenhänge wie folgt zusammengefasst:

> »Es gibt seit ungefähr zehn Jahren die Erkenntnis, dass sich vor allem auch ganz frühe Erfahrungen in unseren Genen widerspiegeln können. Diese Erfahrungen verändern nicht die Gensequenz selbst, also wie die verschiedenen Buchstaben in der DNA abgelesen werden, sondern sie haben einen Einfluss darauf, wie sich die DNA wickelt und damit mehr oder weniger von den Genen abgelesen werden kann. Mit diesen Mechanismen kann die Umwelt ganz direkt auf unsere Gene eingreifen. Als wir Menschen untersucht haben, die in ihrer Kindheit ein starkes Trauma erlebt haben, konnten wir nachweisen, dass sie dann im Erwachsenenalter in den Blutzellen sozusagen eine Narbe haben. Wir konnten bei diesen Menschen also eine genetische Narbe feststellen« (Binder, zit. nach BR, 2015).

Diese Metapher scheint sehr zutreffend. Das psychische Trauma ist eine Verletzung, eine Wunde. Diese Wunde hinterlässt Narben, allerdings nicht nur in der Seele, sondern in den Genen und damit im Körper.

Wie schlägt sich der Stress der Schwangeren im Körper und in der Psyche des Kindes nieder? Über welche Wege und biologischen Prozesse geschieht dies? Es gibt einen direkten Weg: Die mütterlichen Stresshormone – insbesondere das Cortisol – gelangen über die Plazenta direkt in den Blutkreislauf des Fötus und beeinflussen dessen Hirnentwicklung,

Stoffwechsel, Hormonsystem und sein Immunsystem. Die Plazenta ist die einzige Austauch-Plattform und die biologischen Prozesse laufen zuerst über die Blutbahn. Denn es gibt keine neuronalen Verbindungen zwischen Mutter und Fötus. In der Plazenta gibt es ein Enzym (11Beta-Hydroxysteroid-Dehydrogenase), das das mütterliche Cortisol weitgehend inaktiviert. Nur etwa 15 bis 20 Prozent des mütterlichen Cortisols kommen deshalb im Blut des Fötus an und werden dort wirksam. In bestimmten Situationen (z.B. sehr starker Stress, außergewöhnlich hohe Cortisol-Anflutung oder chronischer Stress mit dauerhaft erhöhter mütterlicher Cortisol-Ausschüttung) gelangt Cortisol ins fetale Blut. Die schädliche Wirkung im kindlichen Gehirn zeigt sich besonders in den Strukturen Amygdala, Präfrontaler Cortex und Hippocampus (Entringer et al., 2016, S. 5; Strüber, 2019, S. 137). Neben diesen direkten Wirkungen über Stresshormone wie Cortisol gibt es die anderen oben genannten biologischen Prozesse (Telomere, epigenetische Prozesse, Ernährung, Darmflora).

Diese Umwelt-Gen-Interaktionen durch pränatalen mütterlichen Stress und die damit verbundene erhöhte Vulnerabilität und Risikokonstellation ist jedoch kein unabwendbares Schicksal. Die epigenetischen Veränderungen sind reversibel oder es können positive epigenetische Veränderungen als Gegenspieler induziert werden. Viele positive epigenetische Prozesse sind über die Ernährung möglich. Lebensstiländerungen, gesunde Ernährung und Verzicht auf schädliche Noxen (Alkohol, Rauchen, Drogen) erhöhen in jedem Lebensalter signifikant die Telomerlänge und haben damit einen lebensverlängernden Effekt. Es gibt bereits Versuche, über Medikamente das Enzym Telomerase zu erhöhen, das auch zu längeren Telomeren führen könnte. Ein wichtiges Potenzial liegt auch in der Psychotherapie. Durch effektive Psychotherapie können positive epigenetische Prozesse in Gang gesetzt werden, die insbesondere bei Trauma-Patienten und Depressiven starke Effekte haben können.

Epigenetik während der Schwangerschaft – vorgeburtliche Resilienz?

Im obigen Abschnitt mit den pränatalen Stressfaktoren und der Fetalen Programmierung wurden die Risiko- und Vulnerabilitätsfaktoren fokussiert. Den Gegenpol bilden in einer dynamischen Perspektive die protektiven Faktoren und die Resilienz. Bislang fingen Resilienz-Studien bei Kindern im Vorschulalter an und erfolgten bis ins hohe Alter. Angeregt durch die pränatale Stressforschung gibt es in jüngster Zeit immer mehr Studien zur »mütterlichen Resilienz« in der Schwangerschaft und deren Auswirkungen auf den Fötus und auf die postnatale Phase des Kindes. Diese Forschung findet während der Schwangerschaft statt und bildet in den Stichproben Mutter-Kind-Dyaden ab. Beispielhaft sei hier eine große internationale Studie dargestellt, die im Jahr 2021 im *American Journal of Psychiatry* veröffentlicht wurde. Die Studienorganisation erfolgte am Institut für Medizinische Psychologie an der Charité Berlin. Federführend waren die Erstautorin Glenn Verner, die mit dieser Studie in Berlin promovierte, und die Berliner Professorinnen Claudia Buss und Sonja Entringer. Durchgeführt wurde die Studie in Finnland an einer Stichprobe von 656 Mutter-Kind-Dyaden. Mitbeteiligt waren aus den USA die Nobelpreisträgerin Elizabeth Blackburn und ihre Kollegin Elissa Epel. Die Studie verfolgte vier Forschungsziele.

Erstens sollten bisherige Forschungsergebnisse repliziert werden, die auf einen Zusammenhang von höherem Stress der Mutter in der Schwangerschaft und kürzerer Telomerlänge beim Neugeborenen hindeuten. Zweitens sollte untersucht werden, ob die psychosoziale Unterstützung der Mutter einen Einfluss auf die Telomerlänge hat. Drittens sollte der Einfluss positiver Einstellungen der Mutter auf die Telomerlänge untersucht werden. Viertens sollte der Effekt der psychologischen Resilienz der Mütter bestimmt werden. Der Resilienzfaktor wurde als Relation von mütterlicher Positivität und mütterlichem Stress berechnet.

Die Studie wurde in der Schwangerschaft begonnen und die Schwangeren wurden regelmäßig mit Fragebögen und Interviews evaluiert. Die Zielvariable war die Telomerlänge, die nach der Geburt aus dem Nabelschnurblut bestimmt wurde (quantitative Polymerase Kettenreaktion in Nabelschnurblut-Leukozyten). Die Forschungshypothesen wurden in der quantitativen Auswertung bestätig: höherer mütterlicher Stress führt zu kürzeren Telomeren bei den Neugeborenen. Mütterliche Resilienz war positiv mit höherer Telomerlänge des Neugeborenen assoziiert (Verner et al., 2021; Verner, 2022).

Epigenetische Veränderungen durch Psychotherapie

In den obigen Abschnitten wurde bereits ausgeführt, dass Mansuy und Binder sehr optimistisch sind, was den Zusammenhang von epigenetischen

Veränderungen und Psychotherapie anbelangt. Sie postulierten, dass sich durch eine erfolgreiche Psychotherapie, epigenetische Mechanismen in eine positive Richtung verändern lassen. Der Psychotherapie-Erfolg könnte durch Epigenetik nachgewiesen werden. Epigenetische Profile werden dann zu einem Biomarker für den Psychotherapie-Erfolg. Sie könnten auch im Therapieverlauf als Prädiktoren für einen positiven oder negativen Kurs geeignet sein. In kontrollierten Interventionsstudien könnte differenziert werden, welche Therapieansätze günstig oder erfolgversprechend sind und welche nicht. Zu diesen konkreten Fragestellungen und Anwendungsgebieten gibt es bereits eindrucksvolle Studien. Diese Vision, dass Psychotherapie die Gene verändert und die modifizierten Gene einen Psychotherapie-Erfolg nachweisen könnten, hatte vor mehr als zwei Jahrzehnten der berühmte Neurowissenschaftler Eric Kandel, der 2000 den Nobelpreis für Medizin erhielt. In einer Standortbestimmung für die Psychoanalyse postulierte er als Hirnforscher: Psychotherapie verändert die Genexpression (Kandel, 1999). Die Prophezeiung von Eric Kandel wurde zur Wirklichkeit und heute gibt es erste Interventionsstudien, die Psychotherapie-Effekte durch Messung von epigenetischen Mechanismen (z. B. Ausmaß der DNA-Methylierung) nachweisen.

Die differenzielle Psychotherapie-Indikation ist besonders in der Psychotherapie von Traumafolgestörungen sehr wichtig. Patienten mit Posttraumatischen Belastungsstörungen zeigen oft eine Vielzahl von relevanten Komorbiditäten wie Depressionen, Angststörungen, Suchterkrankungen oder Persönlichkeitsstörungen. Bei der differenziellen Indikation stellt sich dann die Frage, ob Psychotherapie oder Pharmakotherapie oder beides gemeinsam durchgeführt werden sollen. Falls Psychotherapie erfolgt, muss sich für eine Psychotherapie-Methode und Setting entschieden werden. Bereits vor 20 Jahren wurde in den USA zu dieser Fragestellung eine interessante Multicenter-Studie durchgeführt. In der Interventionsstudie wurden 681 chronisch Depressive in verschiedenen Therapiearmen behandelt (alleinige interpersonelle Psychotherapie CBASP, alleinige Psychopharmakotherapie oder Kombinationsbehandlungen). Es wurden Subgruppen-Analysen hinsichtlich der Vorgeschichte mit Kindheitstraumata gemacht und in Beziehung zum Therapieerfolg gesetzt. Die Depressiven mit Kindheitstraumata profitierten am besten von der Psychotherapie, diejenigen ohne Trauma von einer Pharmakotherapie oder Kombinationsbehandlung (Nemeroff et al., 2003).

Die Freiburger Epigenetik-Forschergruppe unter der Leitung von Katharina Domschke untersuchte in Kooperation mit der Würzburger Genetik-Forschergruppe (Klaus-Peter Lesch, Jürgen Deckert) 57 Patienten mit Panikstörung und eine gesunde Kontrollgruppe nach ihren epigenetischen Profilen. Bei der Intervention wurde eine kognitive Verhaltenstherapie durchgeführt. Die Ergebnisse legen nahe, dass epigenetische Profile (hier Methylierungs-Muster) geeignet sind, den Therapie-Erfolg vorauszusagen (Ziegler et al., 2019). Sie wären dann ein relevanter Biomarker für Therapie-Response.

In zwei weiteren Übersichtsarbeiten über epigenetische Modifikationen als Psychotherapie-Prädiktor legte die Freiburger Forschergruppe einen Überblick über den aktuellen Forschungsstand vor (Ziegler et al., 2018; Schiele et al., 2020). Sie betonen, dass epigenetische Mechanismen eine zentrale Scharnierfunktion an der Schnittstelle zwischen Genen und Umwelt einnehmen. Sie erhoffen sich durch die Integration der neuen Erkenntnisse in die Psychotherapie-Planung einen Fortschritt in Richtung »personalisierter Therapie«, die die individuellen Konstellationen mehr berücksichtigt als dies bisher der Fall ist.

Neue Anwendungsgebiete der Psychotherapie in der Geburtsmedizin

Die Vielzahl der neueren genetischen und epigenetischen Studien zu Stress und Schwangerschaftsverlauf haben große Resonanz in der Geburtsmedizin gefunden. Die deutschen Forschergruppen (Christine Heim, Claudia Buss, Sonja Entringer, Elisabeth Binder, Nicole Strüber) betonen seit Jahren, dass ein frühzeitiges Screening für die Stressbelastung der Schwangeren erfolgen sollte. Darauf aufbauend sollten psychotherapeutische Interventionen erfolgen, um die Stressbelastung zu reduzieren und die mütterliche Resilienz zu fördern. Schließlich sollte frühzeitig postnatal das Kind auf Prädiktoren der Stressbelastung untersucht werden (z.B. Stresshormone im Speichel, Bestimmung der Telomerlänge im Nabelschnurblut). Falls das Kind erhöhte Risiko- und Vulnerabilitätsfaktoren zeigt, wäre eine fachliche Frühförderung sehr sinnvoll (vgl. Heim et al., 2020; Entringer, 2022; Entringer et al., 2016; Binder, 2020; Strüber, 2019).

Diese auf den Erkenntnissen moderner Forschung beruhenden Maßnahmen erfordern alle psychologische und pädagogische Fachkompetenz. Bis diese sehr sinnvollen Ansätze der Prävention und Frühtherapie umgesetzt werden, wird es vermutlich noch lange dauern. Die Etablierung dieser präventiven und therapeutischen Strukturen erfordern interdisziplinäre Kooperationsprojekte sowohl im ambulanten als auch im stationären Versorgungsbereich. Ein Großteil der Schwangerenvorsorge findet in Praxen von Frauenärzten statt. Risikoschwangerschaften werden oft in Frauenkliniken betreut; die Geburten und die postnatale Phase ebenfalls überwiegend in der stationären Geburtshilfe. Der Anteil der Hausgeburten und ambulanten Geburten ist gering. Die ambulanten und stationären Kooperationen bestehen noch nicht und müssen erst aufgebaut werden. Für das Screening braucht man Psychologen, für die Frühtherapie von Problemkindern aus stressbelasteten Schwangerschaften braucht man Pädagogen und Psychotherapeuten. Die psychoanalytische Kinder- und Jugendpsychotherapie hat eine lange Tradition und wird dazu sehr konstruktiv beitragen können. Die Pioniere für Kinder- und Jugendpsychotherapie waren Psychoanalytiker – Anna Freud, Melanie Klein, Rene Spitz, Donald Winnicott, John Bowlby oder Daniel Stern. Die junge Generation von Kinderpsychoanalytikern wird sicherlich für die neuen Aufgaben in der Schwangerschaft und der postnatalen Frühphase sehr offen sein.

Erhebliche Präventionspotenziale

Um die Jahrtausendwende war die große ACE-Studie über die kindlichen Traumatisierungen ein wesentlicher Paukenschlag für die Gesundheitssysteme aller Länder. Denn diese Traumatisierungen gibt es weltweit mit großen nationalen Unterschieden. Den größten Effekt hatte die ACE-Studie in der Gesundheitspolitik der Vereinigten Staaten. Robert Anda war ein wichtiger Vertreter der öffentlichen Gesundheitsbehörden. Er thematisierte in vielen Gremien die Ergebnisse der ACE-Studie und machte gesundheitsökonomische Hochrechnungen. Er kam zu dem Ergebnis, dass die Folgekosten von traumatisierten Kindern höher wären als die Kosten aller Krebserkrankungen und Herzerkrankungen zusammen (van der Kolk, 2023, S. 233). Bald wurde ein Gesetz erlassen, das zur Gründung des National Child Traumatic Stress Network (NCTSN) führte. Diese Dachorganisation hat etwa 8.300 Partner (Universitäten, Krankenhäuser, Schulen, Sozialämter, Rehabilitationseinrichtungen), die sich alle der Therapie und Rehabilitation von traumatisierten Kindern widmen.

Ein weiterer bedeutender Fürsprecher für die bessere Versorgung traumatisierter Kinder war der Gesundheitsökonom James Heckman. Er erhielt im Jahr 2000 den Nobelpreis für Ökonomie. Im Jahr 2006 veröffentlichte er im sehr renommierten Journal *Science* eine gesundheitsökonomische Analyse zur Situation der traumatisierten Kinder (Heckman, 2006). Heckman argumentierte, »dass sich qualitativ hochwertige Frühförderungsprogramme, die auch die Eltern einbeziehen und bei benachteiligten Kindern grundlegende Fertigkeiten fördern, aufgrund ihrer Resultate mehr als bezahlt machen« (zit. nach van der Kolk, 2023, S. 264).

Hinsichtlich der Versorgung traumatisierter Kinder hat Deutschland im Vergleich zu den USA einen deutlichen Nachholbedarf. Der Gesundheitsökonom James Heckman hat nachgewiesen, wie groß das Präventionspotenzial einer guten Versorgung traumatisierter Kinder ist. Traumatisierte Kinder sind häufiger psychisch und körperlich krank und verursachen über die Jahrzehnte hinweg erhebliche Kosten für das Gesundheitssystem. Hinzu kommt, dass nicht wenige traumatisierte Jungen später kriminell werden, zu Gewalt neigen und mit Alkohol und Drogen große Probleme haben. Die Folgekosten sind also enorm. Es gibt nur einen guten Ausweg: ein gutes frühes Screening zur Identifikation der gefährdeten Schwangeren und das Screening potenzieller Risikokinder und anschließend deren Therapie in Frühförderungsprogrammen.

Interdisziplinäre Kooperationen für Psychotherapeuten in der prä- und postnatalen Entwicklungsphase

Mit den stressbelasteten Schwangeren und den auffälligen Problemkindern kommen neue Zielgruppen auf Psychotherapeuten zu. Beide brauchen zuerst fundierte psychologische Diagnostik (Screening) und dann hilfreiche Interventionen. In Deutschland haben sich die Psychoanalytiker Manfred Cierpka und Marianne Leuzinger-Bohleber für diese Aufgabe verdient gemacht. Cierpka war Nachfolger von Helm Stierlin und Leiter des Instituts für Kooperationsforschung und Familientherapie an der Universität Heidelberg. Er war wesentlicher Mitbegründer des Nationalen Zentrums Frühe Hilfen, das sich besonders für die Frühförderung von stressbelasteten und traumatisierten Kindern einsetzt. Im Jahr 2015 organisierte er die Tagung *Stellt die frühe Kindheit Weichen?* Viele Experten Deutschlands zu diesem Thema gestalteten den Kongress und den zugehörigen Tagungsband (Nationales Zentrum Frühe Hilfen, 2015). Mittlerweile besteht international

Konsens darüber, dass die ersten 1000 Tage im Leben eines Menschen sehr prägend sind. Das ist die pränatale Phase in der Fetalzeit im letzten Drittel der Schwangerschaft und die postnatale Zeit der auf die Geburt folgenden 900 Tage. Stressbelastungen und traumatische Ereignisse in dieser Zeit haben nicht selten besonders gravierende schädigende Wirkungen. Durch ein positives, empathisches, liebevolles und zuverlässiges familiäres Umfeld und durch fachlich kompetente Frühförderung kann vieles kompensiert oder rückgängig gemacht werden. Für diese Aufgaben und Kooperationen brauchen die betroffenen Eltern, Kinder und professionellen Helfer (z. B. Ärzte, Jugendämter) fachpsychologische Unterstützung von Psychotherapeuten. Dieses Gebiet ist Neuland und sucht nach Pionieren!

Fazit

In diesem Kapitel ging es viel um Genetik, Epigenetik, Neurobiologie und Hirnforschung. Das sind Forschungsgebiete, mit denen manche Psychoanalytiker Berührungsängste oder Probleme haben. Lange Zeit wurde das Genetische als der harte Gegenpol zur Psychodynamik gesehen. Genetisch bedeutete so viel wie schicksalshaft festgelegt und unveränderbar. Der Psychoanalytiker hingegen war fasziniert vom Veränderbaren. Durch die Epigenetik erhielten die Gene das Veränderbare zurück. Ohne den DNA-Code zu ändern, kann durch epigenetische Mechanismen die Genaktivität wesentlich modifiziert werden. Pränataler Stress und Fetale Programmierung bestätigen die Psychoanalyse in einer ihrer Kernthesen: der große Einfluss der frühen Kindheit auf die weitere Lebensentwicklung. Psychoanalytiker können durch die neuen Erkenntnisse von Epigenetik, Neurobiologie und Hirnforschung viel für ihr Verständnis von Zusammenhängen und für ihre Behandlungspraxis gewinnen. Zahlreiche Psychoanalytiker, die als Schwerpunkt Traumatherapie anbieten, haben eine EMDR-Ausbildung gemacht und wenden integrativ dieses Verfahren an. Ohne die zugrundeliegenden neurobiologischen Erkenntnisse gäbe es heute EMDR nicht. Die Epigenetik betont in einem für Psychoanalytiker interessanten Aspekt, wie durch psychische Prozesse und Interaktionen die Gene verändert werden können. Die Umwelt kann die Gene verändern. Wie die renommierte Schweizer Epigenetikerin Isabelle Mansuy postuliert: »Wir können die Gene steuern!« (2020). Darin liegt viel Herausforderung aber auch viel Hoffnung auf das Veränderbare.

10 Die Neuro-Psychoanalyse

Versuch einer Integration von Psychoanalyse und Neurowissenschaften

Bereits Sigmund Freud hatte im Jahr 1895 die Vision, seine psychologischen Erkenntnisse in Hirnvorgängen oder im Nervensystem somatisch zu verankern. Die Erkundung der damaligen neurobiologischen Möglichkeiten hat ihn bald ernüchtert und er hat dieses Vorhaben aufgegeben. Seine damalige erste Formulierung einer Trauma-Theorie wurde von Version zu Version immer psychologischer (Bohleber, 2000). Dreißig Jahre später konstatierte Freud in seiner kurzen Abhandlung *Der Untergang des Ödipuskomplexes* (1924) die oft zitierten Worte: »Die Anatomie ist das Schicksal«. Seine Angsttheorie hat er ebenfalls mehrmals modifiziert. Diese war zuerst sehr neuroanatomisch geprägt und wurde dann immer »psychologischer«.

Nach dem Tod Sigmund Freuds im Jahr 1939 und dem Ende des Zweiten Weltkriegs im Jahr 1945 entwickelte sich in der Nachkriegszeit weltweit die Psychosomatik. Damals war die Psychoanalyse noch die dominierende Psychotherapie-Richtung. Je mehr sich Psychoanalytiker der Psychosomatik widmeten, umso größer wurde ihr Interesse für Körpervorgänge, für Hormone, das vegetative Nervensystem und die Hirnfunktionen. In dieser Zeit war auch der Aufschwung der psychosomatischen Stressforschung. Hier war die Beteiligung der steuernden Hirnzentren an der Stressreaktion von zentraler Bedeutung. Als in den 90er Jahren die »Dekade des Gehirns« ausgerufen wurde, stimulierten erhebliche finanzielle Forschungsförderungen die Hirnforschung. Der Zuwachs an Wissen über das Gehirn, das Nervensystem und über neuroendokrine Regulationen nahm exponentiell zu. Moderne Methoden der Bildgebung wie das MRT lieferten eindrucksvolle Bilder. Schließlich waren es Hirnforscher, die die Psychoanalytiker zu mehr Kooperation und Integration aufforderten. Erfreulicherweise sind weitblickende Psychoanalytiker dieser konstruktiven Aufforderung gefolgt.

Der Hirnforscher und Nobelpreisträger Eric Kandel als Impulsgeber

Eric Kandel wurde in Wien als Kind jüdischer Eltern im Jahr 1929 geboren und musste im 10. Lebensjahr mit seinen Eltern in die USA emigrieren. Er lebte in New York und besuchte eine High School in Brooklyn. Er war ein sehr guter Schüler und wurde als einer von zwei Schülern unter mehr als 1.400 Bewerbern ausgewählt und erhielt ein Stipendium für ein Studium an der Harvard University. Er hatte Kontakt zu zahlreichen jüdischen Emigranten aus Europa, die sich in akademischen Berufen bewährten. Die Wiener Psychoanalytiker Ernst und Marianne Kris waren ebenfalls nach New York emigriert und hatten eine Tochter. Eric Kandel verliebte sich in sie und kam über sie und ihre Eltern zur Psychoanalyse Freuds. Er las dessen Werke und war fasziniert von der Theorie und Praxis der Psychoanalyse. Er studierte Medizin, machte eine Psychoanalyse und wollte Psychoanalytiker werden. Er absolvierte seine ärztliche Weiterbildung im Fach Psychiatrie. Begegnungen mit Neurobiologen bewirkten bei ihm einen Sinneswandel. Statt Psychoanalyse auf der Couch wollte er lieber neurobiologische Grundlagenforschung im Labor betreiben. Seine Interessensgebiete waren Gedächtnis und Erinnerung, Synapsen, die Signalübertragung im Nervensystem.

Die Faszination und Wertschätzung für die Psychoanalyse sind bei Eric Kandel bis heute (er ist jetzt 94 Jahre alt) geblieben. Schon lange bevor er den Nobelpreis erhielt, hatte er regen Austausch mit Psychoanalytikern und wollte diese dafür gewinnen, mehr die neuen neurobiologischen Erkenntnisse in ihre Konzepte zu integrieren. Im Jahr 1999 publizierte er im *American Journal of Psychiatry* eine Standortbestimmung mit dem Titel »Biologie und die Zukunft der Psychoanalyse« (Kandel, 1999). Um zukunftsfähig zu sein und zu bleiben, müsse die Psychoanalyse viel mehr das biologische Grundlagenwissen der Genetik und der Hirnforschung integrieren.

Kandel formulierte in seiner Abhandlung fünf Grundprinzipien für die Kooperation von Psychoanalyse und Neurowissenschaften:

»Alle geistigen Prozesse haben eine neuronale Grundlage.

- Die Gene und die durch sie gebildeten Proteine bestimmen die neuronalen Verbindungen.
- Erfahrung verändert die Genexpression.

- Lernen verändert neuronale Verbindungen.
- Psychotherapie verändert die Genexpression«
  (zitiert nach Buchheim et al., 2008, S. 443).

Kandel forderte mit seinem sehr deutlichen Statement international die Psychoanalytiker zu dem Dialog mit der Neurobiologie heraus. An der folgenden Grundlagendiskussion in Deutschland waren namhafte Psychoanalytiker beteiligt wie Anna Buchheim, Horst Kächele, Manfred Cierpka, Marianne Leuzinger-Bohleber und Svenja Taubner – alle sind oder waren Lehrstuhlinhaber an deutschsprachigen Universitäten.

In den USA hatte Eric Kandel einflussreiche und kluge Gesprächspartner aus der Psychoanalyse und der Neurobiologie. Seine Appelle hatten eine große Wirkung. Bereits im Jahr 2000 wurde die International Neuropsychoanalysis Society gegründet.

Die International Neuropsychoanalysis Society

In den Vorbereitungen für diese neue psychoanalytische Fachgesellschaft kristallisierten sich an drei Standorten wirkungsvolle Organisationseinheiten heraus, die die Aktivitäten dieser Fachgesellschaft bündelten. Diese drei Zentren der Neuro-Psychoanalyse waren in London, New York und Kapstadt. Die wesentlichen Schlüsselfiguren und tatkräftigen Protagonisten dieser Gründungsbewegung waren Mark Solms aus Kapstadt und Jaak Panksepp aus den USA. In New York waren Cristina Alberini und Richard Kessler, in Kanada war Georg Northoff und in London waren Robin Carhart-Harris und Karl Friston wesentlich beteiligt. Im Jahr 2012 ging die Society über in die Neuropsychoanalysis Association mit Sitz in New York und mit einer zugehörigen Stiftung zur Förderung internationaler Forschung zur Neuro-Psychoanalyse. Seit 2001 werden jedes Jahr internationale Kongresse für Neuro-Psychoanalyse veranstaltet. Die wichtigsten Beiträge dieser Tagungen werden in der Zeitschrift *Neuropsychoanalysis* publiziert.

Die ersten Neuropsychoanalyse-Kongresse waren 2001 in New York (Kongress-Thema »Gedächtnis«), 2002 in Stockholm (»Sexualität und Geschlecht«) und 2003 in New York (»Das Unbewusste«). Die letzten Kongresse waren 2019 in Brüssel (»Sexualität, Trieb und Lust«), 2022 in San Juan (»Neuropsychoanalyse: Implikationen für klinische Techniken«) und im Jahr 2023 in Tel Aviv-Yaffa. Der nächste Neuropsychoanalyse-Kongress wird im Juli 2024 in Triest sein zum Thema »Wenn der Körper spricht: Konversionsstörungen«.

Die Fachzeitschrift *Neuropsychoanalysis*

Bereits im Jahr 1999 gründete Mark Solms im Verlag Routledge die Fachzeitschrift *Neuropsychoanalysis*. Dem wissenschaftlichen Beirat dieses Journals gehören die renommierten Hirnforscher Wolfgang Singer, Antonio Damasio, Eric Kandel und Joseph LeDoux an. In dieser Fachzeitschrift findet sich meist ein ausführlicher Bericht über den Neuro-Psychoanalyse-Kongress des Vorjahres. Der meistzitierte Beitrag in dieser Zeitschrift der letzten Jahre stammt von Otto Kernberg und trägt den Titel »Some implications of new developments in neurobiology for psychoanalytic object relations theory« (2021).

Die Neuro-Psychoanalyse in Deutschland

Es ist das große Verdienst von Marianne Leuzinger-Bohleber, die als Direktorin des Sigmund-Freud-Instituts Frankfurt sich frühzeitig dafür einsetzte, dass die internationalen Forschungsergebnisse der Neuro-Psychoanalyse auch in Deutschland rezipiert werden und Verbreitung finden. Im Jahr 1998 gab sie gemeinsam mit Wolfgang Mertens und Martha Koukkou zwei Bände über die Kooperation von Psychoanalyse und Neurowissenschaften im Verlag Internationale Psychoanalyse heraus. Große positive Resonanz fand der Sammelband *Psychoanalyse, Neurobiologie, Trauma*, den sie gemeinsam mit dem Hirnforscher Gerhard Roth und der Psychoanalytikerin Anna Buchheim herausgegeben hat (Leuzinger-Bohleber et al., 2008). Im Kohlhammer-Verlag gab sie in der Reihe »Psychoanalyse im 21. Jahrhundert« den Band *Psychoanalyse und Neurowissenschaften. Chancen – Grenzen – Kontroversen* (Leuzinger-Bohleber et al., 2015) heraus. Ihre Mitherausgeber waren Heinz Böker, Tamara Fischmann, Georg Northoff und Mark Solms. Ein Hauptteil des Bandes widmet sich dem Thema »Traum, Trauma und Gedächtnis«. Im Jahr 2016 folgte der Band *Das Unbewusste – Eine Brücke zwischen Psychoanalyse und Neurowissenschaften*, den sie gemeinsam mit Simon Arnold und Mark Solms herausgegeben hat (Leuzinger-Bohleber et al., 2016).

Für deutsche Psychoanalytiker war Marianne Leuzinger-Bohleber die zentrale Integrationsfigur für die Neuro-Psychoanalyse. Ihre Nachfolgerin Vera King am Sigmund-Freud-Institut Frankfurt hat an diesem Gebiet leider kein Interesse, sodass diese wichtige Position bis heute keinen einflussreichen Nachfolger hat. Marianne Leuzinger-Bohleber hatte wertvolle Kooperationspartner: den Hirnforscher Gerhard Roth, die Psychoanalytiker Horst Kächele und Manfred Cierpka sowie die Psychoanalytikerinnen Anna Buchheim und Svenja Taubner. Diese »Zugpferde« der deutschen Neuro-Psychoanalyse fehlen heute weitgehend. Horst Kächele, Manfred Cierpka und Gerhard Roth sind gestorben. Marianne Leuzinger-Bohleber ist heute 76 Jahre alt und ist im wohlverdienten Ruhestand. Wer soll, will und kann heute in Deutschland die Neuro-Psychoanalyse weiterentwickeln und den Anschluss an die internationalen Entwicklungen bewahren? Die Zukunft dieser integrativen Fachdisziplin liegt in den Händen der jungen Generation von Psychoanalytikern.

Die Hanse-Neuro-Psychoanalyse-Studie (HNPS)

Studien über neuronale Korrelate und funktionelle Neuroanatomie von Psychotherapien gab es lange Zeit nur für die kognitive Verhaltenstherapie und interpersonelle Psychotherapien. Aus forschungsstrategischen Gründen bezogen sich die meisten bildgebenden Studien auf manualisierte Kurztherapien. Langzeitverläufe von psychoanalytischen Therapien sind aufwändig und sie erfordern Analytiker und Patienten, die dazu bereit sind, in der vertrauten und geschützten analytischen Situation Forschungsinteressen von außen zuzulassen. Engagierte Psychoanalytiker und Hirnforscher wagten sich auf dieses Neuland. Die schon längere Zeit auf vielen Ebenen kooperierenden Hirnforscher Gerhard Roth und Psychoanalytiker Horst Kächele, Manfred Cierpka, Anna Buchheim, Svenja Taubner und viele andere Mitarbeiter stellten sich dieser Herausforderung. Das Hanse Wissenschaftskolleg Delmenhorst förderte ihr Forschungsanliegen, so das die Studie als *Hanse-Neuro-Psychoanalyse-Studie (HNPS)* in die Wissenschaftsgeschichte einging. Die Fülle von Daten führte zu zahlreichen Publikationen, die jeweils sehr spezifische Aspekte dieser Studie auswerteten.

Das Studiendesign sah ein Kontrollgruppen-Design und einen Beobachtungszeitraum von 15 Monaten vor. 20 Patienten mit einer chronifizierten Depression, mit denen eine Langzeitpsychoanalyse durchgeführt wurde, und eine ebenso große gesunde Kontrollgruppe wurden psychometrisch, mit funktioneller Kernspintomografie (fMRT) und mit einem Elektroenzephalogramm (EEG) untersucht. Bei der Psychodiagnostik wurden eine biografische Anamnese, strukturierte Interviews, eine Operationalisierte Psychodynamische Diagnostik (OPD2) und ein Erhebungsinstrument der Bindungsrepräsentation (Adult Attachment Projective) durchgeführt.

Die depressiven Patienten erhielten regelmäßig zwei oder mehr Therapiestunden pro Woche. Nach 15 Monaten hatten die behandelten Patienten im Durchschnitt 129 Therapiesitzungen absolviert. Die Bildgebung (fMRT) und das EEG erfolgten zu drei Messzeitpunkten. Die erste Untersuchung fand zu Behandlungsbeginn statt, die zweite nach 7 Monaten und die dritte bei Studienende nach 15 Monaten. Zu Therapiebeginn zeigten die depressiven Patienten eine Hyperaktivierung im medialen präfrontalen Cortex (MPFC), im anterioren cingulären Cortex (ACC), in der Amygdala und im Hippocampus. Diese Hirnzentren bilden ein neurobiologisches Netzwerk, das vor allem die Emotionen steuert. Chronisch depressive Menschen haben meist erhebliche Störungen in der Emotionsregulation. Insofern waren diese Eingangsbefunde durchaus plausibel und aus früheren Studien wohl bekannt. Überraschend waren die Befunde nach 15 Monaten: Die vier hyperaktiven Zentren hatten sich »normalisiert«, zeigten also eine deutlich niedrigere Aktivität im Vergleich zum Therapiebeginn.

Das Studiendesign wurde von Buchheim et al. (2008) ausführlich beschrieben. Nach Abschluss der Studie folgten insbesondere in den Jahren 2011 und 2012 Publikationen zu spezifischen Fragestellungen in sehr renommierten Fachzeitschriften. Die neurobiologischen Befunde wurden im angesehen Journal *PLoS One* publiziert (Buchheim et al., 2012; Kessler et al., 2011). Die Leiter der Studie – Anna Buchheim, Manfred Cierpka, Horst Kächele und Gerhard Roth – fassten die Ergebnisse in der Zeitschrift *Spektrum der Wissenschaft/Gehirn und Geist* für deutschsprachige Leser zusammen. Im *American Journal of Psychoanalysis* wurde ebenfalls 2012 die Studie für Analytiker im angloamerikanischen Raum präsentiert (Taubner et al., 2012).

Die *Hanse-Neuro-Psychoanalyse-Studie* war ein gelungener Auftakt – und wie der Titel der Studie schon ausdrückt – ein wertvoller Beitrag zur Neuro-Psychoanalyse aus deutscher Forschung. Sie ist ein deutlicher Hinweis, dass Langzeitpsychoanalyse bei chronisch Depressiven die gestörte Hirnfunktion wieder normalisieren kann und dass dies als positiver Therapie-Prädiktor gewertet werden kann. Diese HNPS-Studie löst das ein, was der Hirnforscher und Nobelpreisträger Eric Kandel vor mehr als 20 Jahren von der Psychoanalyse gefordert hat.

Bedeutung der Neuro-Psychoanalyse für Trauma und Resilienz

Der Mitbegründer der Neuro-Psychoanalyse Mark Solms und die deutsche Mitstreiterin Marianne Leuzinger-Bohleber haben wiederholt betont, dass die Neuro-Psychoanalyse eine wichtige Brücken-Funktion hat. »Leben ist Brückenschlagen« formulierte der Arzt und Dichter Gottfried Benn (Verszeile aus Gedicht und Titel eines Sammelbandes – Benn, 1965). Die Brücke verbindet zwei Wissenschaftsrichtungen, die vorher getrennt und für sich geforscht haben. Die Pioniere der Neuro-Psychoanalyse haben erkannt, dass Psychoanalyse und Neurobiologie viele Gemeinsamkeiten haben und von einem Austausch beide sehr profitieren können. Die Brücke kann von beiden Seiten und in beide Richtungen beschritten werden. Eric Kandel kannte persönlich viele Psychoanalytiker und war begeisterter Freud-Leser. Seine ersten Begegnungen in neurobiologischen Forschungslabors haben ihn so fasziniert, dass er sich für das Labor entschied. Das Labor wurde seine zweite Heimat und auch als 90-jähriger ging er noch regelmäßig ins Labor. Seine Vision vom Austausch zwischen Psychoanalyse und Neurobiologie bewegte ihn bis ins hohe Alter.

Der in den vorigen Kapiteln wiederholt erwähnte und zitierte Trauma-Experte Bessel van der Kolk von der Harvard-University hat sich ebenfalls der Integration von Psychoanalyse und Neurobiologie gewidmet. Seine Trauma-Bücher lesen sich wie ein Kompendium neurobiologischer Forschung, er ist fasziniert von Bildgebung, Genen und neuroendokrinen Zusammenhängen (van der Kolk, 2023). Im Hauptberuf ist er jedoch Trauma-Therapeut und der Leser spürt sein Engagement für die Heilung von traumatisierten Menschen. Sein Anliegen ist, dass seine Patienten von neuen neurobiologischen Erkenntnissen profitieren. Seine Therapieempfehlungen sind evidenzbasiert und stehen im Einklang mit der neuesten neurobiologischen Forschung.

Die Neuro-Psychoanalyse widmet sich besonders dem Trauma, der Posttraumatischen Belastungsstörung und der Resilienz. Über Trauma und Traumafolgestörungen gibt es eine außergewöhnlich umfangreiche neurobiologische Forschung. Die Posttraumatische Belastungsstörung wurde sehr frühzeitig durch Ergebnisse der Bildgebung und hirnfunktionelle Zusammenhänge erklärt. Es war also kein Zufall, dass sich die Neuro-Psychoanalyse besonders dem Trauma und der Resilienz widmete. Es gab hierfür folgende triftige Gründe:

- Sowohl die Psychoanalyse als auch die Neurobiologie haben eine etwa 100 Jahre währende Forschungstradition zum Trauma
- Die Posttraumatische Belastungsstörung ist ein sehr prägnantes Krankheitsbild mit sehr ausgeprägten neurobiologischen Veränderungen, die durch Bildgebung und andere neurobiologischen Verfahren gut nachweisbar sind. Die neurobiologischen Befunde sind bei der PTBS gravierender als bei anderen psychischen Erkrankungen (van der Kolk, 2023).
- Die Behandlung von Traumafolgestörungen ist überwiegend eine Aufgabe der Psychotherapie. Psychopharmaka können symptomorientiert zusätzlich hilfreich sein. Eine langfristige Remission oder Heilung der PTBS gelingt vorwiegend durch eine traumaspezifische Psychotherapie (z. B. EMDR).

Die Herausgeber des richtungsweisenden Sammelbandes *Psychoanalyse – Neurobiologie – Trauma* Marianne Leuzinger Bohleber, Gerhard Roth und Anna Buchheim betonten deshalb in ihrem Einführungskapitel, dass »das Thema Psychotrauma/Posttraumatische Belastungsstörung hervorragend geeignet (ist) als Brücke zwischen der Psychoanalyse und den Neurowissenschaften« (Leuzinger-Bohleber et al., 2008, S. 5).

Die Beiträge dieses Sammelbandes waren Vorträge auf einem gleichnamigen Kongress am Hanse-Wissenschaftskolleg Delmenhorst im Februar 2006. Der Hirnforscher Gerhard Roth von der Universität Bremen und seine norddeutschen Kooperationspartner hatten dort tragfähige Strukturen aufgebaut. Dieser Kongress war der Impulsgeber für die oben ausführlich dargestellte *Hanse-Neuro-Psychoanalyse-Studie*. Diese wurde wiederum von dem Hanse-Wissenschaftskolleg Delmenhorst finanziell gefördert. Die Zentren für die deutsche Bewegung der Neuro-Psychoanalyse waren die Universitäten Bremen (Hirnforscher Gerhard Roth und Psychoanalytikerin Svenja Taubner), Ulm (Horst Kächele und Anna Buchheim), Heidelberg (Manfred Cierpka) und das Sigmund-Freud-Institut Frankfurt (Marianne Leuzinger Bohleber). Auch nach dem erfolgreichen Abschluss und den zahlreichen Publikationen über die *Hanse-Neuro-Psychoanalyse-Studie* funktionierte die »Brückenfunktion« dieser vier Zentren der Neuro-Psychoanalyse und ihrer Protagonisten. Der von Marianne Leuzinger-Bohleber, Heinz Böker, Tamara Fischman, Georg Northoff und Mark Solms herausgegebene Sammelband *Psychoanalyse und Neurowissenschaften* (Leuzinger-Bohleber et al., 2015) widmet sich fast zur Hälfte den Themen Trauma und Gedächtnis. Das renommierteste europäische Forschungszentrum für Resilienz ist in Mainz – das oben beschriebene Leibniz-Institut für Resilienzforschung. Die meisten der Forschungsabteilungen dieses Instituts widmen sich der Neurobiologie. Die vorgestellten deutschen Pioniere für Neuro-Psychoanalyse haben junge Psychoanalytiker ausgebildet, die neurobiologische Forschung durchführen und integrieren. Sie werden auch in Zukunft Brücken schlagen und sind die Hoffnungsträger dieser wertvollen Kooperation.

11 Bestätigung zentraler Theorien der Psychoanalyse durch Hirnforschung und Epigenetik

Die Psychoanalytikerin Marianne Leuzinger-Bohleber hat in ihren sehr umfangreichen Publikationen zur Neuro-Psychoanalyse betont, dass die Hirnforschung letztlich – als sei es ein Geschenk an die Psychoanalyse – wichtige Grundlagen ihrer Theorie und Therapiekonzepte bestätigte. In den beiden letzten Jahrzehnten des 20. Jahrhunderts gab es eine zunehmende Psychoanalyse-Kritik. Dies zeigte sich sehr deutlich in den Medien und an den Universitäten. Dort verdrängte die Verhaltenstherapie zunehmend die Psychoanalyse. Diese Entwicklungstendenz zeigt sich besonders bei den Lehrstühlen für Klinische Psychologie. Waren viele dieser Positionen vor Jahrzehnten durch Psychoanalytiker besetzt, so ist es heute nur noch einer von 61 Lehrstühlen. Ein Rückgang der Psychoanalytiker zeigte sich auch bei den Lehrstühlen für Psychosomatik. Angesichts dieses zu befürchtenden Niedergangs war die Bewegung der Neuro-Psychoanalyse ein deutlicher Hoffnungsschimmer. Die Psychoanalyse wurde wieder mehr wissenschaftlich und gesellschaftlich akzeptiert und gewürdigt. Marianne Leuzinger-Bohleber, Gerhard Roth und Anna Buchheim gaben dieser Hoffnung Ausdruck, als sie im Einführungskapitel zu ihrem Sammelband *Psychoanalyse – Neurobiologie – Trauma* betonten, wie groß die positive Wirkung des Dialogs mit den Neurowissenschaften für die Psychoanalyse ist:

> »Der Austausch zwischen diesen beiden Disziplinen hat sich in den letzten Jahren so sehr intensiviert, dass im Freud-Jahr 2006 der Eindruck entstand, dieser Dialog bilde für die heutige Psychoanalyse das wichtigste Fenster zur Welt der aktuellen wissenschaftlichen Diskurse. Geht dadurch ein alter Traum von Sigmund Freud in Erfüllung?« (Leuzinger-Bohleber et al., 2008, S. 4).

Im Bereich der Evaluation von psychoanalytischen Interventionsstudien hat die Psychoanalyse einiges aufgeholt, nachdem sie nach Cord Benecke in der Psychotherapieforschung »die letzten 30 Jahre verschlafen hat« (Benecke & Jiménez, 2016). Dies bedauerte er in einem Interview im Jahr 2016 mit Fanny Jiménez in der Tageszeitung »Die Welt« unter dem Titel »Freud lebt« (ebd.). Die verspätete Implementierung von psychoanalytischen Wirksamkeitsstudien schadete erheblich der wissenschaftlichen Reputation der Psychoanalyse und verschaffte der Verhaltenstherapie an den Universitäten große Vorteile. Cord Benecke ist vermutlich der letzte Psychoanalytiker, der einen Lehrstuhl für Klinische Psychologie an einer deutschen Universität hat.

Die Neurobiologie hat dazu beigetragen, dass zwei ganz zentrale Bausteine der psychoanalytischen Theorie eine neue wissenschaftliche Fundierung bekommen haben – die Theorie des Unbewussten und die große Bedeutung der frühkindlichen Prägungen.

Die Epigenetik könnte ebenfalls psychoanalytische Theorien wissenschaftlich fundieren bezüglich des Traumas bei der transgenerationalen Weitergabe von Traumata, Angst und Gewalt. In der Psychotherapieforschung könnte die Epigenetik die Wirksamkeit oder die Verlaufserfolge von psychoanalytischen Behandlungen nachweisen. Bei anderen Therapieverfahren (Verhaltenstherapie) ist dies bereits gelungen (vgl. Kapitel 9). Für die Psychoanalyse ist dies noch Zukunftsmusik.

In den folgenden drei Abschnitten wird an drei grundlegenden Theorien der Psychoanalyse ausgeführt, wie Neurobiologie und Epigenetik diese Theorien bestätigen. Diese betreffen das Unbewusste, die frühkindliche Prägung und die transgenerationale Traumatransmission.

Theorie 1: Das Unbewusste existiert, die meisten Hirnvorgänge sind unbewusst

Die Psychoanalyse gilt als die Lehre vom Unbewussten. Für Freud war das Unbewusste einer der zentralsten Bausteine seiner Theorie. Verdrängte und unbewusste psychische Inhalte wirkten seiner Auffassung nach bei der Entstehung von psychischen Krankheiten. Die Bewusstmachung unbewusster Inhalt war für ihn ein wichtiger Schritt in der psychoanalytischen Behandlung.

Psychoanalyse-Kritiker haben wiederholt die Lehre vom Unbewussten infrage gestellt. Nun ist es sehr bedeutsam, dass gerade Hirnforscher aus ihrer Perspektive die Existenz des Unbewussten und eine weitere Differenzierung der Freud'schen Theorie bestätigten. Eric Kandel und Gerhard Roth betonten mehrmals, dass die Entdeckung des Unbewussten die bedeutsamste Erkenntnis von Freud gewesen sei und dass die moderne Hirnforschung seine Thesen zum Unbewussten bestätigt. Im Jahr 2009 wurde ein Film über den mittlerweile 80 Jahre alten Eric Kandel gedreht. Er trägt den Titel *Auf der Suche nach dem Gedächtnis*. Sein 2012 erschienenes und mehr als 700 Seiten umfassendes Buch *Das Zeitalter der Erkenntnis* widmet sich laut Untertitel der »Erforschung des Unbewussten« (Kandel, 2012). Die Lehre vom Unbewussten ist für Eric Kandel das Kernelement der Psychoanalyse.

Gerhard Roth und die Neurobiologin Nicole Strüber widmeten in ihrem Buch *Wie das Gehirn die Seele macht* dem Unbewussten ein ganzes Kapitel (Roth & Strüber, 2018). Die Hirnforschung stimme mit der Psychoanalyse darin überein, dass es verschiedene unbewusste Inhalte gibt:

- Wahrnehmungen, die unter der Bewusstseinsschwelle liegen, vom Gehirn zwar verarbeitet werden, aber nicht bewusst werden (subliminale Wahrnehmungen)
- Alle perzeptiven, kognitiven und emotionale Prozesse, die im Gehirn des Fötus, des Säuglings und des Kleinkindes vor Ausreifung eines erinnerungsfähigen Langzeitgedächtnisses ablaufen (»infantile Amnesie«)
- Aus dem Bewusstsein verdrängte Inhalte

(vgl. ebd., S. 233, S. 352).

In einem späteren Buchbeitrag bestätigt Gerhard Roth (2020, S. 24) die Freud'sche Unterscheidung von einem primären Unbewussten (nicht direkt bewusst erfahrbare Triebanteile) und das unbewusste Verdrängte (dynamisches oder sekundäres Unbewusstes). Die Übereinstimmung des Hirnforschers Gerhard Roth mit der Freud'schen Lehre vom Unbewussten ist offensichtlich.

Die Neuro-Psychoanalyse hat sich frühzeitig mit den Gemeinsamkeiten der Konzepte vom Unbewussten in Neurobiologie und Psychoanalyse auseinandergesetzt. Das Unbewusste war Schwerpunktthema des dritten Jahreskongresses der International Neuropsychoanalysis Society im Jahr 2003 in New York. Mark Solms – Begründer der Neuro-Psychoanalyse – führte eine ausführliche Standortbestimmung zum Unbewussten in Psychoanalyse und Neurobiologie durch (Leuzinger-Bohleber et al., 2016, S. 27–62). Im Psychosozial-Verlag erschien im Jahr 2019 der Sammelband *Der unbewusste Mensch. Zwischen Psychoanalyse und neurobiologischer*

Evidenz, der von Bernhard Haslinger und Bernhard Janta herausgegeben wurde. Otto Kernberg, Eric Kandel und Gerhard Roth lieferten Beiträge für dieses Buch. Dieser Dialog und Brückenschlag zeigt die deutliche Konvergenz der Psychoanalyse und der Neurobiologie in der Auffassung vom Unbewussten.

Theorie 2: Die frühe Kindheit prägt wesentlich die weitere psychische Entwicklung

Das große Interesse an der frühen Kindheit und die Annahme, dass diese sehr entscheidend für die weitere psychische Entwicklung ist, unterscheidet die Psychoanalyse von anderen Psychotherapie-Richtungen, insbesondere von der Verhaltenstherapie. Es gab mehrere Wellen, in denen zwischen den einzelnen Fachdisziplinen heftig darüber diskutiert wurde. Die Arbeiten der frühen Pioniere der Kindheits- und Entwicklungspsychologie wie Rene Spitz, John Bowlby und anderer Psychoanalytiker betonten immer mehr den großen Einfluss der frühen Kindheit z. B. durch Deprivation, Traumatisierung, Vernachlässigung oder Trennungen. Diese Theorie wurde immer mehr zum wissenschaftlichen Konsens. Dann kam die Gegenbewegung aus der Psychiatrie. Die einflussreiche Schweizer Psychiaterin Cecile Ernst von der Universität Zürich und der Psychoanalytiker Nikolaus von Luckner verfassten das Buch *Stellt die Frühkindheit die Weichen? Eine Kritik an der Lehre von der schicksalhaften Bedeutung erster Erlebnisse* (1985). Dieses Werk löste eine jahrelange kritische Auseinandersetzung aus, durch die diese psychoanalytische Grundannahme relativiert wurde.

Zu Beginn des 21. Jahrhunderts führten empirische Untersuchungen aus der Entwicklungspsychologie, der Bindungsforschung sowie genetische und neurobiologische Untersuchungen dazu, dass mit neuer wissenschaftlicher Basis und anderen Argumenten die frühere Grundannahme eine Renaissance erlebte: Die frühe Kindheit stellt doch die Weichen! – das war jetzt die neue Parole. Die im Kapitel 9 ausführlich dargestellten Ergebnisse der fetalen Programmierung und epigenetischer Mechanismen in der pränatalen und frühen postnatalen Phase belegen den großen Einfluss der ersten 1000 Tage (Schwangerschaft und erste zwei Lebensjahre).

Die Psychoanalyse hat diese neuen Erkenntnisse frühzeitig integriert. Im März 2008 fand in Frankfurt die neunte Joseph Sandler Research Conference statt. Dieser regelmäßig stattfindende Kongress ist die wichtigste

Forschungskonferenz der Internationalen Psychoanalytischen Vereinigung. Unter Leitung von Peter Fonagy (London) und Marianne Leuzinger-Bohleber (Frankfurt) fand diese Tagung mit dem Thema »Early development and its disturbances« statt. Im ersten Hauptvortrag sprach Peter Fonagy zum Thema *Bindung, Trauma und Psychoanalyse. Wo Psychoanalyse auf Neurowissenschaften trifft*. Er betonte, dass Traumata zu einem Verlust der Mentalisierungsfähigkeit führen, was in der weiteren Lebensentwicklung wiederum Retraumatisierungen begünstigt. Der erste Hauptteil des Kongresses widmete sich der psychoanalytischen Grundlagenforschung (Trauma, Bindung, Temperament), ein weiterer der Konzeptforschung. Die Kongress-Beiträge sind in deutscher Übersetzung erschienen (Leuzinger-Bohleber et al., 2009).

Am Sigmund-Freud-Institut Frankfurt wurden um diese Zeit mehrere Forschungsprojekte zur Frühprävention von Risikokindern (ADHS, Migranten-Kinder) durchgeführt. Die *Frankfurter Präventionsstudie* (Leuzinger-Bohleber et al., 2006) über ADHS-Kinder und das Projekt *First Steps* (Leuzinger-Bohleber & Lebiger-Vogel, 2016) über Kinder mit Migrationshintergrund belegen, dass Frühprävention dringend notwendig und erfolgreich ist. Marianne Leuzinger-Bohleber als die Direktorin des Sigmund-Freud-Instituts hat die Ergebnisse dieser jahrelangen Projektarbeit zu einem Buch zusammengefasst. Mit dem Buchtitel *Frühe Kindheit als Schicksal?* (Leuzinger-Bohleber, 2009) knüpft sie an die jahrzehntelange Kontroverse von Ernst und von Luckner (*Stellt die Frühkindheit die Weichen?*, 1985) an. Sie vertritt erneut die Gegenposition von Ernst und von Luckner (1985) und sieht sehr wohl diese Weichenstellung, die durch die neueren Ergebnisse der Trauma-, Bindungs- und Resilienzforschung aber auch die die neurobiologische und epigenetische Forschung zur frühkindlichen Prägung gestützt wird. Dieses »Schicksal« von früh geprägten Risikokindern sei aber nicht absolut festgelegt, sondern durch Frühprävention und Frühförderung modifizierbar. Und wegen der deutlich größeren Neuroplastizität in den ersten Lebensjahren gilt für Prävention und Frühforderung das Prinzip: je früher, desto besser. Die in Kapitel 9 mehrmals zitierte Entwicklungspsychologin und Neurobiologin Nicole Strüber hat in ihrem Buch *Risiko Kindheit* (2019) diese Zusammenhänge auf dem neuesten wissenschaftlichen Stand dargestellt. Leuzinger-Bohleber nennt in ihrem Buch die Frühprävention als »eine der dringendsten gesellschaftlichen Aufgaben heute« (Leuzinger-Bohleber & Lebiger-Vogel, 2016) und spricht von verpassten oder genutzten Chancen der Frühprävention.

Der Heidelberger Psychoanalytiker und Familienforscher Manfred Cierpka (1950–2017) hat sich bis zu seinem Krebstod intensiv mit der Frühprävention beschäftigt und mit seinen Mitarbeitern zahlreiche Projekte dazu durchgeführt. Er war der wissenschaftliche Impulsgeber für das Nationale Zentrum Frühe Hilfen und organisierte im Jahr 2015 an der Universität Heidelberg die Tagung mit dem Thema »Stellt die frühe Kindheit Weichen?«. Dass diese Formulierung immer wieder in wissenschaftlichen Publikationen aufgegriffen wird, zeigt wie tief der Stachel im Fleisch der Psychoanalyse sitzt, den Cecile Ernst und Nikolaus von Luckner im Jahr 1985 gesetzt haben. Die wichtigsten deutschen Vertreter zum Thema der frühen Prägung sprachen auf diesem Kongress. Eine Gruppe von Epigenetik-Forschern aus den Niederlanden stellte die zugrundeliegenden epigenetischen Mechanismen der frühen Kindheit dar. Der Tagungsband wurde von der Bundeszentrale für gesundheitliche Aufklärung herausgegeben (Nationales Zentrum Frühe Hilfen, 2015). Die Situationsanalyse (Prävalenz von frühem Stress und Traumatisierung), die wissenschaftlichen Grundlagen und die erforderlichen Konsequenzen (Frühprävention) sind weitgehend identisch mit den Positionen von Marianne Leuzinger-Bohleber und dem Sigmund-Freud-Institut Frankfurt oder Neurobiologen wie Gerhard Roth und Nicole Strüber.

Das große Präventionspotenzial, das in den Konzepten zur frühen Kindheit liegt, unterstreicht die große therapeutische, gesundheitspolitische und gesellschaftliche Relevanz. Insgesamt haben auch bei der Theorie 2 (»Die frühe Kindheit prägt wesentlich die weitere psychische Entwicklung«) die Neurobiologie und die Epigenetik eine psychoanalytische Kernthese eindrucksvoll bestätigt.

Theorie 3: Epigenetische Prozesse bestimmen die transgenerationale Weitergabe von Traumata, Angst und Gewalt

Der Begriff der Transgenerationalen Traumatransmission wurde – wie in Kapitel 7 ausführlich beschrieben – zuerst bei Holocaust-Opfern und ihren Nachkommen sowie bei Kindern und Enkelkindern von Kriegsversehrten, Vertriebenen und Kriegsgeflüchteten untersucht. Die Weitergabe von Traumafolgen wurde in zahlreichen Studien deskriptiv erfasst. Wie diese Weitergabe an die nächste Generation erfolgt sein könnte, blieb dabei eine noch unbeantwortete Frage. Die in Kapitel 9 dargestellten epigenetischen Mechanismen bezogen sich oft auf die transgenerationale Weitergabe, die sowohl in Tierversuchen als auch in Humanstudien nachgewiesen wurde. Jetzt erst konnte mit neuen wissenschaftlichen Methoden der Epigenetik nachgewiesen werden, was jahrelang als Weitergabe an Folge-Generationen beobachtet wurde.

Fazit

Die neueren Erkenntnisse der Neurobiologie und der Epigenetik haben durch biologische Grundlagenforschung einige zentrale Thesen der Psychoanalyse bestätigt. Viele Theorien von Sigmund Freud sind heute obsolet. In den drei oben ausgeführten Kernthesen seiner Psychoanalytischen Theorie hat er jedoch Recht behalten. Seine bereits 1895 formulierte Wunschvorstellung, psychische Vorgänge durch Neuroanatomie, Physiologie oder Biologie erklären zu können, ist in einigen Punkten Wirklichkeit geworden. Eine posthume Genugtuung für Freud und eine späte Würdigung seiner richtungsweisenden Erkenntnisse.

12 Ausblick

Mit dem grundlegenden Spannungsfeld von *Trauma und Resilienz* begann dieses Buch. Pioniere der psychoanalytischen Traumaforschung waren selbst durch den Holocaust traumatisierte Menschen, weil sie jüdischer Herkunft waren (z.B. Viktor Frankl, Hans Keilson, Boris Cyrulnik). Sie gaben das erlebte Leid und das durch die existenzielle Leiderfahrung erworbene Wissen an die Folgegenerationen weiter. Boris Cyrulnik ist der jüngste dieser in den Eingangskapiteln beschriebenen Pioniere und er ist der Einzige aus dieser Reihe, der noch am Leben ist. Er hat zusätzlich eine interessante wissenschaftliche Doppelexistenz: er ist psychoanalytischer Traumaforscher und gilt als einer der bedeutendsten und vielzitierten Resilienzforscher. Er lebt quasi diese beiden Pole von Trauma und Resilienz. Er vereinigt sie in seiner Person. Nach den Terroranschlägen von Paris im Jahr 2015 initiierte er mit anderen Forschern Projekte zur Traumaverarbeitung und Resilienz. Er war damals 78 Jahre alt.

Der Zusammenhang von *Trauma und Resilienz* zieht sich wie ein roter Faden durch dieses Buch und gab ihm auch den Titel. Dabei erscheint zuallererst die Resilienz als eine wirksame Gegenkraft zum Trauma. Die Grundfrage, die sich viele Traumaforscher stellen: Wer bleibt nach einem Trauma gesund und wer wird psychisch krank? Je nach Art und Schwere des Traumas werden etwa 20 bis 50 Prozent der traumatisierten Menschen krank. Ein sehr prägnantes und gut definiertes Krankheitsbild ist die Posttraumatische Belastungsstörung PTBS. Es gibt aber noch viele andere psychische Traumafolgestörungen und Traumata haben auch einen wichtigen Einfluss auf die Entstehung und den Verlauf von körperlichen Erkrankungen (z.B. Herz-Kreislauf-Erkrankungen, Autoimmunerkrankungen). Die somatische Wirkung der Traumata zeigt sich nicht nur im Gehirn, sondern in den drei wichtigsten Systemen des Organismus – das Nervensystem, das Hormonsystem und das Immunsystem. Die integrative Grundlagenwissenschaft dieser drei Systeme – die Psychoneuroimmunologie (PNI) – ist deshalb für die biologische Trauma- und Resilienzforschung von zentraler Bedeutung.

Im Zusammenhang von Trauma und Resilienz ist weitgehend Konsens, dass Menschen mit einer hohen Resilienz ein Trauma besser bewältigen können als nichtresiliente. Sie entwickeln oft keine PTBS oder andere Traumafolgestörungen. Wie entsteht Resilienz und welche Wirkfaktoren bestimmen diese Kraft? Die Resilienzfaktoren wurden im Kapitel 4 ausführlich beschrieben.

Eine weitere Forschungsrichtung zum Zusammenhang von Trauma und Resilienz ist das posttraumatische Wachstum. Es gibt Menschen, die durch ein Trauma wachsen und reifen. Sie kriegen einen »existenziellen Schub« zur Intensivierung ihres Lebens. Sie gehen gestärkt aus dem Trauma hervor. Sie sind wie »Phönix aus der Asche« oder sie sind »Löwenzahn-Menschen« mit einer erstaunlichen Robustheit und einer erst durch das Trauma erworbenen Resilienz. Der Löwenzahn ist die Pflanze, die als Symbol der Resilienz besonders beliebt und stark verbreitet ist. Deshalb wurde für das vorliegende Buch-Cover ein Löwenzahn-Motiv gewählt.

Das umfangreichste Kapitel in diesem Buch ist das über die Transgenerationale Traumatransmission. Diese Forschungsrichtung untersucht die Folgewirkungen von Traumata auf die nächsten Generationen. Sie wurde zuerst bei Kindern und Enkeln von KZ-Überlebenden, Holocaust-Opfern, Kriegstraumatisierten oder von Vertriebenen und Geflüchteten untersucht. Die Weitergabe von psychischen Belastungen zeigt sich nicht nur bei Traumata, sondern auch bei der Weitergabe von Gewalt, Suizidalität oder von Ehescheidungen. Bei Trauma und Gewalt zeigt sich oft eine Täter-Opfer-Beziehung. Im Langzeitverlauf gibt es prinzipiell zwei Verlaufstypen: Opfer bleiben Opfer und werden immer wieder zu Opfern (Reviktimisierung). Oder aus Opfern werden Täter (Opfer-Täter-Transition). Zu beiden Varianten werden aufschlussreiche Fallbeispiele beschrieben.

Die Transgenerationale Traumatransmission wurde wissenschaftlich wesentlich durch die Epigenetik erklärt. Die Psychoanalyse beschrieb ausführlich die Phänomene dieser Weitergabe bei Generationen von Holocaust-Betroffenen. Sie konnte aber nicht plausibel erklären, wie dies konkret geschieht. Die Epigenetik der letzten Jahrzehnte lieferte durch Tierversuche und Humanstudien die wissenschaftliche Erklärung. Sie beschrieb die epigenetischen Mechanismen, die die Transgenerationale Traumatransmission bewirken.

Die Neurobiologie und die Epigenetik haben schließlich durch biologische Grundlagenforschung wesentlich dazu beigetragen, zentrale Thesen der Psychoanalytischen Theorie zu bestätigen. Dies wird an der Existenz des Unbewussten, der Bedeutung der frühkindlichen Prägungen und bei der Transgenerationalen Traumatransmission aufgewiesen. Die wissenschaftliche Anerkennung in Nachbardisziplinen ist dadurch sicherlich gewachsen. Seit 20 Jahren versucht ebenfalls die Neuro-Psychoanalyse einen Brückenschlag zwischen Psychoanalyse und Neurowissenschaften.

Durch diese Entwicklungen hat die Psychoanalyse vieles hinzugewonnen. Neue Erkenntnisse, Bestätigung von Theorien, Integration von neuem Wissen in die psychoanalytische Behandlungstechnik. Es ist Aufgabe und Herausforderung zugleich für die junge Generation von Psychoanalytikern, diesen erfolgreichen und hoffnungsvollen Weg durch Kooperationen, interdisziplinären wissenschaftlichen Austausch mit Nachbardisziplinen und mutiges Brückenschlagen weiterzugehen.

Literatur

Altmeyer, M. (2003). Nach dem Terror, vor dem Kreuzzug. Spekulationen über das Böse und seine Quellen. In Th. Auchter, C. Büttner, U. Schultz-Venrath, H.-J. Wirth (Hrsg.), *Der 11. September. Psychoanalytische, psychosoziale und psychohistorische Analysen von Terror und Trauma* (S. 12–17). Gießen: Psychosozial.

Asselmann, E. (2022). *Woran wir wachsen. Welche Lebensereignisse unsere Persönlichkeit prägen und was uns wirklich weiterbringt.* München: Ariston Verlag.

Asselmann, E. & Specht, J. (2022). Personality growth after relationship losses: Changes of perceived control in the years around separation, divorce, and the death of a partner. *PLoS ONE, 17*(8). https://doi.org/10.1371/journal.pone.0268598

Auchter, T., Büttner, C., Schultz-Venrath, U. & Wirth, H.J. (Hrsg.) (2003). *Der 11. September. Psychoanalytische, psychosoziale und psychohistorische Analysen von Terror und Trauma.* Gießen: Psychosozial.

Bar-On, D. (1993). *Die Last des Schweigens. Gespräche mit Kindern von Nazi-Tätern*. Frankfurt: Campus.

Barel, E., Uzendoom van, M., Sagi-Schwartz, A., Bakermans-Kranenburg, M. (2010). Surviving the Holocaust: a meta-analysis of the long-term sequelae of a genocide. *Psychological Bulletin, 136*(5), 677–698.

Barwinski, R. (2016). *Resilienz in der Psychotherapie. Entwicklungsblockaden bei Trauma, Neurosen und frühen Störungen auflösen*. Stuttgart: Klett-Cotta.

Barwinski, R. (2021). *Steuerungsprozesse in der Psychodynamischen Traumatherapie.* Stuttgart: Klett-Cotta.

Batthyány, A. (2017). Wer ein Warum zu leben hat, erträgt fast jedes Wie. In: V.E. Frankl (Hrsg.), *Wer ein Warum zu leben hat. Lebenssinn und Resilienz* (S. 9–21). Weinheim-Basel: Beltz.

Batthyány, A., Biller, K.H. & Fizzotti, E. (Hrsg.) (2005). *Gesammelte Werke von Viktor E. Frankl* (14 Bände). Wien: Böhlau.

Beckh, K., Bröning, S., Walper, S. & Wendt E.-V. (2013). Liebesbeziehungen junger Erwachsener aus Scheidungsfamilien. Eine Beobachtungsstudie zur intergenerationalen Transmission des Scheidungsrisikos. *Zeitschrift für Familienforschung, 25*(3), 309–330.

Beer, K. & Weißflog, G. (2011). *Weiterleben nach politischer Haft in der DDR. Gesundheitliche und soziale Folgen*. Göttingen: Vandenhoeck & Ruprecht.

Behring, R. (2007). *Suizidalität und Trauma. Diagnostik und Intervention zur Vorbeugung suizidaler Erlebniszustände*. Heidelberg: Asanger.

Benecke, C., Jiménez, F. (2016). Freud lebt. Interview. *Die Welt*, 28. Februar.
Bengel, J. & Lyssenko, L. (2012). *Resilienz und psychologische Schutzfaktoren im Erwachsenenalter. Forschung und Praxis der Gesundheitsförderung. Band 43*. Köln: Bundeszentrale für gesundheitliche Aufklärung.
Benn, G. (1965). *Leben ist Brückenschlagen. Lyrik und Prosa, Briefe und Dokumente.* (Hrsg. von Max Niedermayer). München, Zürich: Droemer Knaur.
Bennefeld-Kersten, K. (2018). Ohne Schutzengel. Vergewaltigung im Gefängnis. *Die Zeit*, 28. November.
Berger, F. (2009). Intergenerationale Transmission von Scheidung – Vermittlungsprozesse und Scheidungsbarrieren. In H. Fend, F. Berger & U. Grob (Hrsg.), *Lebensverläufe, Lebensbewältigung, Lebensglück. Ergebnisse der Life-Studie* (S. 267–303). Wiesbaden: VS Verlag für Sozialwissenschaften.
Bergmann, M. S., Jucovy, M. E. & Kestenberg, J. (Hrsg.) (1995). *Kinder der Opfer. Kinder der Täter. Psychoanalyse und Holocaust*. Frankfurt am Main: Fischer.
Berndt, C. (2015). *Resilienz. Das Geheimnis der psychischen Widerstandskraft* (4. Auflage). München: dtv.
Bettelheim, B. (1982). *Erziehung zum Überleben. Zur Psychologie der Extremsituationen*. München: DVA.
Beutel, M. (1989). Was schützt Gesundheit? Zum Forschungsstand und der Bedeutung von personalen Ressourcen in der Bewältigung von Alltagsbelastungen und Lebensereignissen. *Psychotherapie Medizinische Psychologie 39*, 452–468.
Binder, E. (2020). Stress und Epigenetik. In T. U. Egle, C. Heim, B. Strauß & R. von Känel (Hrsg.), *Psychosomatik – neurobiologisch fundiert und evidenzbasiert. Ein Lehr- und Handbuch* (S. 139–146), Stuttgart: Kohlhammer.
BR (2015). Elisabeth Binder im Gespräch mit Prisca Straub. *alpha-Forum BR, ARD* (Skript der Sendung vom 7. Januar 2015). Abgerufen 21. Mai 2024. https://www.br.de/fernsehen/ard-alpha/sendungen/alpha-forum/elisabeth-binder-gespraech-100.html
Birch, A. (2019). *Anatomie eines Suizids*. Reinbek: Rowohlt Theater Verlag.
Bjerg, B. (2020). *Serpentinen. Roman.* Berlin: Claassen Verlag.
Blackburn, E. & Epel, E. (2019). *Die Entschlüsselung des Alterns. Der Telomer-Effekt*. München: Goldmann.
Blackburn, E. & Fröhlich, S. (2017). *»Wie wir altern, hängt von uns selbst ab.«* Interview. Berliner Morgenpost. 6. März.
Bockers, E. & Knaevelsrud, C. (2011). Reviktimisierung: Ein bio-psycho-soziales Vulnerabilitätsmodell. *Psychotherapie Psychosomatische Medizin, 61*, 389–397.
Bode, S. (2004). *Die vergessene Generation. Die Kriegskinder brechen ihr Schweigen*. Stuttgart: Klett-Cotta.
Bode, S. (2009). *Kriegsenkel. Die Erben der vergessenen Generation*. Stuttgart: Klett-Cotta.
Bohleber, W. (2000). Die Entwicklung der Traumatheorie in der Psychoanalyse. *Psyche, 54*, 797–839.
Böhm, M. (2014). *Psychische Belastung, Familienbeziehungen und Kommunikation über die politische Haft in Familien ehemaliger politisch Inhaftierter der DDR*. Dissertation. Universität Leipzig.
Bonanno, G. A. (2012). *Die andere Seite der Trauer. Verlustschmerz und Trauma aus eigener Kraft überwinden*. Bielefeld: Edition Sirius im Aisthesis Verlag.

Bonanno, G. A. (2021). *The End of Trauma: How the New Science of Resilience Is Changing How We Think About PTSD*. New York: Basic Books.

Bonanno, G. A., Galea, A., Bucciarelli, A. & Vlahov, D. (2007). What predicts psychological resilience after disaster? The role of demographics, resources, and life stress. *Journal of consulting and clinical psychology, 75*, 671–682.

Bonanno, G. A., Galea, S., Bucciarelli, A. & Vlahov, D. (2006). Psychological resilience after disaster: New York City in the aftermath of the September 11th terrorist attack. *Psychological Science, 17*, 181–186.

Borbe, A. (2010). *Die Zahl der Opfer des SED-Regimes*. Erfurt: Landeszentrale für politische Bildung Sachsen-Anhalt.

Boss, P. (1999). *Ambiguous loss*. New York: Harvard University Press.

Boss, P. (2022). *Verlust, Trauma und Resilienz. Die therapeutische Arbeit mit dem »uneindeutigen Verlust«* (2. Auflage). Stuttgart: Klett-Cotta.

Boyce, W. T. (2019). *Orchidee oder Löwenzahn? Warum Menschen so unterschiedlich sind und wie sich alle gut entwickeln können*. München: Droemer Knaur Verlag.

Buchheim, A., Cierpka, M., Kächele, H. & Roth, G. (2012). Neuropsychoanalyse. Das Hirn heilt mit. Moderne bildgebende Verfahren bestätigen die Wirksamkeit der Psychoanalyse. *Spektrum der Wissenschaft*, 11. Oktober.

Buchheim, A., Kächele, H., Cierpka, M., Münte, T. F., Kessler, H., Weswede, D., Taubner, S., Bruns, G. & Roth, G. (2008). Psychoanalyse und Neurowissenschaften. Neurobiologische Veränderungsprozesse bei psychoanalytischen Behandlungen von depressiven Patienten. *Nervenheilkunde, 2*, 441–445.

Buchheim, A., Viviani, R., Kessler, H., Kächele, H., Cierpka, M., Roth, G., George, C., Kernberg, O., Bruns, G. & Taubner, S. (2012). Changes in prefrontal-limbic function in major depression after 15 months of long-term psychotherapy. *PLoS ONE, 7*(3), https://doi.org/10.1371/journal.pone.0033745

Bundeskriminalamt (Hrsg.) (2022). *Partnerschaftsgewalt – Kriminalstatistische Auswertung – Berichtsjahr 2021*. Bericht vom 24. November 2022. Wiesbaden: Bundeskriminalamt.

Büttner, M., Tschöke, S. & Gleixner, J. (2021). Sexarbeit und psychische Gesundheit. Zwischen Selbstbestimmung, Traumafolgen und Reviktimisierung. *Trauma & Gewalt, 4*, 296–314.

Carmil, D., Breznitz, S. (1991). Personal trauma and world view – are extremely stressful experiences related to political attitudes, religious beliefs, and future orientation? *Journal of Traumatic Stress, 4*(3), 393–405.

Carmil, D., Carel, R. (1986). Emotional distress and satisfaction in life among Holocaust survivors: A community study of survivors and controls. *Psychological Medicine, 16*(1), 141–149.

Caspi, A., McClay, J. & Moffitt, T. E. (2002). Role of genotype in the cycle of violence in maltreated children. *Science, 297*, 851–854.

Caspi, A., Sugden, K. & Moffitt, T. E. (2003). Influence of life stress on depression: moderation by a polymorphism in the 5-HTT gene. *Science, 301*, 386–389.

Chmitorz, A., Kunzler, A., Lieb, K. & Tüscher, O. (2021). Interventionen zur Steigerung der Resilienz. Eine narrative Übersicht. *Nervenheilkunde, 40*, 236–241.

Colich, N. L., Rosen, M. L., Williams, E. S. & McLaughlin K. A. (2020). Biological Aging in Childhood and Adolescence Following Experiences of Threat and Deprivation:

A Systematic Review and Meta-Analysis. *Psychological Bulletin, 146*(9), 721–764. https://doi.org/10.1037/bul0000270

Csef, H. (1994). Neuere Entwicklungen in der psychoanalytischen Behandlungstechnik von Zwangsstörungen. *Praxis der klinischen Verhaltensmedizin und Rehabilitation, 7*, 70–76.

Csef, H. (1998). Psychodynamische Gruppentherapie der Zwangserkrankungen. In H. Ambühl (Hrsg.), *Psychotherapie der Zwangserkrankungen* (S. 115–126). Stuttgart, New York: Thieme.

Csef, H. (2000). Tötungsimpulse und aggressive Hemmung bei Zwangskranken. In H. Faller, H. Weiß (Hrsg.), *Angst, Zwang und Wahn. Pathologie, Genese und Therapie* (S. 74–80). Würzburg: Königshausen & Neumann.

Csef, H. (2004). Protektive und pathogene Faktoren in der Kindheit psychisch kranker Erwachsener. In G. Nissen (Hrsg.), *Psychische Störungen im Kindesalter und ihre Prognose* (S. 51–66). Stuttgart, New York: Schattauer.

Csef, H. (2005). Gruppentherapie bei Zwangsstörungen. In H. Ambühl (Hrsg.), *Psychotherapie der Zwangsstörungen* (2. Auflage, S. 155–167). Stuttgart, New York: Thieme.

Csef, H. (2007). Was hält unsere Kinder gesund? Protektive Faktoren als Schutz vor psychischen Störungen. *Päd – Praktische Pädiatrie, 13*(1), 53–56.

Csef, H. (2014). Späte Suizide von Holocaust-Überlebenden. Primo Levi, Jean Améry, Ehepaar Adorján. *Psychotherapie im Alter 11*(4), 553–563.

Csef, H. (2017). »Ich kann das Leben einfach nicht mehr ertragen« – Wege zum Suizid des Schriftstellers Klaus Mann. *Internationale Zeitschrift für Philosophie und Psychosomatik, 2*, 1–11.

Csef, H. (2018a). Thomas Mann und die Suizide seiner beiden Söhne Klaus und Michael. *Suizidprophylaxe, 45*, 137–141.

Csef, H. (2018b). Traumabewältigung als kreativer Prozess. Imre Kertész – ein Überlebenskünstler. *E-Journal Philosophie der Psychologie*, 1–6.

Csef, H. (2019). Der Suizid des Arztes und Psychoanalytikers Viktor Tausk. Ein Präzedenzfall in der Geschichte der Psychoanalyse. *Suizidprophylaxe 46*, 131–135.

Csef, H. (2020). Vom Trauma zum Suizid. *Suizidprophylaxe, 47*, 1–5.

Csef, H. (2021). »Requiem auf ein zerrissenes Leben«. Der Suizid der Philosophin Sarah Kofman. *Suizidprophylaxe 48*, 22–25.

Csef, H. (2022a). Die Resilienz der Gesellschaft in der Corona-Pandemie. *Soziologie Heute, 82*(4), 16–19.

Csef, H. (2022b). *Suizid im 21. Jahrhundert. Neue Phänomene einer existentiellen Herausforderung*. Regensburg: Roderer Verlag.

Csef, H. (2023). Tötungsdelikte durch Frauen – Kindstötungen und Intimizide. *Die Kriminalpolizei, 3*, 22–25.

Csef, H. (2024a). »Was mich nicht umbringt, macht mich stärker.« Friedrich Nietzsche als Vordenker der Resilienz. *Aufklärung und Kritik, 30*(4), 168–172.

Csef, H. (2024b). Mehrfachtäterinnen bei Neonatiziden. *Kriminalistik, 78*(3), 159–162.

Csef, H. (Hrsg.) (1998). *Sinnverlust und Sinnfindung in Gesundheit und Krankheit. Gedenkschrift zu Ehren von Dieter Wyss*. Würzburg: Königshausen & Neumann.

Csef, H. & Wyss, D. (1985). Die Bedeutung von Bindung und Trennung für die Entstehung von Krankheiten. *Der Nervenarzt, 56*, 245–251.

Cyrulnik, B. (2001). *Die Kraft, die im Unglück liegt. Von unserer Fähigkeit, am Leid zu wachsen*. München: Goldmann.

Cyrulnik, B. (2006). *Warum die Liebe Wunden heilt*. Weinheim: Beltz.

Cyrulnik, B. (2007). *Mit Leib und Seele. Wie wir Krisen bewältigen*. Hamburg: Hoffmann und Campe.

Cyrulnik, B. (2013). *Rette dich, das Leben ruft*. Berlin: Ullstein.

Debski, A. (2018). Psychologin Susanne Preusker: Ihr Trauma trieb sie in den Tod. *Leipziger Volkszeitung,* 10. Oktober.

Deutscher Bundestag (Hrsg.) (2016). *Transgenerationale Traumatisierung*. Berlin: Wissenschaftliche Dienste, Aktenzeichen WD1-3000-040/16, 17. Oktober.

Diefenbach, H. (2000). *Intergenerationale Scheidungstransmission in Deutschland. Die Suche nach dem »missing link« zwischen Ehescheidung in der Elterngeneration und Ehescheidung in der Kindergeneration*. Würzburg: Ergon.

Diekmann, H. (1987). *Determinanten des Heiratsalters und Scheidungsrisikos. Habilitationsschrift*. Universität München.

Dilling, H., Mombour, W. & Schmidt, M.H. (Hrsg.) (1991). Internationale Klassifikation psychischer Störungen. ICD-10 Kapitel V (F). *Klinisch-diagnostische Leitlinien*. Bern, Göttingen, Toronto: Hans Huber.

Drescher, A., Rüchel, U. & Schöne, J. (Hrsg.) (2018). *Bis ins vierte Glied. Transgenerationale Traumaweitergabe* (2. Auflage). Schwerin: Verlag Die Landesbeauftragte für Mecklenburg-Vorpommern für die Aufarbeitung der DDR-Diktatur.

Dudeck, M. Barnow, S., Spitzer, C., Stopsack, M., Gillner, M. & Freyberger, H.J. (2006). Die Bedeutung von Persönlichkeit und sexueller Traumatisierung für forensische Patienten mit einem Sexualdelikt. *Psychotherapie Psychosomatische Medizin, 56*, 147–153.

Dudeck, M., Drenkhahn, K., Spitzer, C., Barnow, S., Freyberger, H.-J. & Grabe, H.J. (2012). Gibt es eine Assoziation zwischen familiärem sexuellem Missbrauch und späteren Sexualstraftaten. Ergebnisse einer europaweiten Studie bei Langzeitgefangenen. *Psychiatrische Praxis 39*, 217–221.

Egle, U.T., Hardt, J., Nickel, R., Kappis, B. & Hoffmann, S.O. (2022). Früher Stress und Langzeitfolgen für die Gesundheit – Wissenschaftlicher Erkenntnisstand und Forschungsdesiderate. *Zeitschrift für Psychosomatische Medizin und Psychotherapie, 48*, 411–434.

Egle, U.T., Heim, C., Strauß, B. & von Känel, R. (Hrsg.) (2020). *Psychosomatik – neurobiologisch fundiert und evidenzbasiert. Ein Lehr- und Handbuch*. Stuttgart: Kohlhammer.

Ehlers, A., Maercker, A. & Boos, A. (2000). Predictors of chronic PTSD following political imprisonment: The role of mental defeat, alienation, and perceived permanent change. *Journal of Abnormal Psychology, 109*, 45–57.

Entringer, S. (2022). Frühe Stresserfahrungen und Programmierung von Gesundheit und Krankheit. In K.H. Brisch (Hrsg.), *Trauma und Bindung zwischen den Generationen* (S. 106–120), Stuttgart: Klett-Cotta.

Entringer, S., Buss, C. & Heim, C. (2016). Frühe Stresserfahrungen und Krankheitsvulnerabilität. *Bundesgesundheitsblatt, Gesundheitsforschung, Gesundheitsschutz, 59*(10), 1255–1261.

Entringer, S., Lazarides, C. & Epel, S.E. (2020). Stress, Depression und Telomerbiologie. In U.T. Egle, C. Heim, B. Strauß, R. von Känel (Hrsg.), *Psychosomatik – neurobiologisch fundiert und evidenzbasiert* (S. 147–153). Stuttgart: Kohlhammer.

Ernst, C. & von Luckner, N. (1985). Stellt die Fühkindheit die Weichen? Eine Kritik an der

Lehre von der schicksalhaften Bedeutung erster Erlebnisse. *Forum der Psychiatrie. Neue Folge 23*. Stuttgart: Ferdinand Enke.
Eustache, F., Peschanski, D. (2021). Le Programme 13. Novembre: le cheminement d'une recherche transdisciplinaire. *Medical Science (Paris), 37,* 963 – 965.
Eustache, F., Peschanski, D. (2022). Toward new memory sciences: The programme 13-Novembre. *Progress in Brain Research, 274,* 177–201.
Federn, E. (1999). *Versuch einer Psychologie des Terrors*. Gießen: Psychosozial.
Fegert, J. (2018). Missbrauch: »Staufen war nur die Spitze eines riesigen Eisberges.« Interview mit Max Sprick. *Süddeutsche Zeitung,* 11. Juni.
Fegert, J.M., Ziegenhain, U. & Goldbeck, L. (Hrsg.) (2013). *Traumatisierte Kinder und Jugendliche in Deutschland. Analysen und Empfehlungen zu Versorgung und Betreuung* (2. Auflage). Weinheim, Basel: Beltz Juventa.
Felitti, V.J. (2002). Belastungen in der Kindheit und Gesundheit im Erwachsenenalter: die Verwandlung von Gold in Blei. *Zeitschrift für Psychosomatische Medizin und Psychotherapie, 48,* 359–369.
Felitti, V.J., Anda, R.F., Nordenberg, D., Williamson, D.F., Spitz, A.M., Edwards, V., Kross, M.P. & Marks, J.S. (1998). Relationship of Childhood Abuse and Household Dysfunction to Many of the Leading Causes of Death in Adults. The Adverse Childhood Experiences (ACE) Study. *American Journal of Preventive Medicine, 14,* 245–258.
Fischer, C.J., Struwe, J. & Lembke, M.R. (2006). Langfristige Auswirkungen traumatischer Ereignisse auf somatische und psychische Beschwerden. Am Beispiel von Vertriebenen nach dem 2. Weltkrieg. *Der Nervenarzt, 77,* 58–63
Fischer, R. & Riedesser, P. (2009). *Lehrbuch der Psychotraumatologie* (4. Auflage). München, Basel: Ernst Reinhardt.
Fooken, I. (2013). Resilienz und posttraumatische Reifung. In A. Maercker (Hrsg.), *Posttraumatische Belastungsstörungen* (4. Auflage, S. 71–93). Wiesbaden: Springer.
Forbes, S. & Fikretoglu, D. (2018). Building Resilience: The Conceptual Basis and Research Evidence for Resilience Training Programs. *Review of General Psychology, 22*(4), 452–468.
Frank, A. (2018). »Ich bin beschmutzt. Es klebt an mir«. Vergewaltigungsdrama in der ARD. *Spiegel,* 28. November.
Frankl, V.E. (1946). *…trotzdem Ja zum Leben sagen. Ein Psychologe erlebt das Konzentrationslager*. Wien: Deuticke.
Freud, S. (1924). Der Untergang des Ödipuskomplexes. In *Studienausgabe* (Band V), Frankfurt am Main: Fischer.
Freyberger, H.J. & Freyberger, H. (2007). Zur Geschichte der Begutachtungspraxis bei Holocaust-Überlebenden. *Trauma & Gewalt, 1,* 286–292.
Freyberger, H.J., Maercker, A., Spitzer, C. (2021). Traumatische Folgen der DDR-Diktatur. In G.H. Seidler, H.J. Freyberger, H. Glaesmer, S.B. Gahleitner (Hrsg.), *Handbuch der Psychotraumatologie* (4. Auflage, S. 686-699). Stuttgart: Klett-Cotta.
Frommer, J. (2021). *Pressemitteilung zum Forschungsprojekt »Gesundheitliche Langzeitfolgen von DDR-Unrecht«.* Magdeburg: Universitätsmedizin, 1. Juli.
Gaubert, C. (2018). Interviews. Attentats du 13. Novembre 2015: Comment in traumatisme deviant collectif. *Science et Avenir,* 28. Septembre.
Gilan, D., Helmreich, I. & Hahad, O. (2021). *Resilienz – die Kunst der Widerstandskraft. Was die Wissenschaft dazu sagt*. Freiburg, Basel, Wien: Herder.
Glaesmer, H., Reichmann-Radulescu, A., Brähler, E., Kuwert, P. & Muhtz, C. (2011). Trans-

generationale Übertragung traumatischer Erfahrungen. Wissensstand und theoretischer Rahmen und deren Bedeutung für die Erforschung transgenerationaler Folgen des Zweiten Weltkrieges in Deutschland. *Trauma & Gewalt 5*(4), 330–343.

Gründler, B. (2019). *Von seelischer Selbstvergiftung und Hasskonserven. Das Ressentiment im Sprachspiel der Psychiatrie*. Darmstadt: Wissenschaftliche Buchgesellschaft, wbg Academic.

Haas, M. (2015). *Stark wie ein Phönix. Wie wir unsere Resilienzkräfte entwickeln und in Krisen über uns hinauswachsen*. München: O.W. Barth.

Hamburger Schauspielhaus (Hrsg.) (2019). *Programmheft zu Alice Birch, Anatomie eines Suizids*. Hamburg: Schauspielhaus, Eigenverlag.

Haslinger, B. & Janta, B. (Hrsg.) (2019). *Der unbewusste Mensch. Zwischen Psychoanalyse und neurobiologischer Evidenz*. Gießen: Psychosozial.

Häuser, W., Schmutzer, G., Brähler, E. & Glaesmer, H. (2011). Misshandlungen in Kindheit und Jugend. Ergebnisse einer Umfrage in einer repräsentativen Stichprobe der deutschen Bevölkerung. *Deutsches Ärzteblatt PP, 108*(17), 287–294.

Heckman, J. (2006). *Skill formation and the economics of investing in disadvantaged children. Science, 312*, 1900–1902.

Heekerens, H.-P. (1987). Das erhöhte Risiko der Ehescheidung. Zur Intergenerationalen Scheidungs-Tradierung. *Zeitschrift für Soziologie, 16*, 190–203.

Heim, C., Dammering, F. & Entringer S. (2020). Frühe Programmierung von Gesundheit und Krankheit. In U.T. Egle, C. Heim, B. Strauß, R. von Känel (Hrsg.), *Psychosomatik – neurobiologisch fundiert und evidenzbasiert. Ein Lehr- und Handbuch* (S. 185–192). Stuttgart: Kohlhammer.

Hertreiter L. (2018). Ein verwundetes Wesen, elendig entmenschlicht. Das Drama »Sieben Stunden« mit Bibiana Beglau erzählt von einer entsetzlichen Tat hinter Gefängnismauern – bleischwer und verstörend. *Süddeutsche Zeitung*, 7. September.

Herzog, P., Kaiser, T. & de Jongh, A. (2023). Wie Mythen der traumafokussierten Psychotherapie eine adäquate Versorgung erschweren. Ein Plädoyer zur Implementierung evidenzbasierter Verfahren in Deutschland. *Psychotherapeuten Journal*, Heft 1, 30–35.

Heuft, G. (1999). Die Bedeutung der Trauma-Reaktivierung im Alter. *Zeitschrift für Gerontologie und Geriatrie, 32*, 225–230.

Heuft, G. (2004). Traumatisierung im Lebenslauf und Trauma-Reaktivierung im Alter. *Psychotherapie im Alter, 1*(3), 23–35.

Hirsch, M. (2011). *Trauma*. Gießen: Psychosozial.

Holsboer, F. (2009). *Biologie für die Seele. Mein Weg zur personalisierten Medizin*. München: dtv.

Jiménez, F. (2016). Freud lebt! *Die Welt*, 28. Februar.

Joseph, S. (2015). *Was uns nicht umbringt. Wie es Menschen gelingt, aus Schicksalsschlägen und traumatischen Erfahrungen gestärkt hervorzugehen*. Berlin, Heidelberg: Springer Spektrum.

Juelich, D. (Hrsg.) (1997). *Geschichte als Trauma. Festschrift für Hans Keilson zu seinem 80. Geburtstag*. Gießen: Psychosozial.

Kalisch, R. (2020). *Der resiliente Mensch. Wie wir Krisen erleben und bewältigen. Neueste Ergebnisse aus Hirnforschung und Psychologie*. München: Piper.

Kandel, E. (2012). *Das Zeitalter der Erkenntnis. Zur Erforschung des Unbewussten in Kunst, Geist und Gehirn von der Wiener Moderne bis heute*. München: Siedler.

Kandel, E. R. (1999). Biology and the future of psychoanalysis: A new intellectual framework for psychiatry revisited. *American Journal of Psychiatry, 156*(4), 505–524.

Kaufhold, R. (2008). »Das Leben geht weiter«. Hans Keilson, ein jüdischer Psychoanalytiker, Schriftsteller, Pädagoge und Musiker. *Zeitschrift für Psychoanalytische Theorie und Praxis, 23*, 142–167.

Keilson, H. (1933). *Das Leben geht weiter*. Roman. Berlin: Fischer.

Keilson, H. (1979). *Sequentielle Traumatisierung bei Kindern. Deskriptiv-klinische und quantifizierend-statistische follow-up Untersuchung zum Schicksal der jüdischen Kriegswaisen in den Niederlanden*. Stuttgart: Ferdinand Enke.

Keilson, H. (1984). Wohin die Sprache nicht reicht. *Psyche, 38*, 915–926.

Keilson, H. (1995). Die fragmentierte Psychotherapie eines aus Bergen-Belsen zurückgekehrten Jungen. *Psyche, 49*, 69–84.

Kellermann, N. P. F. (1999). Diagnosis of Holocaust survivors and their children. *Israel Journal of Psychiatry, 36*(1), 55–69.

Kellermann, N. P. F. (2001). Transmission of Holocaust trauma. An integrative view. *Psychiatry, 64*(3), 256–267.

Kellermann, N. P. F. (2011). Geerbtes Trauma: Die Konzeptualisierung der transgenerationalen Weitergabe von Traumata. *Tel Aviver Jahrbuch für deutsche Geschichte, 39*, 137-160.

Kernberg, O. F. (2022). Some implications of new developments in neurobiology for psychoanalytic object relation theory. *Neuropsychoanalysis, 24*.

Kertész, I. (1996). *Roman eines Schicksallosen*. Berlin: Rowohlt.

Kessler, H., Taubner, S., Buchheim, A., Münte, T. F., Stasch, M., Kächele, H., Roth, G., Heinecke, A., Erhard, P., Cierpka, M. & Wiswede, D. (2011). Individualized and Clinically Derived Stimuli Activate Limbic Structures in Depression: An fMRI Study. *PLoS ONE, 6*(1), https://doi.org/10.1371/journal.pone.0015712

Kestenberg, J. (1974). Kinder von Überlebenden der Naziverfolgungen. Psychoanalytische Beiträge. *Psyche, 28*, 249–263.

Klinitzke, G., Böhm, M., Brühler, E. & Weißflog, G. (2012). Ängstlichkeit, Depressivität, Somatisierung und Posttraumatische Belastungssymptome bei den Nachkommen ehemals politisch inhaftierter Personen in Ostdeutschland (1945–1989). *Psychotherapie, Psychosomatik, Medizinische Psychologie, 21*(1), 18–24.

Kogan, I. (2009). *Der stumme Schrei der Kinder. Die zweite Generation der Holocaust-Opfer.* (2. Auflage). Gießen: Psychosozial.

Kolk van der, B. (2023). *Das Trauma in dir. Wie der Körper den Schrecken festhält und wie wir heilen können*. Berlin: Ullstein.

Kolk, van der, B. (2009). Entwicklungstrauma-Störung: Auf dem Weg zu einer sinnvollen Diagnostike für chronisch traumatisierte Kinder. *Praxis der Kinderpsychologie Kinderpsychiatrie, 58*, 572–586.

Koukkou, M., Leuzinger-Bohleber, M. & Mertens, W. (Hrsg.) (1998). *Erinnerung von Wirklichkeiten. Psychoanalyse und Neurowissenschaften im Dialog. Band 1: Bestandsaufnahme*. Stuttgart: Verlag Internationale Psychoanalyse.

Krammer, S., Maercker, A., Grosse Holtforth, M., Gamma, A. & Liebrenz, M. (2019). Die posttraumatische Belastungsstörung (PTBS) nach dem ICD-11 Kriterienvorschlag bei inhaftierten Männern. Fortschritte der Neurologie, *Psychiatrie, 87*(2), 111–120.

Landeskriminalamt Nordrhein-Westfalen (Hrsg.) (2020). *Sicherheit und Gewalt in Nordrhein-Westfalen*. Forschungsbericht. Kriminalistisch-Kriminologische Forschungsstelle. 28. Oktober.

Langer, L. (2021). *Ist einmal Opfer-Sein nicht genug? – Eine differenzierte Untersuchung des Reviktimisierungsphänomens*. Dissertation. Universität Bielefeld.

Langer, L. & Neuner, F. (2022). Revictimization and the Specificity Hypothesis – Do Different Subtypes of Interpersonal Violence Predict each other? *Journal of Womens Health and Development, 5*, 57–68.

Lesch, K.-P., Bengel, D., Heils, A., Sabol, Z., Greenberg, B.D., Petri, S., Müller, C.R., Hamer, D.H. & Murphy, D.L. (1996). Association of anxiety-related traits with a polymorphism in the serotonin transporter gene regulatory region. *Science, 274*, 1527–1532.

Leuzinger-Bohleber, M. (2009). *Frühe Kindheit als Schicksal? Trauma, Embodiment, Soziale Desintegration. Psychoanalytische Perspektiven. Mit kinderanalytischen Fallberichten von Angelika Wolff und Rose Ahlheim*. Stuttgart: Kohlhammer.

Leuzinger-Bohleber, M. & Schmied-Kowarzik, W. (Hrsg.) (2001). *»Gedenk und vergiss – im Abschaum der Geschichte…« Keilson. Trauma und Erinnern. Hans Keilson zu Ehren*. Tübingen: Edition Diskord.

Leuzinger-Bohleber, M. Brandl, Y., Hüther, G. (Hrsg.) (2006). ADHS – Frühprävention statt Medikalisierung. Theorie, Forschung, Kontroversen. *Schriften des Sigmund-Freud-Instituts. Reihe 2: Psychoanalyse im interdisziplinären Dialog,* Band 4. Göttingen: Vandenhoeck & Ruprecht.

Leuzinger-Bohleber, M., Arnold, S. & Solms, M. (Hrsg.) (2016). *Das Unbewußte. Eine Brücke zwischen Psychoanalyse und Neurowissenschaften*. Göttingen: Vandenhoeck & Ruprecht.

Leuzinger-Bohleber, M., Böker, H., Fischmann, T., Northoff, G. & Solms, M. (Hrsg.) (2015). *Psychoanalyse und Neurowissenschaften. Chancen – Grenzen – Kontroversen*. Stuttgart: Kohlhammer.

Leuzinger-Bohleber, M., Canestri, J. & Target, M. (Hrsg.) (2009). *Frühe Entwicklung und ihre Störungen. Klinische, konzeptuelle und empirische psychoanalytische Forschung. Kontroversen zu Frühprävention, Resilienz und ADHS*. Frankfurt am Main: Brandes & Apsel.

Leuzinger-Bohleber, M., Lebiger-Vogel, J. (Hrsg.) (2016). *Migration, frühe Elternschaft und die Weitergabe von Traumatisierungen. Das Integrationsprojekt »Erste Schritte«*. Stuttgart: Klett-Cotta.

Leuzinger-Bohleber, M., Mertens, W. & Koukkou, M. (Hrsg.) (1998). *Erinnerung von Wirklichkeiten. Psychoanalyse und Neurowissenschaften im Dialog. Band 2: Folgerungen für die psychoanalytische Praxis*. Stuttgart: Verlag Internationale Psychoanalyse.

Leuzinger-Bohleber, M., Roth, G. & Buchheim, A. (Hrsg.) (2008). *Psychoanalyse – Neurobiologie – Trauma*. Stuttgart: Schattauer.

Lev-Wiesel, R, Amir, M. (2003). Posttraumatic Growth among Holocaust child survivors. Journal of Loss and Trauma. *International Perspectives of Stress & Coping, 8*, 229–237.

Lindert, J. Schick, A., Reif, A., Kalisch, R. & Tüscher, O. (2018). Verläufe von Resilienz – Beispiele aus Längsschnittstudien. *Der Nervenarzt, 89*, 759–765.

Lux, U. & Walper, S. (2016). Partnerschaftsbeziehungen nach einer Trennung. Vor und Nachteile gegenüber ersten Liebesbeziehungen. *Psychotherapeut, 61*, 22–28.

Maercker, A & Schützwohl, M. (1997). Long-term effects of political imprisonment: A group comparison study. *Social Psychiatry and Psychiatric Epidemiology, 32*, 434–442.

Maercker, A. (1995). Psychische Folgen politischer Inhaftierung in der DDR. *Das Parlament. Aus Politik und Zeitgeschichte, 38*(95), 30–38.

Maercker, A. (1998). *Posttraumatische Belastungsstörungen. Psychologie der Extrembelastungsfolgen bei Opfern politischer Gewalt*. Lengerich: Pabst.

Maercker, A., Fehm, L. & Raschka, J. (2000). Psychische Folgestörungen nach politischer Haft in der DDR: Verhaftungsgeschehen, Lebensgefahr und Mißhandlungen als Risikofaktoren chronischer Beschwerden. *Zeitschrift für Klinische Psychologie, Psychiatrie und Psychotherapie, 48*, 182–184.

Maercker, A., Forstmeier, S., Wagner, B., Glaesmer, H. & Brähler, E. (2008). Posttraumatische Belastungsstörungen in Deutschland. Ergebnisse einer gesamtdeutschen epidemiologischen Untersuchung. *Der Nervenarzt, 79*, 577–586.

Maercker, A., Gäbler, I. & Schützwohl, M. (2013). Verläufe von Traumafolgen bei ehemaligen politisch Inhaftierten der DDR. Ein 15-Jahres-Follow-up. *Der Nervenarzt, 84*(1), 72–78.

Mangelsdorf, J. (2017). *Does growth require suffering. Positive personality changes following major life events with high emotional valence*. Dissertation. Freie Universität Berlin.

Mangelsdorf, J. (2020). Posttraumatisches Wachstum. *Zeitschrift für Psychodrama und Soziometrie, 19*, 21–33.

Mangelsdorf, J., Eid, M. & Luhmann, M. (2019). Does growth require suffering? A systematic review and meta-analysis of genuine posttraumatic and postecstatic growth. *Psychological Bulletin, 145*(3), 302–338. https://doi.org/10.1037/bul0000173

Mann, F. & Michaelsen, S. (2008). Bei Thomas Mann war sein Enkel froh. Interview Frido Mann/Sven Michaelsen. *Die Welt*, 27. April.

Mansuy, I.M. & Zollner, S. (2021). Forscherin über Epigenetik: »Unser Umfeld ist entscheidend.« Interview. *TAZ Am Wochenende*. 25. Januar.

Mansuy, I.M., Gurret, J.M. & Lefief-Delcourt, A. (2020). *Wir können unsere Gene steuern! Die Chancen der Epigenetik für ein gesundes und glückliches Leben*. München: Berlin Verlag.

Marquardt, A. & Lemke, J. (2007). *Härte. Mein Weg aus dem Teufelskreis der Gewalt*. Berlin: Ullstein Taschenbuch.

Mary, A., Dayan, J., Leone, G., Postel, C. et al (2020). Resilience after trauma: The role of memory suppression. *Science, 367*, https://doi.org.10.1126/science.aay8477

Mitgutsch, A. (1985). *Die Züchtigung*. Roman. Berlin: Claassen.

Möhler, E. (2020). *Transmission von Trauma. Zur Psychodynamik und Neurobiologie dysfunktionaler Eltern-Kind-Beziehungen*. Göttingen: Vandenhoeck & Ruprecht.

Moré, A. (2013). Die unbewusste Weitergabe von Traumata und Schuldverstrickungen an nachfolgende Generationen. *Journal für Psychologie, 21*, 1–34.

Mueller, C.W. & Pope, H. (1977). Marital instability: A study of its transmission between generations. *Journal of Marriage and the Family, 39*, 83–93.

Müller, D. (2018). Hure. Ärztin. Mörderin? *Die Zeit*, 25. April.

Nationales Zentrum Frühe Hilfen (Hrsg.) (2015). *»Stellt die frühe Kindheit Weichen?«. Tagungsbegleiter*. Köln: Bundeszentrale für gesundheitliche Aufklärung.

Nemeroff, C.B., Heim, C.M, Thase, Klein, D.N., Rush, A.J., Schatzberg, A.F., Ninan, P.T.,

McCullough, J.P., Weiss, P.M., Dunner, D.L., Rothbaum B.O., Kornstein, S., Keitner, G. & Keller, M.B. (2003). Differential responses to psychotherapy versus pharmacotherapy in patients with chronic forms of major depression and childhood trauma. *Proceedings of the National Academy of Sciences, 100*(24), 14293–14296.

Niederland, W.G. (1965). Psychische Spätschäden nach politischer Verfolgung. *Psyche, 18*, 888–895.

Niederland, W.G. (1980). *Folgen der Verfolgung. Das Überlebenden-Syndrom, Seelenmord.* Frankfurt am Main: Suhrkamp.

Obradovic, J., Bush, N.R., Stamperdahl, J. & Boyce, W.T. (2010). Biological sensitivity to context. The interactive effects of stress reactivity and family adversity on socioemotional behavior and school readiness. *Child development, 81*, 270–289.

Opp, G., Fingerle, M. & Suess G.J. (Hrsg.) (2020). *Was Kinder stärkt: Erziehung zwischen Risiko und Resilienz* (4. Auflage). München, Basel: Ernst Reinhardt.

Padberg, T. (2022). Inflation des Traumabegriffs. Verloren in der Rückschau. *Deutschlandfunk Kultur*, 20. Oktober.

Pope, H. & Mueller, C.W. (1976). The intergenerational transmission of marital instability: Comparisons by race and sex. *Journal of Social Issues, 32*, 49–66.

Preusker, S. (2011). *Lasst sie niemals frei!* Focus, 16. Mai.

Radebold, H. (2007). Zeitgeschichtliche Erfahrungen und ihre Folgen – notwendige weitere Perspektive bei der Psychotherapie Älterer! *Psychotherapie im Alter, 4*(2), 75–87.

Radebold, H. (Hrsg.) (2012). *Kindheiten im Zweiten Weltkrieg und ihre Folgen* (3. Auflage). Gießen: Psychosozial.

Radebold, H., Bohleber, W. & Zinnecker, J. (Hrsg.) (2008) *Transgenerationale Weitergabe kriegsbelasteter Kindheiten*. Weinheim: Beltz.

Radisch, I. (2012). Roman eines Schicksallosen. Imre Kertész erzählt über Auschwitz – tonlos, geheimnisvoll, ohne Empörung. *Die Zeit*, 2. August.

Rauwald, M. (Hrsg.) (2020). *Vererbte Wunden. Transgenerationale Weitergabe traumatischer Erfahrungen* (2. Auflage). Weinheim, Basel: Beltz.

Regnier, A. (2003). *Du auf deinem höchsten Dach. Tilly Wedekind und ihre Töchter. Eine Familienbiografie* (2. Auflage). München: Albrecht Knaus.

Rensing, L, Koch, M., Ruppe, B. & Rippe, V. (2006). *Mensch im Stress. Psyche, Körper, Moleküle*. München: Elsevier Spektrum Akademischer Verlag.

Roth, G. (2007). *Persönlichkeit, Entscheidung und Verhalten. Warum es so schwierig ist, sich und andere zu ändern*. Stuttgart: Klett-Cotta.

Roth, G. (2016). Vulnerabilität und Resilienz sind neurobiologisch verankert. *Deutsches Ärzteblatt PP, 10*, 453–454.

Roth, G. & Strüber, N. (2018. *Wie das Gehirn die Seele macht*. Stuttgart: Klett-Cotta.

Rudolf, G. (2012). Opferüberzeugungen. Die »neuen Störungsbilder«. Faszination und Schwierigkeiten. *Forum der Psychoanalyse, 28*, 359–372.

Ruppert, F. (2018). *Wer bin ich in einer traumatisierten Gesellschaft? Wie Täter-Opfer-Dynamiken unser Leben bestimmen und wie wir uns daraus befreien*. Stuttgart: Klett-Cotta.

Schäfer, I., Gast, U., Hofmann, A., Knaevelsrud, C., Lampe, A., Liebermann, Lotzin, A., Maercker, A., Rosner, R. & Wöller, W. (2019). *S3-Leitlinie Posttraumatische Belastungsstörung*. Heidelberg, Berlin: Springer.

Schenz, V. (2018). Wahrer Fall mit Spätfolgen. „Sieben Stunden" ist ein exzellentes Gewalt- und Gerichtsdrama. Neue Zürcher Zeitung, 7. September.

Schiele, M. A., Gottschalk, M. G. & Domschke, K. (2020). The applied implications of epigenetics in anxiety, affective and stress-related disorders – A review and synthesis on psychosocial stress, psychotherapy and prevention. *Clinical Psychology Review, 77*, https://doi.org/10.1016/cpr.2020.101830

Schulz, S. (2009). Intergenerationale Scheidungstransmission und Aufwachsen in Stieffamilien. Gibt es den Transmissionseffekt auch bei Stiefkindern? *Zeitschrift für Familienforschung, 21*, 5–29.

Schulz, S. (2023). Die intergenerationale Transmission von Scheidung im zeitlichen Wandel. Eine Meta-Analyse mit gepoolten Originaldaten. *Zeitschrift für Soziologie, 52*(3), 282–301. https://doi.org/10.1515/zfsoz-2023-2023

Schumann, C. (1997). Der Ghetto-Swinger. München: dtv.

Seidler, G. H., Freyberger, H. J., Glaesmer, H. & Gahleitner, S. B. (Hrsg.) (2021). *Handbuch Psychotraumatologie* (4. Auflage). Stuttgart: Klett-Cotta.

Seligman, M. (2012). *Flourish – Wie Menschen aufblühen. Die Positive Psychologie des gelingenden Lebens*. München: Kösel.

Shakespeare, W. (2015). Macbeth. München: dtv.

Sonnenmoser, M. (2018). Resilienz. Ein Konzept im Wandel. Deutsches *Ärzteblatt PP, 11*, 504–506.

Specht, J. (2018). *Charakterfrage: Wer wir sind und wie wir uns verändern*. Reinbek: Rowohlt.

Specht, J., Egloff, B. & Schmukle, S. C. (2011). Stability and change of personality across the life course: The impact of age and major life events on mean-level and rank-order stability of the Big Five. *Journal of Personality and Social Psychology, 101*, 862–882.

Sperling, E. (1980), Suizid und Familie. *Gruppentherapie Gruppendynamik, 16*, 24–34.

Spork, P. (2011). *Der zweite Code. Epigenetik oder: wie wir unser Erbgut steuern können*. Reinbek bei Hamburg: Rowohlt Taschenbuch.

Spork, P. (2017). *Gesundheit ist kein Zufall. Wie das Leben unsere Gene prägt. Die neuesten Erkenntnisse der Epigenetik*. München: DVA.

Stambolis, B. & Lamparter, U. (Hrsg.) (2021). *Folgen sequenzieller Traumatisierung. Zeitgeschichtliche und psychotherapeutische Reflexionen zum Werk von Hans Keilson*. Gießen: Psychosozial.

Stein von der, B. (2006). Transgenerationale Traumatisierung. Spätfolgen bei Kindern von Flüchtlingen aus den ehemaligen deutschen Ostgebieten. Erinnerungsarbeit notwendig. *Deutsches Ärzteblatt PP, 5*, 224–225.

Straßmair, S. (2013). *Traumareaktivierung und Posttraumatische Belastungsstörung im Alter*. Diplomarbeit. Universität Wien.

Strüber, N. (2019). *Risiko Kindheit. Die Entwicklung des Gehirns verstehen und Resilienz fördern*. Stuttgart: Klett-Cotta.

Tagay, S., Gunzelmann, T. & Brähler, E. (2009). Posttraumatische Belastungsstörungen alter Menschen. *Psychotherapie, 14*(2), 334–342.

Taubner, S., Buchheim, A., Rudyk, R., Kächele, H. & Bruns, G. (2012). How Does Neurobiological Research Influence Psychoanalytic Treatments? Clinical Observations and Reflections from a Study on the Interface of Clinical Psychoanalysis and Neuroscience. *American Journal of Psychoanalysis, 72*(3), 269–286.

Tedeschi, R.G. & Calhoun, L.G. (1995). *Trauma and transformation: Growing in the aftermath of suffering.* Newbury Park: Sage Publications.

Trobisch-Lütge, S. & Bomberg, K.-H. (Hrsg.) (2015). *Verborgene Wunden. Spätfolgen politischer Traumatisierung in der DDR und ihre transgenerationale Weitergabe.* Gießen: Psychosozial.

Verner, G.H. (2022). *Mütterliche Resilienz in der Schwangerschaft und fetale Programmierung von Tumorbiologie.* Medizinische Dissertation. Charité Universitätsmedizin Berlin.

Verner, G.H., Epel, E., Lahte-Pulkkinen, M., Kajantie, E., Buss, C., Lin, J., Blackburn, E., Räikkönen, K., Wadhwa, P.D. & Entringer, S. (2021). Maternal psychological resilience during pregnancy and newborn telomere length: A prospective study. *American Journal of Psychiatry, 178*(2), 183–192.

Weißflog, G., Böhm, M., Klinitzke, G. & Brähler, E. (2010). Erhöhte Ängstlichkeit und Depressivität als Spätfolgen bei Menschen nach politischer Inhaftierung in der DDR. *Psychiatrische Praxis, 37*(6), 297–299.

Weißflog, G., Klinitzke, G. & Böhm, M. (2014). Politische Haft in der ehemaligen DDR und ihre gesundheitlichen Folgen. *Psychoanalyse im Widerspruch, 26*(52), 43–62.

Werner, E. & Smith, R.S. (1982). *Vulnerable but Invincible. A longitudinal study of resilient children and youth.* New York: Hill McGraw.

Westermann, E. (2023). Sklavin, Nutztier, Hure: Salzgitteranerin missbrauchte 24-Jährige. *Salzgitter Zeitung,* 5. April.

Westermann, E. & Schiebold, K. (2022). »Tatort Niedersachsen«: Sklavin, Hure, Nutztier. *Braunschweiger Zeitung*, 30. Dezember.

Witt, A., Sachser, C., Plener, P.L., Brähler, E. & Fegert, J.M. (2019). Prävalenz und Folgen belastender Kindheitserlebnisse in der deutschen Bevölkerung. *Deutsches Ärzteblatt PP, 10*, 464–471.

Wöller, W. & Kruse, J. (2000). Die Reviktimisierungstendenz bei Opfern körperlichen und sexuellen Mißbrauchs. Konvergenz von Trauma-Theorie, Bindungstheorie und Objektbeziehungspsychologie. In A.-M. Schlösser & K. Höhfeld (Hrsg.), *Trauma und Konflikt* (S. 151–161), Gießen: Psychosozial.

Won, H., Mah, W. & Kim, E. (2011). GIT1 is associated with ADHD in hums and ADHD-like behavior in mice. *Nature Medicine, 17*(5), 566–572.

Zander, M. & Roemer, M. (Hrsg.) (2011). *Handbuch Resilienzförderung.* Wiesbaden: Springer.

Ziegler, C., Grundner-Culemann, F., Schiele, M.A., Schlosser, P., Kollert, L., Mahr, M., Gajewska, A., Lesch, K.-P., Deckert, J., Köttgen A. & Domschke, K. (2019). The DNA methylome in panic disorder: A case-control and longitudinal psychotherapy-epigenetic study. *Translational Psychiatry, 9*, 314–325.

Ziegler, C., Schiele, M.A. & Domschke, K. (2018). Patho- und Therapieepigenetik psychischer Erkrankungen. *Der Nervenarzt, 89*, 1303–1314.

Zöllner, T., Calhoun, L.G. & Tedeschi, R.G. (2006). Trauma und persönliches Wachstum. In A. Maercker & R. Rosner (Hrsg.), *Psychotherapie der posttraumatischen Belastungsstörungen* (S. 36–45). Stuttgart: Thieme.

Psychosozial-Verlag

Barbara Stambolis, Ulrich Lamparter (Hg.)

Folgen sequenzieller Traumatisierung

Zeitgeschichtliche und psychotherapeutische Reflexionen zum Werk von Hans Keilson

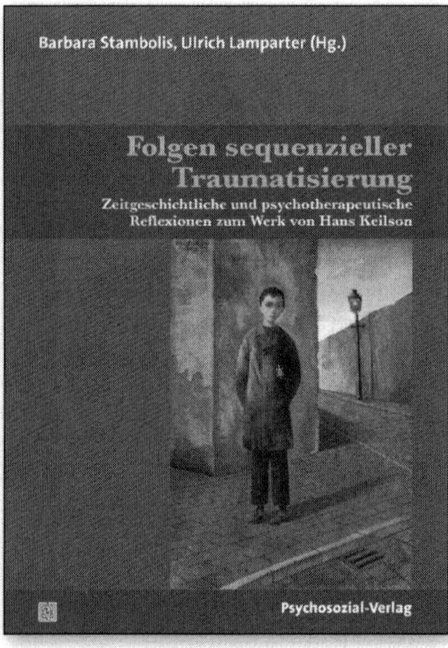

2021 · 269 Seiten · Broschur
ISBN 978-3-8379-3034-4

Ein interdisziplinärer Blick auf die Langzeitfolgen der Shoah

Jene, die der Shoah entkamen, litten oft lebenslang unter schwerwiegenden Auswirkungen ihrer grauenvollen Erfahrungen. Die sogenannten »Child Survivors«, überlebende Kinder und Jugendliche, bedurften aufgrund der über einen langen Zeitraum hinweg erlittenen Traumata besonderer Zuwendung und Unterstützung.

Die Beiträgerinnen und Beiträger nehmen Lebenswege von »Child Survivors« und die gesellschaftliche Wahrnehmung ihrer belastenden Langzeiterfahrungen sowie den Wandel der bundesdeutschen Entschädigungspraxis in den Blick. Sie betrachten Forschungen Hans Keilsons und die grundlegende Arbeit des Kinder- und Jugendpsychiaters Reinhart G.E. Lempp sowie deren aktuelle Weiterentwicklung. Die interdisziplinäre Herangehensweise eröffnet neue Anschlussmöglichkeiten für die Traumaforschung. Vor dem Hintergrund historischer Zusammenhänge und aktueller Entwicklungen in der Migrationsgesellschaft des 21. Jahrhunderts wird gezeigt, dass stabilen Bindungen und Halt vermittelnden Umgebungen eine kaum zu überschätzende Bedeutung für den weiteren Lebensweg Traumatisierter zukommt.

Mit Beiträgen von Werner Bohleber, Gudrun Brockhaus, Reinmar du Bois, Heide Glaesmer, Katja Happe, Christine Kausch, Ulrich Lamparter, Cordula Lissner, Yuriy Nesterko, Isabel Piesker, Barbara Stambolis und Gabriele Teckentrup

Walltorstr. 10 · 35390 Gießen · Tel. 0641-969978-18 · Fax 0641-969978-19
bestellung@psychosozial-verlag.de · www.psychosozial-verlag.de